供神经领域研究生、住院医师、主治医师及相关医务人员使用

神经内科临床案例解析

主　审　关鸿志　殷　剑

主　编　徐祖才　余昌胤

副主编　姚本海　胡　晓　冯占辉

编　委　(以姓氏笔画排序)

王　金 (遵义医科大学附属医院)　　　　罗　忠 (遵义医科大学附属医院)

王　建 (遵义医科大学附属航天医院)　　罗　勇 (遵义医科大学第三附属医院)

田　飞 (首都医科大学宣武医院)　　　　周知微 (遵义医科大学附属医院)

田　鑫 (重庆医科大学附属第一医院)　　周雪娇 (遵义医科大学附属医院)

冯占辉 (贵州医科大学附属医院)　　　　郑永素 (遵义医科大学附属医院)

刘　玫 (遵义医科大学附属医院)　　　　赵明明 (北京医院)

刘　衡 (遵义医科大学附属医院)　　　　郝仁方 (遵义医科大学附属医院)

刘和煦 (遵义医科大学附属医院)　　　　胡　晓 (贵州省人民医院)

刘海军 (遵义医科大学附属医院)　　　　姚本海 (遵义医科大学附属医院)

李琳琳 (四川省遂宁市中心医院)　　　　袁　野 (遵义医科大学附属医院)

杨　娟 (遵义医科大学附属医院)　　　　徐　平 (遵义医科大学附属医院)

杨　樟 (贵州医科大学附属医院)　　　　徐忠祥 (遵义医科大学附属医院)

杨小艳 (遵义医科大学附属医院)　　　　徐祖才 (遵义医科大学附属医院)

吴　瑞 (遵义医科大学附属医院)　　　　唐世容 (重庆市第十三人民医院)

余昌胤 (遵义医科大学附属医院)　　　　黄　浩 (遵义医科大学附属医院)

张　丽 (遵义医科大学附属医院)　　　　庹进梅 (遵义医科大学附属医院)

张　骏 (遵义医科大学附属医院)　　　　梁　涛 (遵义医科大学附属医院)

张　霞 (遵义医科大学附属医院)　　　　彭　燕 (遵义医科大学附属医院)

张红卫 (贵州省印江县人民医院)　　　　曾　令 (遵义医科大学附属医院)

张海清 (遵义医科大学附属医院)　　　　雷以会 (遵义医科大学附属医院)

陈　娅 (遵义医科大学附属医院)　　　　潘成玉 (遵义医科大学附属医院)

邰珍珍 (遵义医科大学附属医院)

编写秘书　梁　涛　杨小艳(兼)

人民卫生出版社

·北京·

图书在版编目（CIP）数据

神经内科临床案例解析 / 徐祖才，余昌胤主编 .
北京 ：人民卫生出版社，2024. 9. -- ISBN 978-7-117
-36867-4

Ⅰ. R741

中国国家版本馆 CIP 数据核字第 2024DC9724 号

人卫智网	www.ipmph.com	医学教育、学术、考试、健康，购书智慧智能综合服务平台
人卫官网	www.pmph.com	人卫官方资讯发布平台

神经内科临床案例解析

Shenjing Neike Linchuang Anli Jiexi

主　　编：徐祖才　　余昌胤
出版发行：人民卫生出版社（中继线 010-59780011）
地　　址：北京市朝阳区潘家园南里 19 号
邮　　编：100021
E - mail：pmph @ pmph.com
购书热线：010-59787592　010-59787584　010-65264830
印　　刷：廊坊一二〇六印刷厂
经　　销：新华书店
开　　本：889 × 1194　1/16　印张：15　插页：4
字　　数：433 千字
版　　次：2024 年 9 月第 1 版
印　　次：2024 年 11 月第 1 次印刷
标准书号：ISBN 978-7-117-36867-4
定　　价：65.00 元

打击盗版举报电话：010-59787491　E-mail：WQ @ pmph.com
质量问题联系电话：010-59787234　E-mail：zhiliang @ pmph.com
数字融合服务电话：4001118166　E-mail：zengzhi @ pmph.com

主审简介

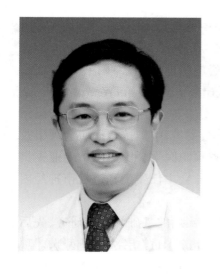

关鸿志，男，毕业于北京协和医学院，医学博士。北京协和医院神经科教授，主任医师，神经科副主任，硕士研究生导师。任中华医学会神经病学分会神经感染性疾病与脑脊液细胞学学组副组长，中国罕见病联盟自身免疫性脑炎专委会主任委员，中国研究型医院学会神经科学专委会脑炎协作组组长，中国医师协会神经内科医师分会神经感染性疾病专业委员会委员，全国科学技术名词审定委员会神经病学名词审定委员会委员兼秘书，北京神经内科学会神经感染与免疫学组副主任委员。《中华神经科杂志》《中华医学杂志》与《中国现代神经疾病杂志》编委。

从事神经科临床、科研与教学工作20余年，专业方向为脑炎、神经感染性疾病与神经免疫病。在国内首先开展自身免疫性脑炎自身抗体检测与脑脊液病原体二代测序，发现并报告人类伪狂犬病毒脑炎、抗RAB6抗体抗EEF1D等新型抗神经抗体，报告了全球最大的单中心成人抗NMDAR脑炎队列和原发性免疫性小脑共济失调队列，发表《新型冠状病毒感染相关神经系统并发症的评估与管理中国专家共识（2023）》《病毒性脑（膜）炎病原体诊断技术应用专家共识》《中国自身免疫性脑炎诊治专家共识（2022年版）》《自身免疫性小脑共济失调诊断专家共识》（执笔人或者通信作者）。以第一作者和通信作者在国内核心学术期刊和SCI期刊发表脑炎与脑脊液学论文100余篇。获得多项新型自身抗体发明专利，多次获得北京协和医院医疗成果奖。

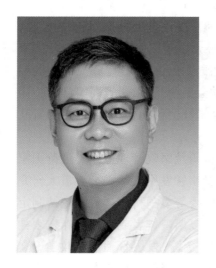

殷　剑，男，主任医师，国家老年医学中心，北京医院神经内科，神经免疫和肌肉疾病诊断和治疗中心核心成员，神经免疫实验室执行负责人。兼任《卒中与神经疾病杂志》期刊审稿专家，任北京市自然科学基金评委，北京市中西医学会神经科专业委员会副主任委员，北京市神经内科学会中西医结合学专业委员会常务委员，北京神经科学学会神经免疫分会委员，中国免疫学会神经免疫分会委员，中国罕见病联盟/北京罕见病诊疗与保障学会自身免疫脑炎第一届委员会常务委员。

从事神经病学教学工作20余年，主要研究领域：老年神经病学和神经免疫学的临床研究；神经免疫相关实验室检测的临床基础和转化研究。获北京市科技进步奖三等奖，北京医院优秀教师等多项奖励。发表文章（含有SCI）58余篇，参编专著6部。参加国家自然基金项目、973计划、首都特色医疗等科研项目。主持《中央高水平医院临床科研业务费专项北京医院医工结合专项-重症肌无力智能病情评估诊断系统的建立及临床应用》。

主 编 简 介

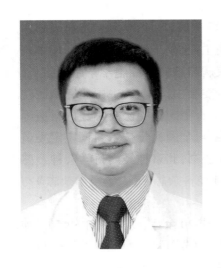

徐祖才，男，医学博士，主任医师，博士研究生导师。现任遵义医科大学附属医院神经内科科室主任，*Military Medical Research* 杂志科学编辑，*Ibrain* 杂志和《癫痫与神经电生理学杂志》副主编，担任过 *Frontiers in Neurology* 杂志客座副编辑和 *Frontiers in Neuroscience* 杂志审稿编辑，兼中华医学会神经病学分会神经生化学组委员，中国医师协会神经内科医师分会癫痫病学组委员，中国抗癫痫协会理事及教育工作委员会副主任委员，贵州省预防医学会癫痫防治专业委员会主任委员，遵义市医学会神经病学分会主任委员和遵义市神经内科专业医疗质量控制中心主任。

主要从事癫痫与神经系统发作性疾病的基础与临床研究，先后主持国家自然科学基金 3 项，获得贵州省"百"层次创新型人才项目，也是贵州省青年科技奖获得者及贵州省科技创新人才团队领衔人。获省部级科技奖二等奖 3 项及三等奖 1 项，贵州省医学科技奖一等奖 1 项。已在国内外期刊发表论文 80 余篇，其中 SCI 收录 30 篇（第一作者或通信作者），副主编《神经内科急症》，副主译《耐药性癫痫的诊治》，参编《神经系统发作性疾病与癫痫》。也是 *Theranostics*，*The International Journal of Neuroscience*，*Biotechnology and Applied Biochemistry*，*Neuropsychiatric Disease and Treatment*，*Contrast Media & Molecular Imaging* 等杂志审稿人。

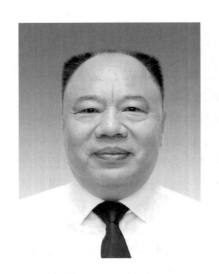

余昌胤，男，医学博士，教授，博士研究生导师，德国医院管理高级访问学者。历任遵义医科大学附属医院医务处处长、医院副院长，遵义医科大学副校长，现任遵义医科大学附属医院院长。担任国家卫生健康委药事管理与药物治疗学委员会委员、教育部卫生职业教育教学指导委员会委员、贵州省医学会副会长、贵州省高等学校临床医学教学指导委员会委员、贵州省哲学社会科学智库专家、贵州省欧美同学会委员等社会兼职。

长期从事神经病学临床、教学、科研及医院管理工作。主持国家卫生健康委、贵州省自然科学基金、贵州省发展改革委员会重大研究项目、贵州省教育厅、贵州省卫生健康委等多项科研项目。主持制定《贵州省加快分级诊疗的实施办法》。以第一作者或通信作者发表神经病学研究论文 50 余篇，其中 SCI 20 余篇；发表管理学及教学论文 30 余篇。主编实验教材 1 部、专著 1 部。获发明专利、软件著作权各 1 件。获贵州省科学技术进步奖二等奖、三等奖各 1 项，贵州省医学科技奖二等奖 1 项，作为主要参与人获贵州省第九届高等教育教学成果奖一等奖、研究生教学成果奖三等奖 1 项。

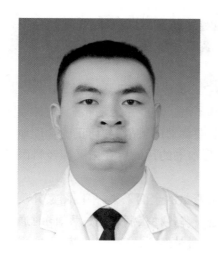

姚本海，男，硕士研究生导师，主任医师。任中国老年健康协会气象医养健康专业委员会委员；中国民族医药学会整合医学分会理事；贵州省中西医结合学会神经科专业委员会委员；贵州省预防医学会癫痫防治专业委员会委员；贵州省阿尔茨海默病防治协会理事；遵义市医学会神经病学分会常务委员兼秘书。

从事神经病学教学工作 15 年，主持贵州省卫健委基金 1 项，遵义市科技局基金 2 项，完成院级教改基金 1 项，目前发表论文 20 余篇，开展院级新技术、新项目 5 项，获国家实用新型专利 12 项。2022 年荣获第二届贵州省"最美劳动者"荣誉称号，2023 年荣获遵义医科大学附属医院第六届中国医师节"优秀医师奖"。

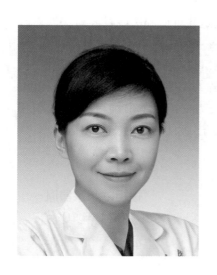

胡 晓，女，医学博士，主任医师，硕士及博士研究生导师，贵州省人民医院神经内科主任，贵州省神经系统疾病防治工程研究中心副主任，美国洛马琳达医学院访问学者。任中华医学会内科学分会青年委员会委员，中华医学会神经病学分会遗传学组委员，中国医师协会神经病学分会委员，中国卒中学会青年委员会委员，中国卒中学会重症脑血管病分会委员，贵州省卒中学会副会长，贵州省中西医结合学会神经病学分会副主任委员。

贵州省优秀青年科技人才选拔培养对象，贵州省百层次创新型人才培养对象。承担国家自然科学基金 2 项，获贵州省青年科技奖、贵州省科技进步奖三等奖各 1 项，贵州省医学科技奖二等奖 2 项。

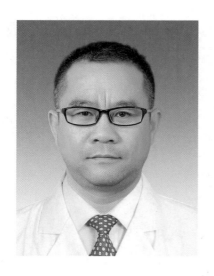

冯占辉，男，医学博士，教授，博士研究生导师，博士后指导老师，留学生、博士生指导老师，现任贵州医科大学附属医院《癫痫与神经电生理学杂志》编辑部主任、执行主编，贵州省高层次创新型千层次人才。任中国抗癫痫协会药学专委会委员，中国抗癫痫协会青年委员，中国研究型医院学会临床神经电生理专委会委员，贵州省抗癫痫协会副会长，贵州省预防医学会癫痫防治专业委员会常委。

从事神经病学教学工作 25 年，科研方向：难治性癫痫机制研究和新药研发。主持国家自然科学基金 2 项、贵州省科技厅基金 2 项、贵州省卫生健康委基金 1 项、中国抗癫痫协会基金 1 项。在国际英文期刊发表 SCI 文章 60 余篇。获得贵州省自然科学奖三等奖、贵州医学科技奖一等奖和三等奖各一项。

前　言

随着我国社会进步及全面发展，国家每年对疑难罕见病的投入也越来越多，且越来越受到社会各界关注。疑难罕见疾病的研究、诊疗、药品研发供应及医疗保障体系逐步完善，有力助推"健康中国"建设。

医学技术的日新月异，特别是分子生物学、高分辨率磁共振、PET-CT、神经电生理、神经病理、脑脊液细胞学等发展，以往难以明确的神经系统疑难罕见疾病逐渐被认识和了解。神经系统遍布全身，神经系统疾病在发生发展的各个阶段又具有各自特点，这也是神经科医师需要面对的挑战，如何正确合理地使用这些辅助技术，需要神经科医师具备扎实定位定性基本能力。编写本书的目的旨在拓展神经科医师临床思维，进一步深化对疾病的认识和理解。

本书总共收集了47个神经系统临床疑难及罕见案例。通过对病史资料的全面采集，采用图文并茂的形式，系统性的展示了不同疾病的诊治过程，以帮助读者更加全面地了解各种疾病诊疗过程，同时通过对最新的文献进行复习，以期让读者获得相关疾病的研究进展。本书对神经科研究生、住院医师、主治医师等提升神经系统疑难病例诊治能力具有较高的借鉴作用。

特别真诚感谢对本书的主审专家、编者、单位及相关科室等。首先是北京协和医院神经科关鸿志教授、北京医院神经内科殷剑教授，他们认真审核了本书每个病例，对文稿书写中诸多不足之处予以指导。其次是所有编委及作者，正是他们的辛苦收集和撰写让本书得以成型。再次是首都医科大学宣武医院、重庆医科大学附属第一医院、北京医院、贵州医科大学附属医院、贵州省人民医院等对本书的鼎力相助。最后还有遵义医科大学附属医院影像科、病理科、神经外科等科室的大力支持。本书撰写过程中，引用了较多国内外参考资料，特向原著表达感谢。本书在出版过程中得到了出版社的大力支持和帮助。

限于编者水平，书中若有疏漏、错误之处，恳请大家批评指正。

徐祖才　余昌胤
2024 年 10 月

目　录

第一篇

自身免疫性脑炎

抗 NMDAR 脑炎

病例资料

患者,女,34 岁。因"右上肢无力 10 天,发作性意识丧失 7 小时"于 2021 年 3 月 5 日入院。

【现病史】10 天前患者受凉后感右上肢无力,并有肢端麻木感,无头昏、头痛,未予重视。1 周前右上肢力弱加重,出现持物不稳,伴指尖针刺样疼痛,即就诊于当地医院行头颅 CT 未见异常,予针灸治疗,症状未见明显好转。4 天前病情进展,出现右下肢无力,伴双耳听力下降,为进一步诊治就诊于外院,复查头颅 CT 检查仍未见异常,并继续行针灸治疗。7 小时前无明显诱因突发意识丧失,伴发以右侧肢体起始延及对侧肢体抽搐,并有双眼向上凝视、牙关紧闭、口吐白沫等表现,持续 1~2 分钟后抽搐自行缓解,约 10 分钟患者意识恢复,感乏力、困倦,伴头痛、右上肢无力、发麻,无大小便失禁。急诊以"癫痫?"收入神经内科。自发病以来精神、饮食、睡眠欠佳,大小便如常,体重无明显变化。

【既往史】3 年前因"扁桃体炎"行扁桃体切除手术(具体诊疗不详);否认免疫性疾病病史;否认伤寒、结核、肝炎等传染病史;否认外伤、输血史;按计划预防接种。

【个人史】生长于贵州遵义,否认毒物及放射性物质接触史,无烟酒等特殊嗜好。

【家族史】家庭成员均健康,无类似病史,否认遗传及遗传倾向性疾病史。

【体格检查】体温 36.5℃,脉搏 102 次 /min,呼吸 20 次 /min,血压 102/68mmHg(1mmHg=0.133kPa)。神志清楚,反应稍迟钝,记忆力、计算力、时间及空间定向力障碍,脑膜刺激征阴性。双侧瞳孔等大等圆、直径约 3.0mm、直接和间接对光反射灵敏,双侧鼻唇沟对称,伸舌居中,咽反射存在,转颈耸肩有力。右上肢肌力 5⁻ 级,余肢肌力 5 级。四肢肌张力正常、腱反射存在,双侧刺痛觉对称存在,右侧巴宾斯基征阳性。

【辅助检查】急诊头颅 CT:颅脑未见明确异常。

【入院诊断】中枢神经系统脱髓鞘疾病可能性大。

【诊疗经过】

1. 定位、定性诊断分析 患者右上肢无力、麻木,定位:左侧大脑皮质;右侧巴宾斯基征阳性,定位:左侧锥体束;双耳听力下降,定位:蜗神经;一侧肢体至对侧肢体抽搐,定位:双侧大脑皮层。定性:中枢神经系统脱髓鞘疾病。

2. 鉴别诊断 ①中枢神经系统感染:患者病前有受凉感冒,后出现肢体无力、麻木,听力下降,抽搐,但无头痛、发热,脑膜刺激征阴性;②急性脑血管病:患者急性起病,右上肢无力、麻木,逐渐进展,但患者症状、体征多变,非单一脑血管病变表现,多次行头颅 CT 未见脑梗死病灶;③线粒体脑肌病:患者类似卒中样发作表现,肢体无力伴麻木、听力下降、抽搐,但患者家族无类似病史,头颅 CT 提示正常。

3. 初始诊疗 初始治疗予以阿昔洛韦抗病毒和奥卡西平抗癫痫。完善头颅磁共振平扫+增强:无明显异常。颅内动脉 CT 血管成像:未见明显异常。颈部动脉 CT 血管成像:左侧颈内动脉虹吸段管壁少许钙化斑形成,管腔未见明显狭窄。腰椎穿刺:脑脊液常规示总细胞计数 99×10^6/L,白细胞计数 54×10^6/L,淋巴细胞占 88%;脑脊液生化及真菌、结核菌涂片无异常。脑脊液常规白细胞数高、淋巴细胞为主,提示病毒感染可能性大,但不能除外自身免疫性脑炎。送检血清和脑脊液自身免疫性脑炎抗体谱显示脑脊液抗 NMDAR 抗体 IgG 阳性。明确诊断:抗 NMDAR 脑炎。

4. 进一步诊疗 长程视频脑电图所见:间歇期背景慢波活动为主,左侧后头部癫痫样放电。治疗上,加静脉滴注甲泼尼龙 1 000mg/d 冲击治疗。治疗期间患者听力呈进行性下降,并伴耳鸣、头昏、头痛不适。行双耳声导抗及纯音测听检查显示:以低频段为主的双侧听觉障碍(右耳轻度,左耳中度),请耳鼻喉科会诊考虑双侧感音性耳聋,建议予扩血管、神经营养治疗,但患者听力症状仍无明显改善。单用激素冲击治疗后效果不佳,联合血浆置换,患者逐渐出现意识间断恍惚,表情淡漠、少言等情况。

经各科专家会诊后考虑自身免疫性脑炎明确,完善妇科彩超示左侧子宫附件包块,为畸胎瘤可能性大,且两者间有相关性。排除手术禁忌证后,进一步行腹腔镜下左侧卵巢畸胎瘤剥除术 + 右侧卵巢黄体囊肿剥除术,术中发现:子宫正常大小,左侧卵巢增大,见一大小约 2cm×2cm×3cm 囊实性包块,右侧卵巢见一大小约 0.5cm×0.5cm×0.5cm 囊肿,左右输卵管未见明显异常。左侧子宫附件病理检查:大体见左侧子宫附件内含毛发、结节,术中冰冻切片示:成熟型畸胎瘤。右侧卵巢囊肿病理诊断:黄体囊肿(彩图 1-1)。术后在原有治疗方案上新增静脉滴注环磷酰胺 0.6g 抑制免疫治疗。自术后第 17 天,患者神志清楚,可自主进食,听力较前明显恢复。术后第 23 天患者已无明显前述症状。

【随访】患者出院后继续奥卡西平 0.3g/ 次,每日 2 次,口服抗癫痫;环磷酰胺 0.6g/ 次,每月 1 次,静脉滴注,计划总累积量达 12g,免疫治疗;口服泼尼松从 60mg/d 起至用药 2 周后,每 2 周减量 5mg,疗程 6 个月后停用。此间患者前述症状无再发迹象,癫痫亦未再发作。

【最后诊断】抗 NMDAR 脑炎。

讨 论

抗 N- 甲基 -D- 天冬氨酸受体(N-methyl-D-aspartate receptor,NMDAR)脑炎是一种由抗 NMDAR 抗体介导的自身免疫性脑炎。NMDAR 的作用包括调节突触传递、重塑以及参与学习记忆等,其功能障碍与脑发育、精神行为异常有关。对于大脑来说,谷氨酸的释放依赖于 NMDAR 的结合来能维持大脑正常的生理电活动。NMDAR 自身抗体的产生是由外周或鞘内的免疫细胞、体细胞突变、肿瘤异位表达或感染后抗原暴露刺激合成,主要攻击靶点为 NMDAR NR1 亚单位,可透过血脑屏障发生交叉反应,引起突触功能障碍[1-4]。目前认为肿瘤,尤其是畸胎瘤是该病的病因之一[5]。国内一项对抗 NMDAR 脑炎患者的单中心前瞻性研究所示,纳入的 220 例患者中,19.5% 的患者有基础肿瘤,其中卵巢畸胎瘤占女性肿瘤的 100%[6]。

抗 NMDAR 脑炎通常急性起病,一般在 2 周至数周内达高峰,可有发热和头痛等前驱症状。主要表现为精神行为异常、癫痫发作、近事记忆力下降、言语障碍 / 缄默、运动障碍 / 不自主运动、意识水平下降 / 昏迷、自主神经功能障碍等,也可能存在其他中枢神经系统局灶性损害的症状,例如复视、共济失调等[7]。本病例患者以运动障碍和癫痫发作为首发症状,入院时粗测患者听力下降。脑脊液检测结果显示抗 NMDA 受体抗体 IgG 阳性,确诊抗 NMDAR 脑炎后,经静脉滴注激素、血浆置换治疗后病情未见改善,听力损害进展、精神症状加重。妇科彩色多普勒超声提示畸胎瘤可能,考虑到脑炎和畸胎瘤相关性,即进行手术切除肿瘤,病理结果示为左侧卵巢成熟畸胎瘤。术后患者听力、肌力、意识均有明显改善,联合化疗患者康复出院。畸胎瘤相关的抗 NMDAR 脑炎在临床中越来越常见,但临床症状存在双侧听力损失者报道较少。在自身免疫性脑炎中,听力损失更常见于抗 KLHL11 抗体相关脑炎,不过该种脑炎近乎见于男性患者,常合并睾丸生殖细胞肿瘤[8]。

自身免疫性疾病内耳损伤的机制包括免疫介导的血管炎、微梗死、神经炎、电化学紊乱、直接免疫攻击和相关药物毒性[9,10]。NMADR 在广泛表达于大脑,同时在听神经干、耳蜗内毛细胞、以及听觉传导通路各级神经元突触中不同程度表达[11,12]。在耳蜗螺旋神经节和前庭神经节中,几乎所有细胞都存在 NMDAR[13],兴奋性神经递质谷氨酸通过 NMDAR 参与初级听觉和前庭系统的神经传递[14];而在毛细胞中,大部分 NMDAR 位于其轴突侧,靠近细胞核处分布,毛细胞带状突触是听觉通路中的第一个传入突触连接,动作电位通过该突触传递到脑神经纤维[15]。由于分布的特异性,使内耳极易在自身免疫脑病时成为免疫靶点,阻断谷氨酸与 NMDAR 结合,导致突触电流下降和听觉信号传导障碍,这也就是本例患者听力下降的原因之一。

　　除相应的精神和运动障碍外,本例患者入院后进行性听力损失表明抗 NMDAR 抗体的逐渐扩散和疾病的进一步发展。从免疫相关听力损伤的角度来看,激素冲击、免疫球蛋白和血浆置换是可行的治疗方式。但随着肿瘤的生长,当体内抗体滴度达到一定水平时,很难维持外部清除和体内抗体产生之间的最佳平衡。此时,患者的症状将会进一步加重。这也是入院后症状进行性加重的原因。Dalmau在 2007 年发表的文章中报道了 12 例与畸胎瘤相关的抗 NMDAR 脑炎患者,9 例肿瘤切除联合化疗患者中,80% 以上症状明显好转,好转后不同程度的恢复工作,同时,随访期间血、脑脊液中抗体滴度逐渐降低[16]。

小　结

　　1. 年轻患者急性、亚急性起病,出现运动障碍、癫痫、精神症状、听力障碍等累及神经系统时,病因不明时,需考虑自身免疫性脑炎,并行相关神经抗体筛查。

　　2. 应考虑自身免疫性脑炎与肿瘤的相关性并行相应检查,尤其是在针对自身免疫性脑炎治疗及其症状控制效果不佳时。对于患抗 NMDAR 脑炎的青年女性,畸胎瘤是较为常见的相关肿瘤。

　　3. 若发现肿瘤应制定多学科联合治疗方案。若无法进行手术治疗,可尽早进行化疗,待时机适宜时考虑肿瘤切除。

（郝仁方　张红卫　张 骏）

参考文献

[1] HUGHES E G, PENG X Y, GLEICHMAN A J, et al. Cellular and synaptic mechanisms of anti-NMDA receptor encephalitis [J]. J Neurosci, 2010, 30 (17): 5866-5875.

[2] WENKE N K, KREYE J, ANDRZEJAK E, et al. N-methyl-D-aspartate receptor dysfunction by unmutated human antibodies against the NR1 subunit [J]. Ann Neurol, 2019, 85 (5): 771-776.

[3] DAO L M, MACHULE M L, BACHER P, et al. Decreased inflammatory cytokine production of antigen-specific CD4[+] T cells in NMDA receptor encephalitis [J]. J Neurol, 2021, 268 (6): 2123-2131.

[4] SCHWENKENBECHER P, SKRIPULETZ T, LANGE P, et al. Intrathecal antibody production against Epstein-Barr, herpes simplex, and other neurotropic viruses in autoimmune encephalitis [J]. Neurol Neuroimmunol Neuroinflamm, 2021, 8 (6): e106.

[5] ELLUL M A, WOOD G, TOOREN H, et al. Update on the diagnosis and management of autoimmune encephalitis [J]. Clin Med (Lond), 2020, 20 (4): 389-392.

[6] XU X, LU Q, HUANG Y, et al. Anti-NMDAR encephalitis: a single-center, longitudinal study in China [J]. Neurol Neuroimmunol Neuroinflamm, 2019, 7 (1): e633.

[7] 中华医学会神经病学分会神经感染性疾病与脑脊液细胞学学组. 中国自身免疫性脑炎诊治专家共识 (2022 年版) [J]. 中华神经科杂志, 2022, 55 (9): 931-949.

[8] DUBEY D, WILSON M R, CLARKSON B, et al. Expanded clinical phenotype, oncological associations, and immunopathologic insights of paraneoplastic kelch-like protein-11 encephalitis [J]. JAMA Neurol, 2020, 77 (11): 1420-1429.

[9] CORAZZI V, HATZOPOULOS S, BIANCHINI C, et al. The pathogenesis of secondary forms of autoimmune inner ear disease (AIED): advancing beyond the audiogram data [J]. Expert Rev Clin Immunol, 2021, 17 (3): 233-246.

［10］ GOODALL A F, SIDDIQ M A. Current understanding of the pathogenesis of autoimmune inner ear disease: a review [J]. Clin Otolaryngol, 2015, 40 (5): 412-419.

［11］ TANG X, ZHU X, DING B, et al. Age-related hearing loss: GABA, nicotinic acetylcholine and NMDA receptor expression changes in spiral ganglion neurons of the mouse [J]. Neuroscience, 2014, 259: 184-193.

［12］ BING D, LEE S C, CAMPANELLI D, et al. Cochlear NMDA receptors as a therapeutic target of noise-induced tinnitus [J]. Cell Physiol Biochem, 2015, 35 (5): 1905-1923.

［13］ USAMI S, MATSUBARA A, FUJITA S, et al. NMDA (NMDAR1) and AMPA-type (GluR2/3) receptor subunits are expressed in the inner ear [J]. Neuroreport, 1995, 6 (8): 1161-1164.

［14］ KAUR C, SAINI S, PAL I, et al. Age-related changes in the number of cresyl-violet-stained, parvalbumin and NMDAR 2B expressing neurons in the human spiral ganglion [J]. Hear Res, 2020, 388: 107883.

［15］ HONG J, CHEN Y, ZHANG Y, et al. N-methyl-D-aspartate receptors involvement in the gentamicin-induced hearing loss and pathological changes of ribbon synapse in the mouse cochlear inner hair cells [J]. Neural Plast, 2018, 2018: 3989201.

［16］ DALMAU J, TÜZÜN E, WU H Y, et al. Paraneoplastic anti-N-methyl-D-aspartate receptor encephalitis associated with ovarian teratoma [J]. Ann Neurol, 2007, 61 (1): 25-36.

抗 GABA$_B$R 抗体相关脑炎

病例资料

患者,男,24 岁。因"发作性意识丧失伴四肢抽搐 4 天,再发 5 小时"于 2021 年 1 月 4 日入院。

【现病史】 4 天前无明显诱因出现四肢抽搐,继而发生意识障碍,呼之不应,伴牙关紧闭、双眼向上凝视、流涎、口唇青紫,3~5 分钟后恢复,自诉抽搐前有四肢麻木感,失神,无大小便失禁,无头昏、头痛,无恶心、呕吐,无咳嗽、咳痰,无胸闷、气促,偶有意识恍惚如左鞋右穿、出门不穿裤子等情况,遂就诊于当地医院,考虑"痫性发作、腔隙性脑梗死",住院期间未再次发生抽搐,当地医院胸部 CT:右肺占位,5 小时前被路人发现躺在路边,3~5 分钟后清醒,醒后对当时的事无记忆,对亲人不认识,遂就诊于急诊,行头颅 CT 后以"脑梗死、癫痫样发作"收入神经内科住院治疗。

【既往史】 患者平素身体健康;否认高血压、糖尿病、肿瘤等病史;否认伤寒、结核、肝炎等传染病史;否认药物、食物过敏史;否认免疫性疾病病史;否认手术外伤史;否认输血史。

【个人史】 生长于贵州遵义,无不良嗜好,否认毒物及放射性物质接触史。

【家族史】 家庭其他成员均健康,否认遗传病史,无类似病史。

【体格检查】 生命体征平稳。神志模糊,反应迟钝,记忆力、计算力、判断力下降。脑膜刺激征阴性,双眼球活动自如,双侧瞳孔等大等圆、直径约 3mm、对光反射灵敏,右侧鼻唇沟变浅,双软腭上抬不受限,悬雍垂居中,咽反射存在,伸舌稍左偏,四肢肌力 5 级,四肢肌张力正常,右侧面部刺痛觉减退,生理反射存在,病理反射阴性。

【辅助检查】 肝功能、肾功能、电解质及男性肿瘤相关抗原检验正常;肺部肿瘤相关抗原:鳞状上皮细胞癌抗原 2.3ng/ml;腰椎穿刺:颅内压 140mmH$_2$O(1mmH$_2$O=0.009 8kPa),清亮透明脑脊液,潘氏试验:弱阳性,脑脊液常规:白细胞计数 54×10^6/L,中性粒细胞 8%,淋巴细胞 92%;脑脊液生化:脑脊液蛋白定量 408mg/L,脑脊液抗酸染色:未见异常。

【入院诊断】 ①症状性癫痫;②脑梗死。

【诊疗经过】

1. 定位、定性诊断分析 患者癫痫、精神症状,反应迟钝,记忆力、计算力、判断力下降,定位:额叶、颞叶、海马。定性:自身免疫性。

2. 鉴别诊断 ①病毒性脑炎:患者有抽搐、精神行为异常,头部 MRI 示双侧额叶部分结构显示不清,胼胝体膝部邻近脑沟增宽,脑脊液常规:白细胞计高、淋巴细胞为主、脑脊液蛋白定量高,但患者病前无受凉感冒,无发热,自身免疫性抗体阳性;②急性脑梗死:中年患者,有抽搐、精神症状,伸舌稍左偏,右侧面部刺痛觉减退,但患者无脑血管危险因素,无肢体偏瘫,头颅 MRI 未见脑梗死病变;③颅内转移瘤:患者有癫痫、精神行为异常,高级神经功能减退,胸部 CT 有肺部占位病变,但头颅 MRI 未见颅内占位病变。

3. 初始诊疗 入院后予以苯巴比妥钠 0.1g/ 次,每 12 小时 1 次,肌内注射;地西泮 10mg/ 次,每 12 小时 1 次,静脉注射;奥卡西平 0.3g/ 次,每日 2 次,口服控制癫痫发作,抽搐次数明显减少。住院期间患者逐渐出现胡言乱语,烦躁不安,反应迟钝,予奥氮平片 5mg/ 次,每日 1 次,口服;利培酮 1mg/ 次,每日 2 次,口服控制精神症状。头部 MRI 平扫 + 增强 +MRS 及海马 MRI(2021 年 1 月 9 日)平扫提示:伪影干扰,双侧额叶部分结构显示不清,胼胝体膝部邻近脑沟增宽,考虑发育变异(图 2-1)。胸部 CT 平

扫 + 增强提示：右肺上叶结节，倾向周围型肺癌，右肺门区软组织肿物，考虑肿大淋巴结（图 2-2）。动态视频脑电图监测示：全脑各区导联记录到少量低波幅 15~25Hz β 波活动及双侧半球见较多低幅的 δ 波活动。患者有癫痫、精神症状，胸部 CT：肺有占位性病变，考虑自身免疫性脑炎可能性大，进一步完善脑脊液、血液自身免疫性脑炎抗体检测。自身免疫性脑炎检测：血清抗 GABA$_B$R 抗体 IgG 1∶100（++），脑脊液抗 GABA$_B$R 抗体 IgG 1∶10（++）。明确诊断：抗 GABA$_B$R 抗体相关脑炎。

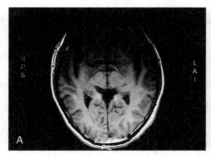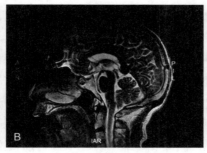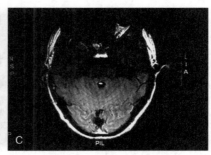

图 2-1　患者头颅 MRI 检查

A. 轴位 T$_1$ 像胼胝体膝部邻近脑沟增宽；B. 矢状位 T$_2$ 像双侧额叶部分结构显示不清；

C. FLAIR 像未见海马、杏仁核存在异常信号。

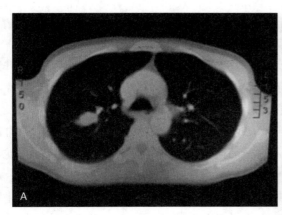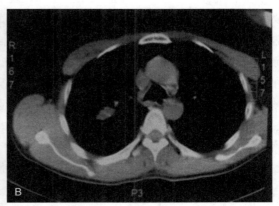

图 2-2　患者胸部 CT 检查

A. CT 平扫右肺上叶大小约 2.7cm × 1.8cm 不规则肿块，右肺门区软组织肿物；

B. CT 增强右肺门区见不规则软组织密度影，增强扫描密度均匀。

4. 进一步诊疗　继续予以抗癫痫，甲泼尼龙每次 1 000mg，每日 1 次，静脉滴注冲击免疫治疗至第 3 天，每 3 天减半量，甲泼尼龙减量至每次 120mg 后，改为泼尼松 60mg/ 次，每日 1 次，口服。

【预后】2021 年 2 月 10 日出院时：抽搐控制，偶有精神症状，记忆力减退。针对肺部病变家属考虑手术风险大，未行手术治疗，转入肿瘤科使用 EP（依托泊苷、洛铂）方案进行化疗。

【随访】3 个月后随访，患者病情平稳，偶有精神症状，未再发抽搐，记忆减退明显。

【最后诊断】抗 GABA$_B$R 抗体相关脑炎，合并肺癌可能性大。

◇ 讨　论 ◇ ────────────────────────────────────

自身免疫性脑炎（autoimmune encephalitis，AE）泛指一类由自身免疫机制介导的脑炎。其中，抗 γ- 氨基丁酸 B 受体（γ-amino butyric acid type B receptor，GABA$_B$R）抗体脑炎是细胞表面抗原（突触蛋白)抗体阳性的一种自身免疫性脑炎,以癫痫发作、认知障碍、精神行为异常等边缘性脑炎症状为主要表现[1]。

γ-氨基丁酸(γ-amino butyric acid,GABA)是中枢神经系统主要的抑制性神经递质,主要通过激活G蛋白作用离子通道产生突触前及突触后抑制作用,包括限制神经网络兴奋持续时间、防止过多神经元同步化等[2,3]。其广泛分布于脑和脊髓,分布水平最高的在大脑皮质、海马、丘脑和小脑[4]。GABA_BR作为一种抑制性受体,主要通过抑制钾钙通道来介导突触前抑制,但发病机制尚不清楚。

抗GABA_BR抗体相关脑炎患者的典型临床表现为癫痫发作、认知功能障碍、意识及精神状态改变,其中80%的患者以癫痫发作为首发症状[5],不典型临床表现为眼阵挛-肌阵挛综合征和共济失调[6]。脑脊液和血液中发现抗GABA_BR抗体是诊断该病的特异性指标[7],而脑脊液常规、生化等检查无特异性,大部分抗GABA_BR抗体相关脑炎患者脑脊液压力及白细胞数正常或轻度升高,蛋白升高,葡萄糖和氯化物多正常[5],可能有助于该病诊断。大约66%的抗GABA_BR抗体相关脑炎患者典型影像学表现为大脑MRI液体抑制反转恢复序列(fluid attenuated inversion recovery sequence,FLAIR sequence)中显示内侧颞叶的高信号,或者可见海马、额颞叶萎缩[8]。在本病目前报道脑电图多数可表现为颞叶起源的癫痫放电,以及弥漫或散在分布的慢波[9],本例患者脑电图却均未见典型的癫痫样放电,脑电图波形同患者意识状态严重程度呈正相关,但无明显的特异性,24小时动态视频脑电图监测可能会助于诊断,对于本病是否有研究价值有待进一步探讨。

曾有文献报道本病合并肿瘤的比例为50%左右,胸部CT或PET提示肺部恶性肿瘤,主要的肿瘤类型为小细胞肺癌[2],本例患者入院前于外院行胸部CT检查提示右肺占位,由于患者病程早期精神症状控制不佳,家属选择行化疗治疗,所以未采取外科手术方案取组织活检。

该病目前主要的治疗方法包括免疫治疗及肿瘤切除,有原发肿瘤的患者以肿瘤治疗为主,而非肿瘤患者的治疗以临床免疫调节或免疫抑制治疗,有研究显示,抗GABA_BR抗体相关脑炎急性期60%~70%患者经过免疫治疗后可达到部分或完全缓解。一线治疗用药主要包括糖皮质激素、丙种球蛋白及血浆置换,二线治疗主要包括利妥昔单抗、环磷酰胺等,对于一线治疗不敏感者,可考虑二线药物。合并肿瘤者,抗肿瘤的治疗能够明显改善预后[10]。本文患者入院完善相关检查即开始使用大剂量甲泼尼龙冲击后改口服泼尼松等糖皮质激素冲击治疗,病情改善明显,与文献报道一致。

与其他自身免疫性脑炎相比,抗GABA_BR抗体相关脑炎预后不良,大多死于肺癌进展,中位生存时间1~2年[11]。因此,尽早明确此病诊断,发现肺癌并且早期加以干预,对于抗GABA_BR抗体相关脑炎患者的预后有明显的改善。

本文患者因为长期反复出现精神症状,无法在围手术期停用激素,选择了EP化疗方案。对于此病在治疗过程中长期使用免疫抑制剂而影响外科手术治疗所出现的矛盾值得深思。

综上所述,AE目前在临床工作中已经逐渐成为常见疾病,抗GABA_BR抗体相关脑炎临床案例较少,当临床工作中发现患者有突出的癫痫发作合并精神行为异常,需要注意筛查,如有条件,入院后采取脑脊液、血液自身免疫性脑炎抗体检测以明确AE分类诊断,针对免疫治疗反应不佳的患者,需要考虑是否合并肿瘤,以便尽早开展抗肿瘤治疗,免疫抑制剂的使用以及外科围手术期的准备需要适当评估相关风险,采取更佳合理的治疗方案,若无法进行肿瘤切除,可尽早采取化疗,待患者病情平稳能够早日脱离免疫抑制剂的使用时,考虑是否可以选择肿瘤切除,只有同时针对肿瘤和AE进行治疗,才可能取得一定的临床疗效。

小　　结

1. 临床出现难治性癫痫、精神行为异常、记忆障碍，胸部影像学提示肺部占位，要高度怀疑抗 GABA$_B$R 抗体相关脑炎。

2. 积极治疗原发病。

3. 早期启动免疫治疗。

（张海清　余昌胤　田　飞）

参考文献

［1］SPATOLA M, PETIT-PEDROL M, SIMABUKURO M M, et al. Investigations in GABA$_A$ receptor antibody-associated encephalitis [J]. Neurology, 2017, 88 (11): 1012-1020.

［2］LANCASTER E, LAI M, PENG X Y, et al. Antibodies to the GABA$_B$ receptor in limbic encephalitis with seizures: case series and characterisation of the antigen [J]. Lancet Neurol, 2010, 9 (1): 67-76.

［3］KIM T J, LEE S T, SHIN J W, et al. Clinical manifestations and outcomes of the treatment of patients with GABA$_B$ encephalitis [J]. J Neuroimmunol, 2014, 270 (1-2): 45-50.

［4］BERNHARD B, KLEMENS K, JOHANNES M, et al. Molecular structure and physiological functions of GABA (B) receptors [J]. Physiol Rev, 2004, 84 (3): 835-867.

［5］QIAO S, ZHANG Y X, ZHANG B J, et al. Clinical, imaging, and follow-up observations of patients with anti-GABA$_B$ receptor encephalitis [J]. Int J Neurosci, 2017, 127 (5): 379-385.

［6］HÖFTBERGER R, TITULAER M J, SABATER L, et al. Encephalitis and GABA$_B$ receptor antibodies: novel findings in a new case series of 20 patients [J]. Neurology, 2013, 81 (17): 1500-1506.

［7］GUAN H, REN H T, Yang X Z. Limbic encephalitis associated with anti-γ-aminobutyric acid B receptor antibodies: a case series from China [J]. Chin Med J (Engl), 2015, 128 (22): 3023-3028.

［8］HENINE J, PRÜSS H, BARTSCH T, et al. Imaging of autoimmune encephalitis--Relevance for clinical practice and hippocampal function [J]. Neuroscience, 2015, 309: 68-83.

［9］QIAN S, ZHANG Y X, ZHANG B J, et al. Clinical, imaging, and follow-up observations of patients with anti-GABA$_B$ receptor encephalitis [J]. Int J Neurosci, 2017, 127 (5): 379-385.

［10］CUI J Z, BU H, HE J Y, et al. The gamma-aminobutyric acid-B receptor (GABAB) encephalitis: clinical manifestations and response to immunotherapy [J]. Int J Neurosci, 2018, 128 (7), 627-633.

［11］SHEN K, XU Y, GUAN H Z, et al. Paraneoplastic limbic encephalitis associated with lung cancer [J]. Sci Rep, 2018, 8 (1): 6792-6800.

案例 3
抗 CASPR2 抗体相关脑炎

病例资料

患者,男,50岁。因"头痛7天,伴呕吐12小时"于2019年11月29日入院。

【现病史】患者1周前因受凉后出现头痛,头痛呈持续性胀痛,低热,最高体温37.5℃,伴记忆力下降,以近记忆下降为主,无头昏、呕吐,未予以重视。4天前上述症状呈进行性加重,伴四肢疼痛,时有意识模糊,伴咳嗽、咳痰。遂就诊于某县人民医院住院治疗,住院期间无明显诱因出现四肢抽搐,牙关紧闭,意识障碍,抽搐呈持续状态,持续时间不详,气管插管等处理(具体诊治及用药不详),上述症状无明显缓解,为进一步诊治转入重症监护病房,自发病以来精神、睡眠欠佳,未进食,大小便未解,体重无明显变化。

【既往史】2型糖尿病10余年,口服"阿卡波糖、二甲双胍"控制血糖,血糖控制情况不详,右眼角膜内皮炎1年多;否认高血压、肿瘤等病史;否认伤寒、结核、肝炎等传染病史;否认药物、食物过敏史;否认毒物及放射性物质接触史;否认手术外伤史;否认输血史。

【个人史】长期吸烟30余年,20支/d,未戒;否认饮酒史。

【家族史】家庭其他成员均健康,否认遗传病史,无类似病史。

【体格检查】体温36.8℃,脉搏74次/min,呼吸20次/min,血压120/75mmHg,血氧饱和度100%。气管插管呼吸机辅助呼吸,双肺呼吸音粗、闻及少量湿啰音;心率74次/min,心律齐,各瓣膜听诊区未闻及杂音;腹软,未见胃肠型、蠕动波,腹壁静脉无曲张,未扪及包块,双下肢无水肿。浅昏迷,双侧瞳孔等圆等大、直径3.0mm、对光反射迟钝,肢体痛刺激时未见躲避动作,其余查体未能配合查及。

【辅助检查】血糖6.11mmol/L;糖化血红蛋白11.6%;血常规未见异常,HIV+HBV+RPR提示阴性。腰椎穿刺:脑脊液压力、脑脊液常规及生化未见异常。脑脊液真菌、细菌涂片及找抗酸杆菌,均未找到细菌、抗酸杆菌及隐球菌孢子。胸部CT:双肺肺炎,左肺下叶支气管扩张,双侧少量胸腔积液。头颅CT:颅脑未见异常,双侧筛窦炎。头颈部CT血管成像(computed tomography angiography,CTA):双侧颈内动脉虹吸段钙化斑块,对应管腔未见明显狭窄。头颅磁共振成像(magnetic resonance imaging,MRI)平扫+弥散加权成像(diffusion weighted imaging,DWI):双侧大脑少量缺血灶;海马MRI平扫:未见异常。

【入院诊断】①颅内感染可能性大;②急性呼吸衰竭;③双肺肺炎;④2型糖尿病。

【诊疗经过】

1.定位、定性诊断分析 患者癫痫发作、精神行为异常,反应迟钝,记忆力、计算力、判断力下降,定位:额叶、颞叶及边缘系统。定性:免疫性。

2.鉴别诊断 ①病毒性脑炎:患者诉头痛,记忆力下降,癫痫发作,急性起病,脑脊液常规、生化未见明显异常,需高度谨慎病毒性脑炎,但患者外送血、脑脊液抗CASPR2抗体阳性,予激素免疫抑制等相关治疗明显有效,排除病毒性脑炎的诊断;②代谢性脑病:患者急性起病,以头痛、癫痫发作、记忆障碍改变为主,既往有"糖尿病"病史,需考虑该病,但患者既往血糖控制尚可,本次住院时血糖不高,头颅磁共振未见明显异常,综合患者病史及相关辅助检查,不考虑该病。

3.初始诊疗 入院后予以抗病毒、抗感染、控制血糖、止咳化痰、镇静等治疗,患者抽搐有所缓解,入院第2天成功拔除气管插管,逐渐停用镇静药物,改鼻导管吸氧状态下血氧饱和度维持尚可,患者仍间断出现四肢抽搐,期间意识清楚,请会诊后转我科神经内科继续治疗。转入后患者烦躁不安,诉四肢疼痛难忍,再次频繁出现四肢抽搐伴意识丧失,每次持续 3 分钟左右,先后予以丙戊酸钠、地西泮、苯巴比妥钠、左乙拉西坦控制癫痫发作,发作次数较前下降,但仍伴间断口角抽搐、双眼斜视。进一步行肝肾功能、甲状腺功能、抗核抗体谱等相关检查未见异常;复查脑脊液常规、生化未见明显异常,查脑脊液、血液自身免疫性脑炎抗体检查示:血清抗 CASPR2 抗体 IgG 1∶100(+++);长程视频脑电图:异常脑电图,间歇期:见背景慢波活动多,左侧前头部少量癫痫样放电;发作期:左侧颞顶区起始棘波样放电,快速波及全脑区。结合病史及辅助检查血清抗 CASPR2 抗体阳性,诊断:抗 CASPR2 抗体相关脑炎。

4. 进一步诊疗　甲泼尼龙每次 1 000mg,每日 1 次,静脉滴注,3 天阶梯半量递减,后改泼尼松口服维持治疗,患者神志逐渐转清醒,四肢强直阵挛好转,仍间断出现口角抽搐等,缓慢减停静脉滴注抗癫痫发作药物,予丙戊酸钠缓释片、左乙拉西坦继续抗癫痫发作治疗。复查长程视频脑电图:背景慢波活动,未见癫痫样放电。约 2 周后患者未再发抽搐,神志清楚,对答切题,呼之能应,记忆力下降好转,以近事记忆力下降为主,远事记忆力尚可,四肢肌力、肌张力正常,患者病情较前明显好转,于 2019 年 12 月 21 日出院,出院后口服泼尼松(每 2 周减量 5mg,减量至 20mg 维持半年)。出院 1 个月后患者返院复诊,未再发肢体抽搐,生活可自理,近事记忆力下降较前好转。神经系统检查:近事记忆力下降,其余未见明显异常。复查常规脑电图提示:轻度异常脑电图。2 个月后患者再次返院复诊,诉记忆力下降明显好转,且未再发肢体抽搐,复查常规脑电图:正常范围脑电图。出院随访半年,患者未再发肢体抽搐,记忆力下降基本恢复正常。

【预后】患者于 2019 年 12 月 21 日出院时:无肢体抽搐,近记忆下降较入院时好转,无精神行为异常,血糖控制尚可。

【随访】患者出院后定期我科门诊随诊,患者无肢体抽搐,半年后患者记忆障碍恢复正常,缓慢减停激素药物,1 年后随访患者仍无肢体抽搐,无记忆障碍,缓慢减停抗癫痫药物,最后一次患者于 2022 年 8 月复诊,查磁共振、常规脑电图无异常,完全停用抗癫痫药物。

【最后诊断】抗 CASPR2 抗体相关脑炎。

讨 论

抗 CASPR2 抗体相关脑炎(抗接触蛋白相关蛋白 -2 抗体脑炎,anti contactin associated protein-like 2 encephalitis)是一种抗电压门控钾离子通道(voltage-gated potassium channels,VGKCs)蛋白抗体的一种自身免疫性脑炎,VGKCs 复合物相关蛋白包括接触蛋白 -2(contactin-2)、富亮氨酸胶质瘤失活 1 蛋白(leucine-rich glioma-inactivated 1,LGI1)、接触蛋白相关蛋白 -2(contactin associated protein-like 2,CASPR2)等;CASPR 是由 *CNTNAP2* 基因编码的一种跨膜蛋白,是广泛分布于中枢神经系统和周围神经系统轴突蛋白家族的一种细胞黏附分子,通过参与轴突电压门控钾离子通道的定位及有髓纤维纵向聚集发挥稳定、激动细胞膜电位作用,以此介导细胞与细胞之间的信号传递[1,2]。

CASPR2 表达于神经元轴突、胞体、树突棘等部位,主要在边缘系统、海马、内囊、小脑、脊髓神经节、皮质表达[3]。机体由于自身免疫反应产生抗 CASPR2 抗体靶向作用于神经轴突起始段和突触,借此干扰和影响神经系统功能障碍引发相关疾病,可同时累及中枢神经系统、周围神经系统。抗 CASPR2 抗体免疫球蛋白的主要亚型是 IgG4,且抗 CASPR2 抗体相关脑炎患者以男性为主,尽管在一些报道中发现男性生殖系统表达 CASPR2 基因可刺激表达该蛋白抗体,但女性生殖系统中发现同样存在 CASPR2 基因让这一说法被推翻,因此这种性别优势的具体机制尚未完全清楚[4]。抗 CASPR2 抗体相关脑炎临床特点:中位发病年龄 60 岁左右,主要表现为癫痫发作、精神行为异常、近事记忆下降,部分表现为肌强直,周围神经过度兴奋,可合并神经痛,莫旺综合征(由 CASPR2 抗体介导的周围神经兴奋伴脑病,表现为肌颤搐、肌强直、精神行为异常、失眠、多汗、心律失常等自主神经功能障碍和消瘦等,可出现猝死)[5]。相应的部位受损便会出现相应症状,如海马受损,会导致记忆力下降、癫痫发作,边缘系统受损会导致相应的边缘系统症状,小脑及其周围神经受损也会出现对应症状。抗 CASPR2 抗体免疫球蛋白主要为 IgG4,此类抗体与数十种自身免疫性疾病相关,统称为 IgG4 相关疾病,John 等[3]的研究中发现抗 CASPR2 抗体免疫球蛋白中的二价 IgG 导致突触膜内外电位变化,致使神经兴奋性增加,这也是神经性疼痛的机制之一[6,7]。癫痫发作可作为抗 CASPR2 抗体相关脑炎的首发临床表现,但临床表现不仅限于癫痫发作,往往伴有其他症状,认知功能障碍及癫痫是抗 CASPR2 抗体相关脑炎较为常见及突出的症状,约超过 70% 的患者至少会出现 3 种以上症状[4]。除此之外,肿瘤触发机体免疫反应可产生相关抗体,因此部分抗 CASPR2 抗体相关脑炎患者会合并肿瘤,如胸腺瘤、卵巢畸胎瘤、卵巢癌、脑膜瘤等[8-10],一些初期抗体滴度较小的患者,后续抗体滴度逐步上升、症状加重提示合并肿瘤可能,对于抗 CASPR2 抗体相关脑炎来说免疫治疗可获得巨大的疗效,但合并肿瘤极大可能是该疾病预后不良的标志[11,12]。本例患者主要以反复癫痫发作及认知功能下降为主,同时伴四肢疼痛明显,考虑神经性疼痛相关,结合外送结果,明确诊断:抗 CASPR2 抗体相关脑炎。

抗 CASPR2 抗体相关脑炎患者通常会出现频繁的癫痫发作,且该病相关癫痫发作对免疫抑制治疗反应良好[13],可能因自身抗体靶向干扰神经元突触或轴突离子通道致神经元放电异常、自身免疫炎症、多次癫痫发作对大脑造成的继发性损伤相关,对于影像学未见明显异常、病因不明的耐药性癫痫患者,寻找免疫介导机制至关重要,因为这对后续免疫治疗起着指导作用,特别是针对神经元细胞表面蛋白抗体患者来说;抗 CASPR2 抗体相关脑炎影像学、脑脊液常无特异性改变,部分脑脊液可见白细胞计数、脑脊液蛋白升高,但均无特异性,脑电图、影像学在评估病情及预后方面确实有很大作用,但脑电图仅作为症状诊断,病因诊断难以完成;因此血液及脑脊液抗体测定是目前诊断主要方法,血清抗体阳性可确诊,脑脊液及血清双阳性更加明确诊断,并且超过 60% 患者在规律免疫制剂治疗后的 6 个月病情显著改善,常用的免疫治疗包括糖皮质激素、静脉注射免疫球蛋白、血浆置换治疗,上述治疗可单一治疗也可组合治疗,对于单一药物治疗欠佳者,可考虑加用另外一种治疗方案,最常见的组合是糖皮质激素加静脉注射免疫球蛋白,但对于 CASPR2 抗体相关脑炎来说,对上述免疫疗法疗效欠佳时,利妥昔单抗和或环磷酰胺是最合理的选择[14-18]。

本例患者以癫痫起病,合并记忆力下降,经种抗癫痫药物控制效果不佳,抗体检测确诊:抗 CASPR2 抗体相关脑炎,后调整治疗方案,予以激素冲击抗免疫治疗后明显好转,出院后 1 个月随诊未再发癫痫,近事记忆力下降较前稍好转,但脑电图仍见大量慢波存在。嘱患者规律用药,6 个月后患者无癫痫发作,认知功能明显改善,1 年后症状完全恢复,缓慢减停抗癫痫药物,通过本案例分析,当临床中遇到癫痫发作、认知功能下降,合并全身性疼痛的患者时,要想到该抗体脑炎的可能,避免漏诊延误患者的诊治。

小　结

1. CASPR2 抗体相关脑炎明确诊断需 CASPR2 抗体检测阳性。
2. CASPR2 抗体相关脑炎多数对激素治疗敏感,随访可减少该类脑炎的复发。

(罗　忠　徐祖才　田　飞)

参考文献

［1］ POLIAK S, GOLLAN L, MARTINEZ R, et al. Caspr2, a new member of the neurexin superfamily, is localized at the juxtaparanodes of myelinated axons and associates with K$^+$ channels [J]. Neuron, 1999, 24 (4): 1037-1047.

［2］ SAINT-MARTIN M, JOUBERT B, PELLIER-MONNIN V, et al. Contactin-associated protein-like 2, a protein of the neurexin family involved in several human diseases [J]. Eur J Neurosci, 2018, 48 (3): 1906-1923.

［3］ DAWES J M, WEIR G A, MIDDLETON S J, et al. Immune or genetic-mediated disruption of CASPR2 causes pain hypersensitivity due to enhanced primary afferent excitability [J]. Neuron, 2018, 97 (4): 806-822.

［4］ VAN SONDEREN A, ARINO H, PETIT-PEDROL M, et al. The clinical spectrum of Caspr2 antibody-associated disease [J]. Neurology, 2016, 87 (5): 521-528.

［5］ 中华医学会神经病学分会神经感染性疾病与脑脊液细胞学学组. 中国自身免疫性脑炎诊治专家共识 (2022 年版) [J]. 中华神经科杂志, 2022,(9): 931-949.

［6］ LUDWIG R J, VANHOORELBEKE K, LEYPOLDT F, et al. Mechanisms of autoantibody-induced pathology [J]. Front Immunol, 2017, 8: 603.

［7］ DALAKAS M C. Autoimmune neurological disorders with IgG4 antibodies: a distinct disease spectrum with unique IgG4 functions responding to anti-B cell therapies [J]. Neurotherapeutics, 2022, 19 (3): 741-752.

［8］ LI K C, LIAO M F, WU Y R, et al. Isaacs' syndrome as the initial presentation of malignant thymoma and associated with double-positive voltage-gated potassium channel complex antibodies, a case report [J]. BMC Neurol, 2022, 22 (1): 74.

［9］ GUO K, LIU X, LIN J, et al. Clinical characteristics, long-term functional outcomes and relapse of anti-LGI1/Caspr2 encephalitis: a prospective cohort study in western China [J]. Ther Adv Neurol Disord, 2022, 15: 17562864211073203.

［10］ LU X J, LI R, CHEN Y X, et al. Meningioma preceding CASPR2 antibody limbic encephalitis with a stroke mimic: a case report [J]. Medicine (Baltimore), 2021, 100 (23): e26241.

［11］ PATERSON R W, ZANDI M S, ARMSTRONG R, et al. Clinical relevance of positive voltage-gated potassium channel (VGKC)-complex antibodies: experience from a tertiary referral centre [J]. J Neurol Neurosurg Psychiatry, 2014, 85 (6): 625-630.

［12］ SHIVARAM S, NAGAPPA M, SESHAGIRI D V, et al. Clinical profile and treatment response in patients with CASPR2 antibody-associated neurological disease [J]. Ann Indian Acad Neurol, 2021, 24 (2): 178-185.

［13］ BAUMGARTNER T, PITSCH J, OLACIREGUI-DAGUE K, et al. Seizure underreporting in LGI1 and CASPR2 antibody encephalitis [J]. Epilepsia, 2022, 63 (9): e100-e105.

［14］ BIEN C G, BIEN C I, DOGAN ONUGOREN M, et al. Routine diagnostics for neural antibodies, clinical correlates, treatment and functional outcome [J]. J Neurol, 2020, 267 (7): 2101-2114.

［15］ MONTOJO M T, PETIT-PEDROL M, GRAUS F, et al. Clinical spectrum and diagnostic value of antibodies against the potassium channel related protein complex [J]. Neurologia, 2015, 30 (5): 295-301.

［16］ DZIADKOWIAK E, MOREIRA H, BUSKA-MACH K, et al. Occult autoimmune background for epilepsy-the preliminary study on antibodies against neuronal surface antigens [J]. Front Neurol, 2021, 12: 660126.

［17］ BLINDER T, LEWERENZ J. Cerebrospinal fluid findings in patients with autoimmune encephalitis-a systematic analysis [J]. Front Neurol, 2019, 10: 804.

［18］ YAO L, YUE W, XUNYI W, et al. Clinical features and long-term outcomes of seizures associated with autoimmune encephalitis: a follow-up study in east China [J]. J Clin Neurosci, 2019, 68: 73-79.

案例 4
抗 LGI1 抗体相关脑炎

病例资料

患者,男,50 岁。因"反应迟钝伴发作性意识障碍、抽搐 10 余天"于 2022 年 6 月 25 日入院。

【现病史】10 余天前晨起饮白酒(100ml)后晕倒,当时神志清楚,但回忆不起自己曾摔倒及摔倒过程,伴反应迟钝,言语欠清,无头晕、头痛,无恶心、呕吐。遂就诊于当地医院,完善头颅 CT 未见异常,于急诊留观时出现发作性意识障碍,表现为四肢抽搐、口吐白沫、大小便失禁及双眼向上凝视,持续 1~2 分钟,醒来不能回忆发作过程,无头晕、头痛,无四肢乏力,住院期间上述症状再发,性质同前,完善脑电图示轻度异常,头颅 MRI 未见异常,腰椎穿刺:颅内压 180mmH₂O,予抗癫痫治疗后无再发。5 天多前无明显诱因出现视幻觉、胡言乱语,对答不切题、记忆力下降及夜间不能入睡,无四肢肢体无力,无吞咽困难及饮水呛咳,无头痛、头晕,无视物旋转,无发热、寒战,无面部、肢体、躯体麻木感,无心悸、气促,无胸闷、胸痛,无四肢抽搐、意识障碍,给予地西泮治疗后效果欠佳,为求进一步治疗,急诊以"酒精戒断综合征"收入神经内科。自病以来精神、睡眠欠佳,饮食尚可,大小便如上述,近期体重未见明显增减。

【既往史】20 天前发现血压升高,最高血压达 159/100mmHg,予硝苯地平缓释片 20mg/ 次,每日 2 次,口服,血压控制尚可;否认糖尿病、肿瘤等病史;否认伤寒、结核、肝炎等传染病史;否认药物、食物过敏史;否认免疫性疾病病史;否认手术外伤史;否认输血史。

【个人史】生长于贵州务川县,吸土烟 30 余年,100g/d,未戒,饮白酒 30 余年,250ml/d,未戒。否认毒物及放射性物质接触史。无新型冠状病毒感染中高风险地区出入史,无新型冠状病毒感染患者接触史。

【家族史】家庭其他成员均健康,否认遗传病史,无类似病史。

【体格检查】体温 36.2℃,脉搏 80 次 /min,呼吸 20 次 /min,血压 101/65mmHg,发育正常,营养好,皮肤弹性好,全身皮肤无黄染,全身浅表淋巴结未扪及肿大。胸廓无畸形,双侧呼吸动度均等,双肺语颤对称,双肺叩诊清音,听诊双肺呼吸音清,未闻及干湿啰音,无胸膜摩擦音。心率 80 次 /min,心律齐,心音有力,各瓣膜听诊区无病理性杂音。腹部平坦,未见胃肠型、蠕动波或腹壁静脉曲张,无压痛、反跳痛及肌紧张,腹部叩诊呈鼓音,移动性浊音阴性。神志清楚,对答切题,高级神经功能差(记忆力、计算力、空间定位力),脑膜刺激征阴性;双侧瞳孔等大等圆、直径 2.5mm、对光反射灵敏,眼球各向运动正常,双侧视力及听力粗测正常,双侧额纹、鼻唇沟对称,伸舌居中,悬雍垂居中,软腭上抬有力,咽反射对称存在,四肢肌力 5 级,四肢痛、温觉对称存在,深感觉正常,双上肢腱反射对称引出,双下肢腱反射减弱,生理反射存在,余病理反射未引出。

【辅助检查】外院腰椎穿刺:脑脊液常规白细胞 20×10⁶/L,脑脊液生化正常;外院头颅 MRI + 磁共振血管成像(magnetic resonance angiography,MRA)+ 磁敏感加权成像(susceptibility weighted imaging,SWI)示:未见异常。

【入院诊断】①酒精戒断状态;②症状性癫痫;③原发性高血压 1 级高危组。

【诊疗经过】

1. 定位、定性诊断分析　患者出现发作性意识障碍,表现为四肢抽搐、口吐白沫、大小便失禁及双眼向上凝视,持续 1~2 分钟,醒来不能回忆发作过程;后无明显诱因出现视幻觉、胡言乱语,对答不切题、记忆力下降及夜间不能入睡,颅脑磁共振示双侧海马变性,定位:边缘系统、海马。定性:脑炎。

2. 鉴别诊断 ①病毒性脑炎：患者饮酒后出现发作性意识障碍、抽搐，住院期间出现精神症状，但患者腰椎穿刺：脑脊液生化及常规无异常，脑脊液和血清 LGI1 抗体 IgG 阳性，排除该病；②中毒性脑病：患者有发作性意识障碍，偶有幻视及精神症状，但追问病史，患者无放射性物质、毒物接触史；③中枢神经系统肿瘤：患者发作性意识障碍、抽搐、幻视、存在精神症状，头颅 MRI 双侧海马变性，轻度脑萎缩；头颅磁共振增强扫描双侧海马病灶未见强化；④线粒体脑肌病：患者发作性意识障碍，住院期间出现癫痫发作及面部不自主抽动，但患者四肢肌力正常，无骨骼肌极度不能耐受疲劳的表现，且家族中无类似疾病；⑤缺血缺氧性脑病：患者发作性意识丧失、抽搐、偶有幻视、精神行为异常，头颅 MRI 示双侧海马变性，但患者无缺血缺氧病因。

3. 初始诊疗 患者入院后完善相关辅助检查，血常规：血红蛋白 181.0g/L；血清：同型半胱氨酸 20.5μmol/L；贫血三项（叶酸、维生素 B_{12}、血清铁蛋白）：维生素 B_{12}>1 506pg/ml，叶酸 5.81ng/ml；血脂、肝功能、心肌酶、血清钠钾氯离子测定、肾功能：直接胆红素 3.8μmol/L，清蛋白 37.6g/L，前清蛋白 408mg/L；血糖：32.54mmol/L；梅毒螺旋体明胶凝集试验（treponema pallidum particle assay，TPPA）、乙型肝炎病毒（hepatitis B virus，HBV）、人类免疫缺陷病毒（human immunodeficiency virus，HIV）提示阴性；D- 二聚体测定、凝血功能提示正常；尿干化学、隐血试验 + 大便常规未见明显异常。心电图：完全性右束支阻滞并右室高电压。颅脑 MRI（2022 年 6 月 28 日）示：双侧颞叶及海马病变（图 4-1）。胸部 CT 平扫（2022 年 6 月 28 日）示：双肺下叶少许肺炎，左冠状动脉钙化；长程视频脑电图：正常范围脑电图。泌尿系彩超、腹部彩超、甲状腺彩超：未见明显异常。复查心电图示：①窦性心动过速（平均心室率 106 次 /min）；②完全性右束支传导阻滞。心脏彩色多普勒超声 + 左心收缩功能测定：静息状态下心内结构、血流及左室收缩功能未见明显异常。胸部薄层 CT（2022 年 7 月 18 日）：双肺肺炎，左肺下叶部分支气管轻度扩张并黏液填塞，与前次 CT 图像比较，双肺肺炎增多。腰椎穿刺：颅内压 130mmH$_2$O，脑脊液常规、生化、一般细菌涂片检查及真菌涂片检查未见明显异常；自身免疫性脑炎六项：血清和脑脊液抗富亮氨酸胶质瘤失活蛋白 1（LGI1）抗体 IgG 阳性（1∶30）。住院期间患者频繁出现面部、上臂不自主抽动，考虑面 - 臂肌张力障碍。结合患者病史资料及相关辅助检查诊断：抗 LGI1 抗体相关脑炎。

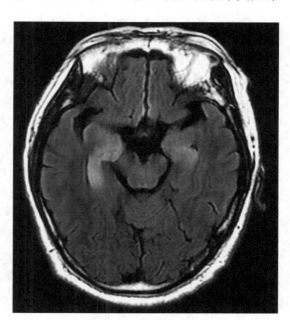

图 4-1 患者头颅 MRI 检查（2022 年 6 月 28 日）FLAIR 双侧颞叶及海马呈高信号。

4. 进一步诊疗 予以大剂量甲泼尼龙每次 1 000mg，每日 1 次，静脉滴注至第 3 天，每 3 天减量一半，减量至每次 120mg 时，改为泼尼松 60mg/ 次，每日 1 次，口服；同时血浆置换治疗，每次 50ml/kg，总疗程 5 次；抗癫痫发作、控制精神症状、血糖等治疗。患者病情逐渐改善，未再出现意识障碍及抽搐、记忆力较前好转，言语流利，无面部及手臂不自主抽动。

【预后】2022 年 8 月 19 日出院时，患者生命体征平稳。神经系统检查：神志清楚，对答切题，高级神经功能无明显异常，双侧瞳孔等大等圆、直径 2.5mm、直接及间接对光反射灵敏，眼球各项运动充分，双侧视力及听力粗测正常，双侧额纹、鼻唇沟对称，伸舌居中，悬雍垂居中，软腭上抬有力，咽反射对称存在，四肢肌力 5 级，四肢痛、温觉对称存在，深感觉正常，四肢腱反射对称引出，生理反射存在，病理反射未引出。

【随访】1 个月后门诊随访，患者未再发意识丧失，精神状态良好，对答切题，复查常规脑电图：

正常。

【最后诊断】抗 LGI1 抗体相关脑炎。

讨　论

自身免疫性脑炎(autoimmune encephalitis,AE)是一类由自身免疫机制介导的针对中枢神经系统抗原产生免疫反应所导致的脑炎。其中抗富亮氨酸胶质瘤失活蛋白 1(leucine-rich glioma-inactivated protein-1,LGI1)抗体相关脑炎是第二常见的自身免疫性脑炎[1],于 2010 年被 IRANI 等人首次报道发现[2],是一种自身免疫性电压门控钾通道复合物(voltage-gated potassium channel,VGKC)抗体相关的边缘性脑炎[3],LGI1 是一种分泌性糖蛋白,在大脑中主要存在于海马及颞叶皮层,于神经元轴突和谷氨酸能突触的起始段表达[4],其生理功能主要包括调节大脑发育[5]、参与突触传递[6,7]、维持神经元兴奋性,因此当抗 LGI1 抗体阳性时将导致 LGI1 的生理功能紊乱从而出现相应的临床症状。

抗 LGI1 抗体相关脑炎多见于中老年人,男性多于女性,常见症状包括癫痫发作、近事记忆力下降、精神行为、面 - 臂肌张力障碍发作(faciobrachial dystonic seizure,FBDS)以及低钠血症,其中 FBDS 是该病的特征性表现[8],有研究表明 66.7% 的患者有 FBDS[9],表现为四肢、颈部或面部肌肉短暂、快速、不自主的抽动[10],当患者手臂及面部出现不自主抽动时,需考虑是否为抗 LGI1 抗体相关脑炎。由于 LGI1 主要存在于大脑颞叶以及海马,因此大部分患者在病程中会有癫痫发作,在相关的报道[11-12]中可以看到癫痫发作常是患者就诊的原因之一,本病例也是以意识丧失伴抽搐为首发症状。当抗 LGI1 抗体作用于下丘脑和肾脏时就会导致低钠血症的发生[13],有相关文献报道表明抗 LGI1 抗体相关脑炎的前驱表现可为顽固性低钠血症[14],临床医生应该引起关注。

大多数患者头颅 MRI 可提示颞叶或海马病变[15],本病例入院查颅脑 MR 示双侧海马变性,MRS 提示双侧海马各峰值降低,Cho/NAA 比值增高,海马 MRI 增强扫描:双侧海马未见明显异常,可以提示当抗 LGI1 抗体相关脑炎得到有效控制时,海马的病灶会减小或消失。大多数患者颅内压正常,脑脊液白细胞数正常或者轻度升高,特异性寡克隆区带可呈阳性[8]。脑脊液或血液 LGI1 抗体阳性可确诊。当患者处于 FBDS 发作期时脑电图可表现为异常脑电图[16,17],但也有患者的脑电图表现为正常范围脑电图[18],本例患者外院脑电图提示轻度异常,于我院行长程视频脑电图示正常范围脑电图,因此脑电图正常并不能排除抗 LGI1 抗体相关脑炎的可能。

自身免疫性脑炎在治疗上包括免疫治疗、控制癫痫、改善精神症状及对症支持治疗,其中以免疫治疗为主,免疫治疗分为一线免疫治疗、二线免疫治疗、长程(维持)免疫治疗、升级免疫治疗和添加免疫治疗等。一线免疫治疗包括糖皮质激素,静脉注射人免疫球蛋白(intravenous immunoglobulin,IVIg)和血浆置换,指南指出对于所有首次发病的 AE 患者均应接受一线免疫治疗,本病例在接受单独的大剂量激素冲击治疗时效果并不明显,因此联用血浆置换治疗,于住院期间行 5 次血浆置换,出院时患者症状明显好转,因此在单用一种治疗方案效果不佳时可以考虑多种方案联合治疗。由于抗 LGI1 抗体相关脑炎的患者常有癫痫发作以及精神症状,治疗过程中要注意观察病人病情变化,根据患者病情使用合适的方案以改善病人症状。

对于抗 LGI1 抗体相关脑炎,结合临床表现、影像学改变、脑脊液或血液自身免疫抗体检测综合考虑诊断,且早期诊断,早期治疗可以更好地改善病人预后。对抗 LGI1 抗体相关脑炎一项国人单中心队列研究表明,绝大多数患者预后良好,国人患者对一线免疫治疗反应良好,长程免疫治疗适用于复发性、难治性或慢性病程患者[19]。

小　结

　　自身免疫性脑炎出现面-臂肌张力障碍时、顽固性低钠血症时,需考虑抗 LGI1 抗体相关脑炎的可能。

(罗　忠　冯占辉　田　鑫)

参考文献

［1］ GUAN H Z, REN H T, CUI L Y. Autoimmune Encephalitis: An expanding frontier of neuroimmunology [J]. Chin Med J (Engl), 2016, 129 (9): 1122-1127.

［2］ IRANI S R, ALEXANDER S, WATERS P, et al. Antibodies to Kv1 potassium channel-complex proteins leucine-rich, glioma inactivated 1 protein and contactin-associated protein-2 in limbic encephalitis, Morvan's syndrome and acquired neuromyotonia [J]. Brain, 2010, 133 (9): 2734-2748.

［3］ LI W, WU S, MENG Q, et al. Clinical characteristics and short-term prognosis of LGI1 antibody encephalitis: a retrospective case study [J]. BMC Neurol, 2018, 18 (1): 96.

［4］ HIVERT B, MARIEN L, AGBAM K N, et al. ADAM22 and ADAM23 modulate the targeting of the Kv1 channel-associated protein LGI1 to the axon initial segment [J]. J Cell Sci, 2019, 132 (2).

［5］ 黄万蒙, 周琳, 沈颖. LGI1 的结构、功能及其抗体脑炎的机制与治疗 [J]. 生命科学, 2022, 34 (2): 179-189.

［6］ FUKATA Y, ADESNIK H, IWANAGA T, et al. Epilepsy-related ligand/receptor complex LGI1 and ADAM22 regulate synaptic transmission [J]. Science, 2006, 313 (5794): 1792-1795.

［7］ BAUDIN P, COUSYN L, NAVARRO V. The LGI1 protein: molecular structure, physiological functions and disruption-related seizures [J]. Cell Mol Life Sci, 2021, 79 (1): 16.

［8］ 中华医学会神经病学分会神经感染性疾病与脑脊液细胞学学组. 中国自身免疫性脑炎诊治专家共识 (2022 年版) [J]. 中华神经科杂志, 2022,(9): 931-949.

［9］ GHIMIRE P, KHANAL U P, GAJUREL B P, et al. Anti-LGI1, anti-GABABR, and anti-CASPR2 encephalitides in Asia: A systematic review [J]. Brain Behav, 2020, 10 (10): e01793.

［10］ GOODFELLOW J A, MACKAY G A. Autoimmune encephalitis [J]. J R Coll Physicians Edinb, 2019, 49 (4): 287-294.

［11］ BING-LEI W, JIA-HUA Z, YAN L, et al. Three cases of antibody-LGI1 limbic encephalitis and review of literature [J]. Int J Neurosci, 2019, 129 (7): 642-648.

［12］ 金洪权, 刘跃辉, 熊乐乐, 等. 富亮氨酸胶质瘤失活 1 蛋白抗体自身免疫性脑炎引起的超难治性癫痫持续状态 1 例报告 [J]. 黑龙江医学, 2022, 46 (10): 1229-1230, 1233.

［13］ 管雅琳, 王新平. 富亮氨酸胶质瘤失活 1 蛋白抗体相关脑炎研究进展 [J]. 中风与神经疾病杂志, 2021, 38 (7): 665-668.

［14］ MUHR P, GOLDAMMER U, BIEN C G, et al. Severe hyponatremia as precursor of LGI1 autoimmune encephalitis [J]. Nervenarzt, 2018, 89 (8): 942-944.

［15］ THOMPSON J, BI M, MURCHISON A G, et al. The importance of early immunotherapy in patients with faciobrachial dystonic seizures [J]. Brain, 2018, 141 (2): 348-356.

［16］ 刘玮, 孙路, 王莹, 等. 以面臂肌张力障碍发作为主要表现的 LGI1 抗体相关脑炎的脑电及影像学特点 [J]. 大连医科大学学报, 2022, 44 (4): 320-325.

［17］ 赵清青, 戴淑娟, 艾明达, 等. 抗富亮氨酸胶质瘤失活蛋白 1 抗体相关脑炎临床分析 [J]. 中国现代神经疾病杂志, 2020,(9): 806-812.

［18］ AURANGZEB S, SYMMONDS M, KNIGHT R K, et al. LGI1-antibody encephalitis is characterised by frequent, multifocal clinical and subclinical seizures [J]. Seizure, 2017, 50: 14-17.

［19］ 范思远, 任海涛, 林楠, 等. 抗 LGI1 脑炎: 一项国人单中心队列研究 [J]. 罕见病研究, 2022, 1 (2): 122-129.

案例 5
抗 AMPAR 抗体相关脑炎

病例资料

患者,男,58 岁。因"发作性抽搐、意识障碍 1 年多,再发 5 小时"于 2019 年 1 月 25 日入院。

【现病史】1 年多(2017 年 12 月 20 日)前出现肢体抽搐,表现为全身强直-阵挛发作,伴意识障碍,发作 1 次,行头颅 MRI:未见异常,动态脑电图提示:正常,考虑:痫性发作,未治疗。10 个月前上述症状再发,性质同前,发作数次,间歇期伴精神行为异常,近事记忆力下降;腰椎穿刺:颅内压 110mmH_2O,脑脊液蛋白 614mg/L,余正常;动态脑电图提示:局限性异常,右侧半球慢波;头颅 MRI(2018 年 3 月 30 日)示:双侧顶叶、额叶、颞叶、左侧枕叶、右侧海马多发异常信号,考虑:病毒性脑炎,增强未见强化,MRA 未见异常(图 5-1);血清抗 AMPA2 型抗体 IgG 1∶32(++)。结合病史综合分析考虑:抗 AMPAR 抗体相关脑炎,予以激素、静脉注射人免疫球蛋白(IVIg,0.4g/kg,每日 1 次,连用 5 天)治疗,病情好转,生活自理,出院后口服丙戊酸钠缓释片、泼尼松口服治疗。3 个月后门诊复查头颅 MRI(2018 年 6 月 30 日)示:双侧大脑多发缺血灶(图 5-2);病情稳定。5 小时前上述症状再发,共发作 10 余次,性质同前。自发病以来精神、饮食、睡眠差,大小便正常,体重无明显变化。

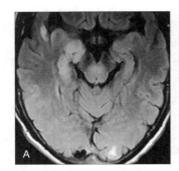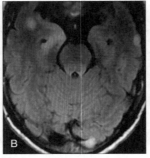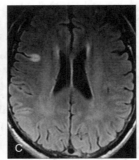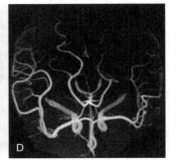

图 5-1 患者头颅 MRI+MRA 检查(2018 年 3 月 30 日)

A~C. FLAIR 双侧顶叶、额叶、颞叶、左侧枕叶、右侧海马见多发斑片状高信号影;

D. MRA 示颅内血管未见异常血流信号。

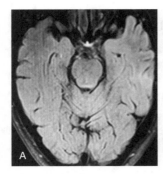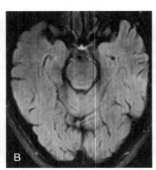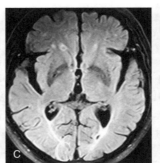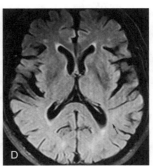

图 5-2 患者头颅 MRI 检查(2018 年 6 月 30 日)

A~D. FLAIR 双侧顶叶、额叶、颞叶、左侧枕叶、右侧海马见多发斑片状高信号影已完全消失,

但双侧大脑白质见多发点状长 T_2 信号。

【既往史】1年多（2017年5月22日）前因"吞咽困难"，胸部CT示前纵隔占位：胸腺瘤？行胸腔镜胸腺瘤切除术，术后病理结果示：胸腺瘤，诊断：B2型胸腺瘤并重症肌无力。予以溴吡斯的明片60mg/次，每8小时1次，口服治疗，吞咽困难逐渐好转。否认高血压、糖尿病、肿瘤等病史；否认伤寒、结核、肝炎等传染病史；否认药物、食物过敏史；否认免疫性疾病病史；否认输血史。

【个人史】否认毒物及放射性物质接触史，无特殊嗜好。

【家族史】家庭其他成员均健康，否认遗传病史，无类似病史。

【体格检查】体温36.8℃，脉搏110次/min，呼吸20次/min，血压129/82mmHg。神志恍惚，烦躁不安，查体不合作，脑膜刺激征阴性，双侧瞳孔等大等圆、直径3.0mm、对光反射灵敏，四肢可见活动，生理反射存在，病理反射未引出。

【辅助检查】胸部CT示：左肺上叶钙化灶，双肺下叶少许肺炎。头颅MRI（2019年1月31日）示：双大脑多发病变，多系多发脑梗死灶，脑萎缩；磁共振波谱成像（magnetic resonance spectroscopy，MRS）示：右侧颞枕叶病变为非肿瘤性病变（图5-3）。

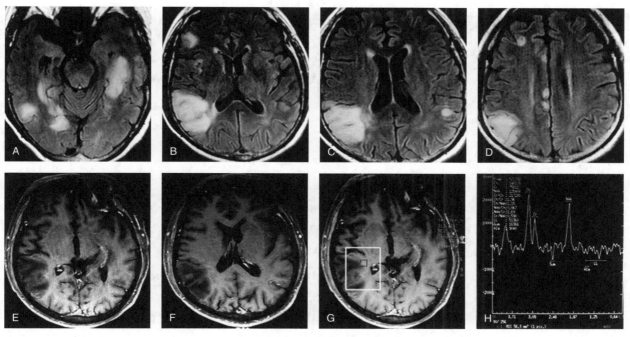

图5-3　患者头颅MRI+MRS检查（2019年1月31日）

A~D. FLAIR右侧额颞顶叶、左侧额叶、顶叶见多发斑片、大片状高信号；E~F. 增强扫描显示右侧额颞顶叶、左侧额叶、顶叶病灶增强扫描未见明显强化；G~H. MRS示右侧颞枕叶病变Ch、Cr、NAA峰减低，Cho/NAA峰比值最大4.44，LL峰倒置。

【入院诊断】抗AMPAR抗体相关脑炎。

【诊疗经过】

1. 定位、定性诊断分析　患者抽搐、反应迟钝、记忆力下降、精神行为异常，定位：边缘叶。定性：自身免疫性脑炎。结合患者病情综合分析诊断：抗AMPAR抗体相关脑炎复发。

2. 鉴别诊断　①单纯疱疹病毒性脑炎：患者有癫痫、精神症状、认知功能障碍，头颅MRI考虑病毒性脑炎，但病程较长，有重症肌无力基础疾病，无发热，脑膜刺激征阴性，血自身免疫性脑炎抗体阳性；②额颞叶痴呆：患者出现精神行为异常，记忆力下降，反应迟钝，但反复抽搐，头颅MRI未提示额颞叶萎缩；③颅内肿瘤：患者出现癫痫、认知功能障碍，但病情反复波动，头颅病灶经治疗后消失。

3. 治疗　予以甲泼尼龙1 000mg/次，每日1次，静脉滴注，3日减量半量；IVIg，0.4g/kg，每日1次，静脉滴注,连用 5 天治疗,经治疗后患者神志清楚、反应好转,记忆力改善,癫痫控制,本予以长程免疫抑制剂治疗、但患者及家属不同意。出院时复查头颅 MRI(2019 年 2 月 16 日)示:双侧大脑多发病变,考虑脑梗死,脑萎缩,与 2019 年 1 月 31 日比较,病灶减少(图 5-4)。患者因经济原因,故未查脑脊液、血液自身免疫性脑炎抗体、脑电图等检查。出院后口服泼尼松 60mg/d,每 2 周减量 5mg。

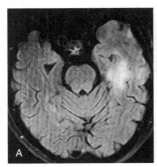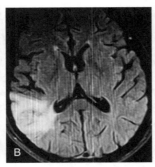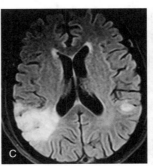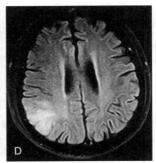

图 5-4　患者头颅 MRI 检查(2019 年 2 月 16 日)
A~D. FLAIR 双侧大脑多发斑片、大片高信号,病灶较(2019 年 1 月 31 日)减少。

【预后】2019 年 2 月 18 日出院时:患者无抽搐、精神行为异常,记忆力正常,反应正常。

【随访】出院后分别 1 个月、6 个月、12 个月随访,患者未发作抽搐,无精神症状,记忆力可,生活无障碍。

【最后诊断】抗 AMPAR 抗体相关脑炎。

讨　论

抗 AMPAR(α-amino-3-hydroxy-5-methyl-4-isox-azolepropionic acid receptor)抗体相关脑炎临床上以癫痫发作、记忆障碍或精神病为特征,是几种新认识的神经元表面蛋白抗体介导的自身免疫性脑炎之一[1-3]。被认为是潜在的副肿瘤性脑炎。2009 年 Lai 等[4]首次报道了抗 AMPAR 抗体相关脑炎。AMPAR 是离子型谷氨酸受体之一,由 GluR1、GluR2、GluR3、GluR4 四个亚基组成的四异聚体,以区域特定的方式表达,并介导大脑中大部分快速兴奋性突触传递,对突触的可塑性、记忆和学习非常重要。尽管 AMPARs 在整个中枢神经系统中广泛表达,但海马和其他边缘区域的 GluA1/2 和 GluA2/3 水平异常高[5],类似于患者抗体的免疫反应性分布[4]。64% 的患者有肿瘤:乳腺癌、肺癌、胸腺瘤、卵巢畸胎瘤[2],表明肿瘤抗原的存在与自身抗体的产生有关。目前的发病机制不太清楚,但据 Peng 等[3]报道表面 AMPAR 的损失导致动作电位放电模式的显著变化,可能是抑制性合成传递减少和内在神经元兴奋性增加的结果,这些结果表明患者抗体诱导的突触和神经元变化可能导致在抗 AMPAR 抗体相关脑炎患者中观察到的短期记忆丧失和癫痫发作。据 Zhang 等[6]报道 9 例抗 AMPAR 抗体相关脑炎患者以急性、亚急性、慢性形式起病,其中最突出的症状为:精神障碍(8 例)、精神错乱(8 例)和健忘症(8 例),在病程中还出现:发热(2 例)、感觉异常(2 例)、构音障碍(2 例)、吞咽困难(2 例)、睡眠障碍(2 例)、共济失调(2 例)、自主神经功能障碍(2 例)、意识水平改变(2 例)、不自主运动(2 例)、耳聋(2 例)等症状。

据 Mesa 等[7]报道头颅 MRI 显示弥漫性病变,包括边缘系统、右侧顶叶皮质、小脑。据 Höftberger 等[2]报道 22 例抗 AMPAR 抗体相关脑炎 18 例行头颅 MRI 显示 T_2 异常信号,累及的部位为颞叶、海马、杏仁核、壳核、扣带回、岛叶、胼胝体、下丘脑、基底节、额叶、顶叶、皮质、小脑,常累及颞叶较多,单侧或双侧均可受累;17 例行脑电图(electroencephalogram,EEG)检查,其中 4 例正常,13 例异常;脑脊液(cerebrospinal fluid,CSF)检查 11/22 例患者出现白细胞增多(6~164)× 10^6/L,以淋巴细胞为主,10/20 例患者脑脊液蛋白浓度升高(490~4 250)mg/L,5/22 例患者仅蛋白升高。故脑 MRI、CT、EEG、CSF 的正常表现不排除诊断。在脑脊液、血液中检查到 AMPAR 抗体就能确诊[8]。

　　根据头颅影像学、脑脊液常规、脑电图检查容易误诊为:病毒性脑炎、脑梗死,在临床中应结合病史综合分析,特别是有肿瘤患者,应想到自身免疫性脑炎的可能。治疗分为一线免疫治疗、二线免疫治疗、长程免疫治疗,合并肿瘤行肿瘤切除术;其一线免疫治疗:糖皮质激素、IVIg 和血浆置换(plasma exchange,PE),二线免疫治疗:利妥昔单抗、静脉用环磷酰胺,主要用于一线免疫治疗效果不佳的患者,长程免疫治疗:硫唑嘌呤、吗替麦考酚酯等,主要用于复发病例[9]。抗 AMPAR 抗体相关脑炎是一种极其罕见的抗体介导的脑炎,预后较其他常见的自身免疫性脑炎差。

　　一些研究报道了抗 AMPAR 抗体相关脑炎患者的神经系统复发率很高[2,4]。据 Höftberger 等[2]报道积极接受化疗或利妥昔单抗的患者均未出现复发,18 名未通过这些治疗方案的患者中有 6 名发生复发,这与所采用的治疗策略存在差异。据 Tsubasa 等[10]报道一例抗 AMPAR 抗体相关脑炎患者临床复发与胸腺瘤复发,缓解期为 34 个月的患者在发现复发性胸腺瘤后 3 个月出现临床复发;在最初发现的肿瘤复发后,抗 AMPAR 抗体相关脑炎的临床复发以前没有报道;因此,他们推测病例突出了特定肿瘤抗原的致病相关性,即肿瘤细胞中表达的神经元抗原是引发抗 AMPAR 的关键触发因素,抗体进一步促进了疾病的发展。胸腺瘤因胸腺内选择缺陷而产生的自反应性 T 淋巴细胞可长期存在于中枢和外周神经系统中,并可能诱发各种疾病[11]。

　　胸腺瘤引发抗 AMPAR 抗体相关脑炎,并可出现复发,结合文献复习对于合并肿瘤的患者,行肿瘤切除术后,需进一步予以长时程免疫抑制剂治疗,以防病情复发。

小　结

　　1. 胸腺瘤可导致抗 AMPAR 抗体相关脑炎,并易复发。
　　2. 抗 AMPAR 抗体相关脑炎易误诊为病毒性脑炎、脑梗死,应注意鉴别。
　　3. 合并肿瘤的抗 AMPAR 抗体相关脑炎,肿瘤切除后,需使用免疫抑制治疗,防治复发。

(姚本海　张红卫　徐祖才)

参考文献

[1]　DALMAU J, LANCASTER E, Martinez-Hernandez E, et al. Clinical experience and laboratory investigations in patients with anti-NMDAR encephalitis [J]. Lancet Neurol, 2011, 10 (1): 63-74.

[2]　HÖFTBERGER R, VAN SONDEREN A, LEYPOLDT F, et al. Encephalitis and AMPA receptor antibodies: novel findings in a case series of 22 patients [J]. Neurology, 2015, 84 (24): 2403-2412.

[3]　PENG X Y, HUGHES E G, MOSCATO E H, et al. Cellular plasticity induced by anti-α-amino-3-hydroxy-5-methyl-4-isoxazolepropionic acid (AMPA) receptor encephalitis antibodies [J]. Ann Neurol, 2015, 77 (3): 381-398.

[4]　LAI M, HUGHES E G, PENG X, et al. AMPA receptor antibodies in limbic encephalitis alter synaptic receptor location [J]. Ann Neurol, 2009, 65 (4): 424-434.

[5]　SPRENGEL R. Role of AMPA receptors in synaptic plasticity [J]. Cell Tissue Res, 2006, 326 (2): 447-455.

[6]　ZHANG Z, FAN S, REN H, et al. Clinical characteristics and prognosis of anti-alpha-amino-3-hydroxy-5-methyl-4-isoxazolepropionic acid receptor encephalitis [J]. BMC Neurol, 2021, 21 (1): 490.

[7]　MESA C D, CRUMP M. Anti-AMPA receptor limbic encephalitis presenting with ovarian teratoma, encephalopathy and autonomic instability [J]. PM&R, 2013, 5 (9Suppl): S273-S274.

［8］ GRAUS F, BORONAT A, XIFRO X, et al. The expanding clinical profile of anti-AMPA receptor encephalitis [J]. Neurology, 2010, 74 (10): 857-859.

［9］ NOSADINI M, MOHAMMAD S S, RAMANATHAN S, et al. Immune therapy in autoimmune encephalitis: a systematc reciew [J]. Expert Rev Neurother, 2015, 15 (12): 1391-1419.

［10］ TSUBASA O, KINOSHITA M, NISHIKAWA A, et al. Clinical relapse of anti-AMPAR encephalitis associated with recurrence of thymoma [J]. Intern Med, 2018, 57 (7): 1011-1013.

［11］ EVOLI A, MINICUCI G M, VITALIANI R, et al. Paraneoplastic diseases associated with thymoma [J]. J Neurol, 2007, 254 (6): 756-762.

案例 6
抗两性蛋白抗体相关脑炎

患者,女,44 岁。因"头晕、头痛 5 天"于 2019 年 4 月 22 日入院。

【现病史】5 天前受凉后出现头晕、头痛,右侧头痛为主,呈阵发性搏动样。伴右下肢麻木、恶心,呕吐 1 次,呕吐物为胃内容物、量少,无视物旋转、耳鸣,无肢体抽搐及意识障碍,就诊于当地医院,住院治疗后(具体治疗不详),症状无明显缓解,门诊以"头痛原因"收入神经内科。

【既往史】患者平素健康,否认高血压、糖尿病、肿瘤等病史;否认伤寒、结核、肝炎等传染病史;否认药物、食物过敏史;否认免疫性疾病病史;否认手术外伤史;否认输血史。

【个人史】生长于贵州省印江县,无不良嗜好,否认毒物及放射性物质接触史。

【家族史】家庭其他成员均健康,否认遗传病史,无类似病史。

【体格检查】体温 36.9℃,脉搏 83 次/min,呼吸 18 次/min,血压 116/62mmHg。神志清楚,言语清晰,体检合作,脑膜刺激征阴性,粗测听力、视力正常,双眼可见细小水平眼震、双侧瞳孔等大等圆、直径约 3mm、对光反射灵敏,双侧鼻唇沟对称,双软腭上抬不受限,悬雍垂居中,咽反射存在,伸舌居中,四肢肌力 5 级、肌张力正常,四肢腱反射活跃,痛觉对称存在,生理反射存在,病理征未引出。龙贝格征阴性,共济运动正常。

【辅助检查】一般细菌培养、甲状腺功能、血常规、肝功能、肾功能、血糖、血清肿瘤标志物、病毒四项(EB 病毒、巨细胞病毒、风疹病毒、单纯疱疹病毒)均未见明显异常;HIV+HBV+RPR 示阴性;抗核抗体谱:抗 RO-52 抗体(++);抗核抗体(antinuclear antibody,ANA):(1:100)弱阳性。颅脑 MRI(2019 年 4 月 24 日):考虑脑桥及延髓性病变;双侧大脑白质少许缺血脱髓鞘病变(图 6-1)。乳腺、腹部、妇科 B 超:未见异常。双侧乳腺斜位 + 内侧位片示:未见明显异常。胸部 CT:双侧少量胸腔积液。头颈部 CT 血管造影:左侧颈总动脉远端 - 颈内动脉起始部局部性增粗,左侧椎动脉优势型,左侧椎动脉起始发育变异。

【入院诊断】前庭性偏头痛。

【诊疗经过】

1. **定位、定性诊断分析** 患者入院时头晕、右下肢麻木、双眼可见细小水平眼震、四肢腱反射活跃,定位:前庭系统、皮质脊髓束、脑干或小脑。定性:脑病。

2. **鉴别诊断** ①前庭性偏头痛:中年女性患者,有头晕、头痛、眼震表现,但患者无家族史及既往无类似发作史,头晕、头痛症状持续时间长,无视觉先兆、畏光、畏声等,头颅 MRI 及腰椎穿刺异常;②颅内感染:患者有头痛、头晕、眼震表现,头颅 MRI 脑桥及延髓炎性病变,但患者无发热、脑膜刺激征阴性,血清抗两性蛋白抗体 IgG(+);③脑出血:患者头痛、头晕、眼震表现,头颅 MRI 脑桥及延髓炎性病变,但无脑血管病高危因素;④前庭神经炎:患者有头晕、眼震、恶心,呕吐表现,但患者无步态不稳、龙贝格征阴性。

3. **初始诊疗** 患者入院后经对症止痛、改善循环治疗后头痛无缓解,完善腰椎穿刺(2019 年 4 月 26 日):颅内压 110mmH$_2$O;脑脊液生化:葡萄糖 3.82mmol/L,蛋白定量 723mg/L;脑脊液常规:白细胞计数 98×10^6/L,潘氏试验:弱阳性;墨汁染色、脑脊液抗酸染色均为阴性。修正诊断:脑干脑炎,并加用注射用阿昔洛韦 0.25g/次,每 8 小时 1 次,静脉滴注;甲泼尼龙 1 000mg/次,每日 1 次,静脉滴注,同时补钙、抑酸护胃等治疗。

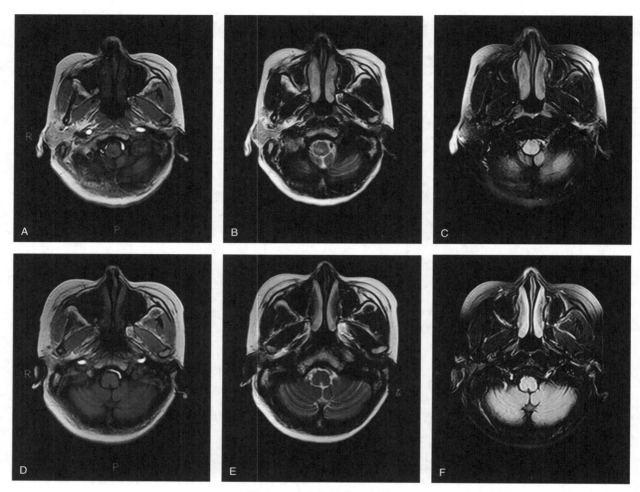

图 6-1　患者头颅 MRI 检查

A. 轴位 T_1 像脑干低信号；B. 轴位 T_2 像脑干不规则斑片状高信号；C. 轴位 FLAIR 像脑干高信号；

D~F. 病变范围较 2019 年 4 月 24 日明显减少。

4. 进一步诊疗　5 天后患者头痛明显好转。复查腰椎穿刺（2019 年 5 月 5 日）：颅内压 140mmH₂O；脑脊液生化：葡萄糖 7.17mmol/L，蛋白定量 664mg/L；脑脊液常规：白细胞计数 66×10^6/L，潘氏试验：弱阳性；墨汁染色、脑脊液抗酸染色均为阴性。脑脊液、血清自身免疫性脑炎抗体：血清抗两性蛋白抗体 IgG（+），明确诊断：抗两性蛋白抗体相关脑炎。因其常合并副肿瘤综合征，故完善妇科、乳腺 B 超检查均未见肿瘤。复查头颅 MRI（2019 年 5 月 7 日）：考虑脑桥及延髓炎性病变；与 2019 年 4 月 24 日图像相比，病变范围明显减少；双侧大脑白质少许缺血脱髓鞘病变。改为泼尼松片 60mg，每日 1 次，口服，带药出院。治疗上予激素、止痛、改善循环等治疗。病情逐渐改善，头痛、头晕明显好转。复查头颅 MRI（2019 年 5 月 7 日）：病变范围较入院时（2019 年 4 月 24 日）明显减少。

【**预后**】2019 年 5 月 10 日出院时：无明显头痛、头晕、呕吐，无肢体麻木。神经系统检查：神志清楚，未见眼震。

【**随访**】6 个月后随访，患者未出现头晕、头痛、呕吐。

【**最后诊断**】抗两性蛋白抗体相关脑炎。

◁ **讨　论** ▷ ‧‧‧•

自身免疫性脑炎（autoimmune encephalitis，AE）是一类以抗原抗体介导的自身免疫反应异常引起的中枢神经系统疾病,急性或亚急性起病,临床症状多样化,主要症状包括近期记忆力减退、认知障碍、意识改变、精神症状和癫痫发作等,临床发病相对少见[1]。自身免疫性脑炎抗体是诊断 AE 的特异性生物标志物[2]。自身免疫性脑炎抗体主要分为两大类:抗细胞表面抗原抗体和抗细胞内抗原抗体。细胞内突触囊泡蛋白抗两性蛋白(amphiphysin)抗体是一种抗细胞表面抗原抗体[3]。amphiphysin 定位于突触前膜末端,参与囊泡经过胞外分泌神经递质后的内吞过程。在与突触囊泡融合和再摄取过程中,amphiphysin 抗原表位可以暴露于抗体,抗体的破坏作用使得突触囊泡内吞作用减弱使可循环的泡池减少,从而减弱突触前 γ- 氨基丁酸(γ-aminobutyric acid,GABA)能神经元抑制作用[4,5]。amphiphysin 和 GABA 能神经元的广泛分布导致多种神经系统症状,抗两性蛋白抗体相关脑炎常合并神经副肿瘤综合征。研究表明:抗 amphiphysin 抗体阳性患者可表现为边缘系统脑炎、脑干脑炎、亚急性小脑变性、周围神经病等多种神经综合征。根据 Graus 标准[6]:抗 amphiphysin 抗体与抗浦肯野细胞胞浆抗体 1(Purkinje cell cytoplasmic antibody type 1,PCA-1,anti-Yo)、1 型抗神经元核抗体(anti-human neuronal nuclear antibody,Hu)、2 型抗神经元核抗体(anti-neuronal nuclear antibody type 2,anna2,anti-Ri)、坍塌应答调停蛋白 5(collapsin response-mediating proteins 5,CRMP5/CV2)、亚急性小脑变性、边缘系统脑炎、肌阵挛、斜视性眼阵挛等为经典的神经副肿瘤综合征[7]。AE 仍以免疫球蛋白和激素为一线治疗药物,免疫抑制剂为二线治疗;部分抗 amphiphysin 抗体阳性患者对免疫治疗有效,未合并肿瘤患者可以有较好的疗效[8]。

该患急性起病,以头晕头痛伴右下肢麻木为主要表现,辅助检查头颅 MRI:考虑脑桥及延髓性病变,脑脊液常规、生化符合脑炎改变,抗 amphiphysin 抗体 IgG(+),肿瘤相关检查无阳性发现,常规治疗效果不佳、经激素治疗后症状明显改善,复查头颅 MRI 病变范围较前减少等特点[9]。符合抗两性蛋白抗体相关脑炎的诊断。

小 结

1. 临床上出现急性或亚急性起病,记忆力减退、认知障碍、意识改变、精神症状和癫痫发作等表现时及时完善腰椎穿刺及自身免疫性脑炎相关抗体检测。

2. 当抗体检测阳性时,需排除副肿瘤综合征可能。

3. 免疫球蛋白和激素为一线治疗药物,免疫抑制剂为二线治疗。

（周雪娇 袁 野 冯占辉）

参考文献

［1］ BROADLEY J, SENEVIRATNE U, BEECH P, et al. Prognosticating autoimmune encephalitis: a systematic review [J]. J Autoimmun, 2019, 96: 24-34.

［2］ KÖRTVELYESSY P, PRÜSS H, THURNER L, et al. Biomarkers of neurodegeneration in autoimmune-mediated encephalitis [J]. Front Neurol, 2018, 9: 668.

［3］ MCCRACKEN L, ZHANG J, GREENE M, et al. Improving the antibody-based evaluation of autoimmune encephalitis [J]. Neurol Neuroimmunol Neuroinflamm, 2017, 4 (6): e404.

［4］ MILANESE M, BONIFACINO T, FEDELE E, et al. Exocytosis regulates trafficking of GABA and glycine heterotransporters in spinal cord glutamatergic synapses: a mechanism for the excessive heterotransporter-induced release of glutamate in experimental amyotrophic lateral sclerosis [J]. Neurobiol Dis, 2015, 74: 314-324.

［5］ INUZUKA T. Autoimmune encephalitis associated with malignant tumors [J]. Brain Nerve, 2016, 68 (9): 1049-1055.

［6］ GRAUS F, DELATTRE JY, ANTOINE JC, et al. Recommended diagnostic criteria for paraneoplastic neurological syndromes [J]. J Neurol Neurosurg Psychiatry, 2004, 75 (8): 1135-1140.

［7］ FUKUDA TG, DO RMS, RCC B, et al. Multiple paraneoplastic antibodies (anti-SOX1, anti-Hu, and anti-Amphiphysin) detected in a patient with limbic encephalitis and small cell lung cancer [J]. Neurol India, 2017, 65 (5): 1127-1128.

［8］ HIRUNAGI T, SATO K, FUJINO M, et al. Subacute cerebellar ataxia with amphiphysin antibody developing in a patient with follicular thyroid adenoma: a case report [J]. Rinsho Shinkeigaku, 2016, 56 (11): 769-772.

［9］ 崔晓燕, 付振强, 梦涵, 等. 抗 γ- 氨基丁酸 B 型受体脑炎 7 例 [J]. 实用医学杂志, 2018, 34 (2): 337-338.

案例 7
抗 Hu 抗体相关脑炎

患者,男,17 岁。因"反复发作性右侧偏身抽搐 6 年多,加重 2 天"于 2018 年 11 月 4 日入院。

【现病史】6 年多前无明显诱因出现右侧颜面部抽搐,主要表现为右侧口角抽动、口角右歪,伴流涎,右侧面部及右手麻木,抽搐时意识清楚,但不能言语,每次持续约 1 分钟,行头颅 MRI 及腰椎穿刺等检查后诊断为"病毒性脑炎",经治疗好转后出院。出院后予卡马西平 0.1g/ 次,每 12 小时 1 次,口服控制癫痫,症状控制欠佳,并逐渐不能言语,智力进行性下降,右侧肢体无力,多次于我院及外院治疗,其间服用多种抗癫痫药物效果差。5 年前于重庆某医院行"癫痫病灶切除术",出院后予丙戊酸钠缓释片 500mg/ 次,每 12 小时 1 次,口服;奥卡西平 0.45g/ 次,每 12 小时 1 次,口服;氯硝西泮 1mg/ 次,每 12 小时 1 次,口服;左乙拉西坦 0.5g/ 次,每 12 小时 1 次,口服控制癫痫,术后 3 个月癫痫发作减少,3 个月之后效果欠佳。术后病检:(脑组织)灶性出血伴软化,血管周围淋巴细胞套形成。4 年前因癫痫发作再次于我院儿内科住院治疗,考虑"拉斯穆森脑炎(Rasmussen encephalitis)"予以甲基泼尼松龙冲击治疗 3 天后改醋酸泼尼松片口服,并逐渐减量。出院后予氯硝西泮片 2mg/ 次,每 12 小时 1 次,口服;左乙拉西坦片 0.5g/ 次,每 12 小时 1 次,口服;奥卡西平 0.6g/ 次,每 12 小时 1 次,口服;丙戊酸钠缓释片 500mg/ 次,每 12 小时 1 次,口服,但仍有发作。2 天前受凉后再次出现抽搐,每次持续 1 分钟,发作时言语不清,头偏向右侧,发作时双眼凝视,双侧瞳孔散大。

【既往史】患者平素健康,否认高血压、糖尿病、肿瘤等病史;否认伤寒、结核、肝炎等传染病史;否认药物、食物过敏史;否认免疫性疾病病史;否认手术、外伤史;否认输血史。

【个人史】生长于贵州,无不良嗜好,否认毒物及放射性物质接触史。

【家族史】家庭其他成员均健康,否认遗传病史,无类似病史。

【体格检查】体温 37.1℃,脉搏 130 次 /min,呼吸 20 次 /min,血压 135/86mmHg,神志清楚,全身皮肤无黄染及皮疹,右侧上肢及面部间断抽动,听诊双肺呼吸音粗,心率 130 次 /min,心律齐,各瓣膜听诊区未闻及杂音;腹软,未见胃肠型、蠕动波,腹壁静脉无曲张,全腹无肌紧张、未扪及包块,双下肢无水肿。不能言语,双侧瞳孔等大等圆、直径约 3.0mm、对光反射灵敏,双眼球活动自如,双侧唇沟等深,伸舌居中,右侧肢体肌力 4⁺级,左侧肢体肌力 5 级,肌张力正常,腱反射存在,痛觉对称存在,生理反射存在,病理征未引出。

【辅助检查】

1. 患者头颅 MRI 提示左侧额颞叶病变(图 7-1)。

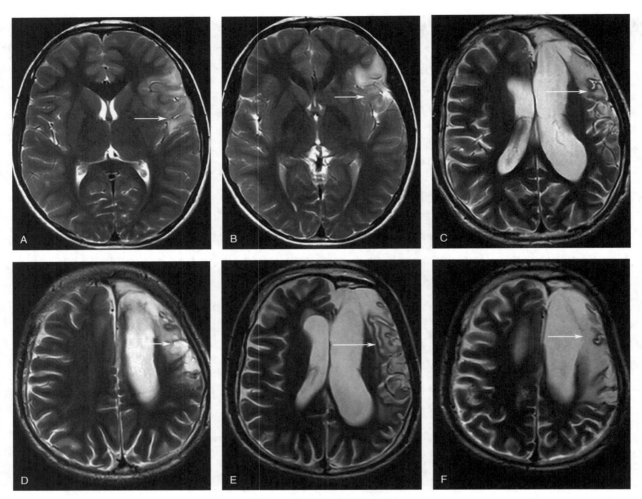

图 7-1　患者头颅 MRI 检查

A~B. 2013 年 1 月 20 日 T_2 像箭头所指左侧额颞叶长 T_2 信号；C~D. 2015 年 4 月 9 日 T_2 像箭头所指左侧额颞叶部分结构缺如（术后改变）见胶质增生，双侧半球均无明显萎缩；E~F. 2019 年 2 月 11 日 T_2 像箭头所指左侧额颞顶术后骨瓣在位改变，左侧额颞顶叶脑软化灶合并脑穿通畸形伴胶质增生，脑萎缩。

2. 患者脑电图检查结果异常（表 7-1）。

表 7-1　患者脑电图检查

时间	脑电图结果
2013 年 1 月	双侧前头部见大量棘波、棘慢波、频发，左侧为甚，双侧前头部多量高幅 2.5~3.5Hz δ 波及活动，有时夹杂棘波，视频监测所见 2 次发作伴脑电图背景改变，支持癫痫事件。
2014 年 3 月	间歇期背景差，分布不对称，左侧波率更慢，左半球痫波发放为主，左额颞（额区突出）、左中央 - 顶区明确。发作期起始肌电及节律性伪迹明显，几乎同步左中央 - 顶区的低快活动或尖样活动改变较突出，后期仍以左中央 - 顶区的慢活动、尖 - 慢波明显。脑电图：部分性发作，可疑中央 - 顶区主要病灶可能。
2015 年 4 月	脑电图：双侧半球不对称，左侧半球不规则慢波及棘慢波，右侧额区快节律。
2019 年 2 月	异常脑电图：背景活动以漫波为主，左侧后头部阵发性 δ 波，癫痫样放电，脑区性，左侧中央 - 顶 - 枕区。

3. 患者住院期间脑脊液检查（表 7-2）。

表 7-2　患者住院期间脑脊液检查

脑脊液检查项目	第一次脑脊液 （2018 年 11 月 7 日）	第二次脑脊液 （2018 年 11 月 28 日）
颅内压 /mmH₂O	180	150
外观 / 无色透明	清亮	清亮
总细胞数 /L⁻¹	291×10^6	2×10^6
白细胞数 /L⁻¹	2×10^6	1×10^6
氯化物 /(mmol·L⁻¹)	130.2	126.1
葡萄糖 /(mmol·L⁻¹)	4.56	3.23
乳酸脱氢酶 /(U·L⁻¹)	14	13
蛋白质定量 /(mg·L⁻¹)	665	486
腺苷脱氨酶 /(U·L⁻¹)	0.49	0.22
中性粒细胞和淋巴细胞 /%	—	—
真菌涂片	正常	—
结核分枝杆菌	正常	—
一般细菌培养	正常	—

注："—"表示未检测到数据。

4. 2014 年 4 月术后病理结果:(脑组织)灶性出血伴软化,血管周围淋巴细胞套形成。

5. 2018 年 11 月血清和脑脊液抗体检测:血清抗 Hu 抗体 IgG 阳性,脑脊液抗 Hu 抗体 IgG 阴性。

6. 2019 年 1 月 7 日胸部 CT 和 2019 年 1 月 9 日腹部 CT:未见异常。

【入院诊断】药物难治性癫痫。

【诊疗经过】

1. **定位、定性诊断分析**　患者反复右侧颜面部抽搐,主要表现为右侧口角抽动、口角右歪,伴流涎,右侧面部及右手麻木,定位:左侧大脑皮层,结合头颅 MRI,综合定位:左侧额颞叶。定性:自身免疫性可能性大。

2. **鉴别诊断**　①单纯疱疹病毒性脑炎:患者有癫痫、认知功能障碍,头颅 MRI 提示左侧额颞叶病变,但病程较长,血清抗 Hu 抗体阳性;②中毒性脑病:患者有癫痫发作,伴认知功能障碍,但追问病史,患者无放射性物质、毒物接触史。

3. **初始诊疗**　患者入院时予以丙戊酸钠、奥卡西平、左乙拉西坦控制无效,出现呼吸衰竭,于 ICU 住院治疗,予以气管插管,呼吸机辅助呼吸,予以咪达唑仑、丙泊芬后抽搐控制可,但缓慢减量停咪达唑仑、丙泊芬,改为口服抗癫痫药后抽搐仍反复发作。经神经内科会诊后加用注射用人免疫球蛋白 12.5g/d,连用 5 天,同时查血清和脑脊液相关抗体检测,结果示血清抗 Hu 抗体阳性,脑脊液抗 Hu 抗体 IgG 阴性。结合病史资料综合分析诊断:抗 Hu 抗体相关脑炎。

4. **进一步诊疗**　予以甲泼尼龙 1 000mg/d,冲击治疗 5 日后缓慢减量;环磷酰胺 1 000mg,静脉滴注,再次予以注射用人免疫球蛋白 17.5g/d,连续 5 天治疗;同时加用口服抗癫痫药拉莫三嗪 75mg/ 次,每 12 小时 1 次,口服;丙戊酸钠缓释片 500mg/ 次,每 12 小时 1 次,口服;氯硝西泮片 2mg/ 次,每晚 8 点,口服;托吡酯片 75mg/ 次,每 12 小时 1 次,口服。经过以上治疗后,患者无抽搐发作。

【预后】经过积极治疗后,患者出院时无癫痫发作。

【随访】6 个月后随访:患者出院后近半年未再发意识障碍、肢体抽搐。

【最后诊断】抗 Hu 抗体相关脑炎。

讨 论

长期以来,外科治疗癫痫一直被认为是耐药局灶性癫痫患者的一种有价值的治疗方法。在成人中,大多数手术是颞叶切除(temporal lobe resections,TLR),并且有两项来自 TLR 的随机对照研究的短期疗效(分别为 1 年和 2 年随访)的 I 类证据[1,2]。较少的患者接受额叶切除(frontal lobe resections,FLR)或其他颞外切除[3]。极少数成人接受半球切除[4]。在一些患者中,当切除手术不是一种选择时,可能会选择姑息性手术,如胼胝体切开术或其他分离手术[5]。

颞叶内侧癫痫(mesial temporal lobe epilepsy,MTLE)是最常见、定义最好的局灶性癫痫综合征,也是最难接受药物干预的,也是最常见的手术指征[6]。由于难以定位致痫灶、确定手术切除的合适边界以及致痫区与高功能区域的密切关系,颞叶外癫痫的外科治疗仍然具有挑战性[7]。颞叶外侧癫痫的大部分手术是额叶切除[8],其他颞外癫痫手术包括顶叶、枕叶、岛状切除、扩大切除术包括致痫区切除、多叶颞外切除。半球切除 / 半球分离是一种治疗单侧弥漫性半球癫痫综合征的手术方法。这种综合征可能是由多种病理引起的。先天性病因包括硬化 - 韦伯综合征、半脑畸形、弥漫性半球皮质发育不良和产前血管损伤;Rasmussen encephalitis 是后天的原因[9]。当切除致痫灶或在姑息性手术之后癫痫仍持续发作,那么神经调控技术是可以考虑的。目前主要的神经调控技术有:迷走神经刺激(vagus nerve stimulation,VNS)、脑深部刺激(deep brain stimulation,DBS)、闭环刺激。迷走神经刺激(VNS)可用于有或不伴有继发性发作的部分性发作。DBS 控制癫痫的机制目前研究尚未明确,但其实质是通过 Papez 环路及丘脑 - 皮质通路等与癫痫相关的脑内环路中的特定核团给予适当的电刺激,刺激通过神经网络的扩散影响整个大脑皮质兴奋性,达到控制癫痫发作的目的[10,11]。目前治疗癫痫的深部脑靶点有丘脑前核、中央正中丘脑、丘脑底核、下丘脑后部、海马尾状体、胼胝体和脑干[12,13]。目前应用于癫痫控制的闭环刺激主要有反应性神经刺激(responsive neurostimulation,RNS)和尚在研究阶段的闭环迷走神经刺激。RNS 主要通过预先在异常脑电频发区域植入颅内电极,实时收集脑电信号传送至脉冲发生器分析脑电信号,自动识别发作前脑电信号,随即释放电刺激通过颅内电极传导至靶点皮层,从而中止发作[14]。心率反应性迷走神经刺激则是将其与 VNS 结合在一起的一种新型治疗手段,但其仅适用于具有发作性心动过速史的癫痫患者。胼胝体切开术作为一种治疗难治性癫痫的姑息性方法的理论是:胼胝体是癫痫样活动在半球间传播的最重要途径,适用于患有林 - 戈综合征(lennox gastaut syndrome,LGS)跌倒发作的成人和儿童。

自身免疫性脑炎(autoimmune encephalitis,AE)患者通常具有较高的癫痫发作频率,并常有磁共振异常,如海马硬化(hippocampal sclerosis,HS),在这种情况下,当抗癫痫和免疫抑制药物失效时,外科治疗可能是一种治疗选择。在单侧 HS 不与神经元抗体相关的颞叶癫痫(temporal lobe epilepsy,TLE)患者中,高达 70% 的患者在手术后无癫痫发作[15]。然而,只有 16% 与神经元抗体相关的患者术后可以免于癫痫发作[16],术后仍需要免疫治疗。对此结果有几种可能的解释,第一,我们发现,不仅在疾病"急性"阶段接受手术的患者,而且在某些 HS 患者中也存在炎症的迹象,反映出残留病灶和活动性炎症可能同时发生在同一病人身上。第二,持续的炎症过程很可能会扩展到手术区域以外(例如岛叶),从而导致术后癫痫的发生。因此,未能识别出颞叶加癫痫(temporal plus epilepsy,TPE)可以解释某些情况下手术失败的原因[17]。第三,神经元抗体的阳性的患者中,观察到双侧颞叶受累的并不少见,包括结构上(磁共振影像表现)和功能上(例如记忆障碍、双侧脑电异常放电、双侧癫痫发作)。因此,未切除的颞叶可能变成致痫灶,尤其是如果大脑中有一个持续的炎症过程时[18]。

87% 的 TPE 患者在手术后 2 年内出现癫痫复发。虽然手术后反复发作表明某些致痫组织尚未切除,但尚不清楚该组织是否位于手术后的颞叶(如海马残余物)[19]、对侧颞叶[20]或同侧颞叶外区[21]。同侧颞叶外区可进一步细分为假颞叶癫痫、颞叶外致痫灶和海马硬化双重病理[22],以及 TPE,TPE 被定义为一个原发性颞叶致痫区,延伸到邻近的区域,如岛叶、外侧裂岛盖部、眶额皮层和颞 - 枕叶交界处[23]。除了 TPE 和海马残余物外,还发现了其他两种导致癫痫预后不良的弱预测因子,即过去的外伤或感染性脑损伤史和继发性全身强直 - 阵挛发作(secondary generalized tonic-clonic seizures,SGTCS)的存在[24]。

本例患者为耐药性癫痫,行癫痫病灶清除术后,癫痫发作并未得到改善。据估计,病因不明的癫痫占成人癫痫的三分之一[25]。这些患者中有一部分可能存在免疫介导的神经元功能障碍[25,26]。近年来,许多神经元自身抗体(Abs)被认为与自身免疫性脑炎或癫痫有关。这些抗体大多针对神经细胞表面抗原,包括突触神经递质受体、离子通道或相关蛋白;也有部分患者是针对核内抗原或细胞质抗原的特异性抗体[27,28]。

本例患者因发作频繁再次入院,入院后查血清抗 Hu 抗体阳性,脑脊液抗 Hu 抗体阴性。在抗 Hu 抗体阳性的副肿瘤综合征中,边缘叶脑炎并不是常见类型,抗 Hu 抗体阳性外周神经系统(PNS)以感觉神经病变为主,有研究显示感觉神经病变占 55% 左右,边缘叶脑炎占 10% 左右[29,30]。抗 -Hu 抗体可特异性地与神经元细胞核上抗原结合,又称Ⅰ型抗神经元核抗体(type-Ⅰ antineuronal nuclear antibody,ANNA-1)。抗 -Hu 抗体是一种多克隆补体激活的 IgG,可与中枢神经系统(CNS)、PNS 所有神经元的细胞核发生显著反应,而与胞质则反应微弱,不与神经胶质细胞和其他非神经细胞发生反应。当患者单纯出现一些神经系统症状时,血清中若检测到抗 -Hu 抗体,则高度怀疑可能已经处于肿瘤潜伏期状态或将要发生肿瘤。本例患者目前未发现肿瘤,需定期随诊。

Hu 抗原是表达于神经元细胞核表面的 RNA 结合蛋白家族中的一员。Hu 抗原一级多肽链结构含有 3 个 RNA 识别序列(RNA recognition motif,RRM),具有识别并结合 RNA 的能力。目前已相继发现 4 种 Hu 相关基因 HuD、HuC(pLE-211)、Hel-N1、HuR,分别编码 HuD 抗原、HuC 抗原、HuB(Hel-N1)抗原、HuR 抗原;由于 Hu 抗原与一种维持果蝇神经系统正常生长发育所必需的胚胎致死性异常视觉系统(embryonic lethal abnormal visual system,ELAV)蛋白有显著的同源性,故又称 Hu 抗原蛋白家族为类 ELAV 蛋白家族,其中 HuD 抗原对神经元前体细胞的分化及成熟后的突触结构重塑具有重要作用[31,32]。

本例患者诊断为 AE,使用一线治疗方案注射用甲泼尼龙和免疫球蛋白,二线治疗方案环磷酰胺,同时口服抗癫痫药后,癫痫发作得以控制。自身免疫性脑炎是一组由自身免疫机制介导,表现为癫痫发作、精神行为异常、自主神经功能紊乱、近记忆减退或伴顽固性低钠血症及意识障碍等的临床综合征,其中 AE 在临床上的发生率仍未知,根据目前数据推测,在癫痫患者中,10%~20% 为 AE 患者[33]。虽然针对不同自身免疫性脑炎的精确免疫治疗方案在不同患者中有所不同,但目前有一简短且通用的免疫治疗方案[34]。

综上所述,目前癫痫的外科手术治疗已经成为重要的治疗方法,但也受到很多因素的影响。对于 AE 的外科手术是否有效,从目前的文献报道,术后无癫痫发作率低。由于对自身抗体的检测主要借助第三方平台,故对 AE 的诊断存在延迟诊断的可能,但一旦确诊 AE,早期、规范的免疫治疗可以减缓、停止甚至逆转这些患者的致痫过程。

小　结

1. 临床上出现耐药性癫痫时,需警惕自身免疫性脑炎。
2. 若考虑自身免疫性脑炎所致癫痫发作,需尽早启动一线免疫治疗。

(郑永素　彭　燕　徐祖才)

参考文献

［1］ ENGEL J J R, MCDERMOTT M P, WIEBE S. Early surgical therapy for drug-resistant temporal lobe epilepsy: a randomized trial [J]. JAMA, 2012, 307 (9): 922-930.

［2］ WIEBE S, BLUME W T, GIRCIN J P, et al. Effectiveness and efficiency of surgery for temporal lobe epilepsy study group. A randomized, controlled trial of surgery for temporal-lobe epilepsy [J]. N Engl J Med, 2001, 345 (5): 311-318.

［3］ TELLEZ-ZENTENO J F, DHAR R, WIEBE S. Long-term seizure outcomes following epilepsy surgery: a systematic review and meta-analysis [J]. Brain, 2005, 128 (Pt 5): 1188-1198.

［4］ SCHRAMM J, DELEV D, WAGNER J, et al. Seizure outcome, functional outcome, and quality of life after hemispherectomy in adults [J]. Acta Neurochir (Wien), 2012, 154 (9): 1603-1612.

［5］ PARK M S, NAKAGAWA E, SCHOENBERG M R, et al. Outcome of corpus callosotomy in adults. Epilepsy Behav [J]. 2013, 28 (2): 181-184.

［6］ ENGEL J J R, WIEBE, FRENCH J. Practice parameter: temporal lobe and localized neocortical resections for epilepsy: report of the quality standards subcommittee of the american academy of neurology, in association with the american epilepsy society and the american association of neurological surgeons [J]. Neurology, 2003, 60 (4): 538-547.

［7］ ROPER S N. Surgical treatment of the extratemporal epilepsies [J]. Epilepsia, 2009, 50 Suppl 8: 69-74.

［8］ BAUER S, HAMER H M. Extratemporal epilepsies [J]. Handb Clin Neurol, 2012, 107: 241-256.

［9］ RASUL F T, BAL J, PEREIRA E A. Current surgical options for patients with epilepsy [J]. Curr Pharm Des, 2017, 23 (42): 6508-6523.

［10］ LAXPATI N G, KASOFF W S, GROSS R E. Deep brain stimulation for the treatment of epilepsy: circuits, targets, and trials [J]. Neurotherapeutics, 2014, 11 (3): 508-526.

［11］ WU C, SHARAN A D. Neurostimulation for the treatment of epilepsy: a review of current surgical interventions [J]. Neuromodulation, 2013, 16 (1): 10-24.

［12］ THEODORE W H, FISHER R. Brain stimulation for epilepsy [J]. Acta Neurochir Suppl, 2004, 3 (2): 261-272.

［13］ PEREIRA E A, GREEN A L, STACEY R J. Refractory epilepsy and deep brain stimulation [J]. J Clin Neurosci, 2012, 19 (1): 27-33.

［14］ SUN F T, MORRELL M J. Closed-loop neurostimulation: the clinical experience [J]. Neurotherapeutics, 2014, 11 (3): 553-563.

［15］ MATHON B, BEDOS ULVIN L, ADAM C. Surgical treatment for mesial temporal lobe epilepsy associated with hippocampal sclerosis [J]. Rev Neurol (Paris), 2015, 171 (3): 315-325.

［16］ CARRENO M, BIEN C G, ASADI-POOYA A A. Epilepsy surgery in drug resistant temporal lobe epilepsy associated with neuronal antibodies [J]. Epilepsy Res, 2017, 129: 101-105.

［17］ GIULIONI M, MARTINONI M, MARUCCI G. Temporal plus epilepsy is a major determinant of temporal lobe surgery failures [J]. Brain, 2016, 139 (Pt 7): e35.

［18］ KERLING F, BLUMCKE I, STEFAN H. Pitfalls in diagnosing limbic encephalitis-a case report [J]. Acta Neurol Scand, 2008, 118 (5): 339-342.

［19］ WYLER A R, VOSSLER D G. Results of reoperation for failed epilepsy surgery [J]. J Neurosurg, 1989, 71 (6): 815-819.

［20］ SALANOVA V, MARKAND O, WORTH R. Temporal lobe epilepsy: analysis of failures and the role of reoperation [J]. Acta Neurol Scand, 2005, 111 (2): 126-133.

［21］ ELWAN S A, SO N K, ENATSU R, et al. Pseudotemporal ictal patterns compared with mesial and neocortical temporal ictal patterns [J]. J Clin Neurophysiol, 2013, 30 (3): 238-246.

［22］ LOPEZ-GONZALEZ M A, GONZALEZ-MARTINEZ J A, JEHI L, et al. Epilepsy surgery of the temporal lobe in pediatric population: a retrospective analysis [J]. Neurosurgery, 2012, 70 (3): 684-692.

［23］ BARNA C, BARBATI G, MINOTTI L, et al. Ictal clinical and scalp-EEG findings differentiating temporal lobe epilepsies from temporal 'plus' epilepsies [J]. Brain, 2007, 130 (Pt 7): 1957-1967.

［24］ ELSHARKAWY A E, ALABBASI A H, PANNEK H. Long-term outcome after temporal lobe epilepsy surgery in 434 consecutive adult patients [J]. J Neurosurg, 2009, 110 (6): 1135-1146.

［25］ RAMANATHAN S, BLEASEL A, PARRATT J. Characterisation of a syndrome of autoimmune adult onset focal epilepsy and encephalitis [J]. J Clin Neurosci, 2014, 21 (7): 1169-1175.

［26］ QUEK A M, BRITTON J W, MCKEON A. Autoimmune epilepsy: clinical characteristics and response to immuno-therapy [J]. Arch Neurol, 2012, 69 (5): 582-593.

［27］ BRENNER T, SILLS G J, HART Y. Prevalence of neurologic autoantibodies in cohorts of patients with new and estab-lished epilepsy [J]. Epilepsia, 2013, 54 (6): 1028-1035.

［28］ DUBEY D, SAWHNEY A, GREENBERG B, et al. The spectrum of autoimmune encephalopathies [J]. J Neuroimmunol, 2015, 287: 93-97.

［29］ GRAUS F, KEIME-GUIBERT F, RENE R, et al. Anti-Hu-associated paraneoplastic encephalomyelitis: analysis of 200 patients [J]. Brain, 2001, 124 (Pt 6): 1138-1148.

［30］ SILLEVIS SMITT P, GREFKENS J, DE LEEUW B, et al. Survival and outcome in 73 anti-Hu positive patients with paraneoplastic encephalomyelitis/sensory neuronopathy [J]. J Neurol, 2002, 249 (6): 745-753.

［31］ PERRONE-BIZZOZERO N, BOLOGNANI F. Role of HuD and other RNA-binding proteins in neural development and plasticity [J]. J Neurosci Res, 2002, 68 (2): 121-126.

［32］ DESCHÊNES-FURRY J, PERRONE-BIZZOZERO N, JASMIN B J. The RNA-binding protein HuD: a regulator of neuronal differentiation, maintenance and plasticity [J]. Bioessays, 2006, 28 (8): 822-833.

［33］ GRECO A, RIZZO M I, DE VIRGILIO A, et al. Autoimmune epilepsy [J]. Autoimmun Rev, 2016, 15 (3): 221-225.

［34］ FANG Z, YANG Y, CHEN X, et al. Advances in autoimmune epilepsy associated with antibodies, their potential patho-genic molecular mechanisms, and current recommended immunotherapies [J]. Front Immunol, 2017, 8: 395.

案例 8
抗 CV2 抗体相关脑炎

患者,女,22岁。因"眩晕15天,头痛3天"于2019年4月10日入院神经外科。

【现病史】15天前无明显诱因出现眩晕,呈间歇性,后逐渐加重,持续性,行走不稳,无头痛、呕吐,无畏寒、发热,无抽搐及意识障碍,无肢体无力及麻木,于当地医院行头颅 MRI 提示:小脑异常信号影,考虑感染性病变,结核瘤可能。3天前出现头痛、剧烈,伴恶心、呕吐,呕吐为胃内容物,非喷射性呕吐,无发热,无视物模糊,无饮水呛咳及吞咽困难,无意识障碍及大小便失禁,自发病以来精神、饮食、睡眠尚可,大小便正常,体重无明显变化。

【既往史】患者平素身体健康,否认高血压、糖尿病、肿瘤等病史;否认伤寒、结核、肝炎等传染病史;否认免疫性疾病病史;否认手术、外伤史;否认输血史。

【个人史】生长于贵州思南,无不良嗜好,否认毒物及放射线接触史。

【家族史】家庭其他成员均健康,否认遗传病史,无类似病史。

【体格检查】体温36.9℃,脉搏96次/min,呼吸20次/min,血压105/61mmHg,神志清楚,高级神经功能无异常,脑膜刺激征阴性,双侧瞳孔等大等圆、直径约3.0mm,对光反射灵敏,脑神经无异常,指鼻试验及跟-膝-胫试验阴性,龙贝格征阳性,四肢肌力5级、肌张力正常,全身无感觉障碍,生理反射存在,病理反射未引出。

【辅助检查】血常规、肝肾功能、血脂、血糖均正常;电解质提示血钾 3.25mmol/L;HBV+HIV+RPR提示阴性;第1次脑脊液检查结果见表8-1。心电图提示窦性心动过缓、ST改变。心脏彩超提示心包腔微量积液,三尖瓣轻度反流。胸部 CT 提示未见异常。头颅 CT 提示右侧小脑半球及右枕叶病变。头颅 CTA(CT 血管成像)提示颅内动脉未见异常。头颅 MRI(2019年4月13日)平扫+增强+MRS(波谱成像)提示双侧小脑半球、右侧颞枕叶多发病变,考虑慢性感染性病变(结核?),右侧小脑半球肿瘤待排,脑软化灶,脑萎缩;MRS 提示病变区 Cho 峰升高,NAA 峰降低,Cho/NAA 最大约 2.93(图 8-1)。

表 8-1 患者不同时间点脑脊液检查结果

时间	次数	颅内压/(mmH$_2$O)	外观/无色透明	白细胞数/L^{-1}	中性粒细胞/%	淋巴细胞/%	蛋白质定量/(mg/L)
2019年4月15日	1	120	无色透明	450	12	88	601
2019年4月23日	2	180	浅黄色透明	53	20	80	292
2019年7月16日	3	210	无色透明	0	—	—	288

注:脑脊液涂片未见细菌、抗酸杆菌、隐球菌孢子,脑脊液脱落细胞未见肿瘤细胞,"—"未检测到数据。

【入院诊断】颅内多发病变:肿瘤可能。

【诊疗经过】

1. 定位、定性诊断分析 神经外科结合病情资料分析颅内肿瘤依据不充分。请神经内科会诊后考虑:中枢神经系统感染可能性大,于2019年4月18日转入神经内科进一步诊治。转入后追问病史:患者诉眩晕、行走不稳1个月余。神经专科检查:龙贝格征阳性,指鼻试验、跟-膝-胫试验阳性。患者眩晕、头痛、呕吐、行走不稳、龙贝格征阳性,定位:小脑、大脑、脑膜。定性:炎症、肿瘤。

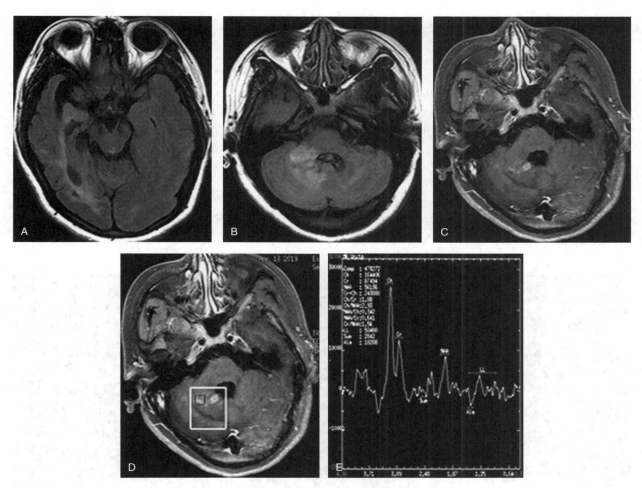

图 8-1 患者头颅 MRI+MRS 检查(2019 年 4 月 13 日)

A~B. FLAIR 右侧颞枕叶、双侧小脑半球见片状、斑片状高信号,边缘模糊,病灶周围脑沟、脑回变浅,脑实质萎缩;C. 增强扫描小脑部分病灶强化,邻近脑膜强化;D~E. MRS 小脑病变区 Cho 峰升高,NAA 峰降低,Cho/NAA 最大约 2.93。

2. 鉴别诊断 ①病毒性脑膜脑炎:青年患者,有眩晕、头痛、呕吐、行走不稳,头颅 MRI 小脑、脑叶病变,但患者无发热,病前无受凉感冒史;②结核性脑膜脑炎:患者生活在结核高发地区,有头痛、呕吐、眩晕、行走不稳,头颅 MRI 小脑、脑叶病变,小脑部分病灶强化,邻近脑膜强化,但患者无结核中毒症状,脑膜刺激征阴性,脑脊液氯化物、葡萄糖不低;③颅内肿瘤:患者有头痛、呕吐、眩晕、行走不稳,头颅 MRI 小脑、脑叶病变,小脑部分病灶强化,但病程短,未发现颅外肿瘤征象。

3. 初始诊疗 患者亚急性起病,颅内多发病变,病毒性、结核性、自身免疫性的可能性大。治疗予以:注射用阿昔洛韦静脉滴注抗病毒、诊断性抗结核、激素抑制炎症等治疗。

4. 进一步诊疗 完善病毒四项(巨细胞病毒、风疹病毒、单纯疱疹病毒、EB 病毒)提示阴性;女性肿瘤相关抗原无异常;抗核抗体提示阴性;甲状腺功能检查提示第三代促甲状腺激素(thyroid-stimulating hormone,TSH)0.403μIU/ml;第 2 次脑脊液检查结果见表 8-1,患者亚急性起病,伴头痛、呕吐、行走不稳,但无发热表现,病毒性脑炎、结核性脑膜脑炎依据不足,病变需考虑自身免疫性脑炎、同时送检血和脑脊液自身免疫性脑炎 + 副肿瘤综合征相关抗体检测;24 小时脑电图检查示正常;甲状腺彩超提示甲状腺双叶低回声结节,考虑胶质囊肿,TI-RADS 2 级;乳腺彩超提示双侧乳腺腺体组织局部增厚,BI-RADS 0 类;妇科彩超提示子宫附件未见异常;腹部、泌尿系彩超提示右肾结石;浅表淋巴结彩超提示双侧颈部、腋窝及腹股沟探及淋巴结。针对彩超提示淋巴结增大,B 超再次探查淋巴结显示形态扁平,皮髓质分界清楚,未见恶性回声征象,不宜穿刺。副肿瘤综合征相关抗体检测(血、脑脊液):抗 CV2

抗体(+),抗 Yo、Hu、Ri、Ma2、amphiphysin 抗体阴性;自身免疫性脑炎抗体:抗 NMDA、AMPA、LGI1、GABA_B 抗体阴性。明确诊断:抗 CV2 抗体相关脑炎。

治疗:停用抗结核药、病毒药物,予以环磷酰胺 1g(按 750mg/m²),每月 1 次,静脉滴注抑制免疫;口服泼尼松 50mg/d,每 2 周减量 5mg。

【预后】2019 年 5 月 10 日出院时:患者眩晕、头痛好转,能正常行走,感头晕不适。

【随访】2019 年 7 月 10 日:患者诉时头痛,胀痛不适,头晕、恶心,无发热、呕吐、抽搐,行走正常。第 3 次脑脊液检查结果见表 8-1;胸部 CT 提示正常;头颅 MRI(2019 年 7 月 18 日)平扫 + 增强 + MRS 提示双侧小脑半球、右侧颞枕叶多发软化灶,右小脑点状强化灶,脑萎缩,与 2019 年 4 月 13 日图像比较右小脑强化灶缩小(图 8-2);磁共振静脉成像(magnetic resonance venography,MRV)显示颅内静脉未见异常。患者有头痛、头晕、恶心,但头颅 MRI 小脑病灶缩小,考虑与颅内压高有关,予以脱水降颅内压、继续使用环磷酰胺抑制免疫治疗。

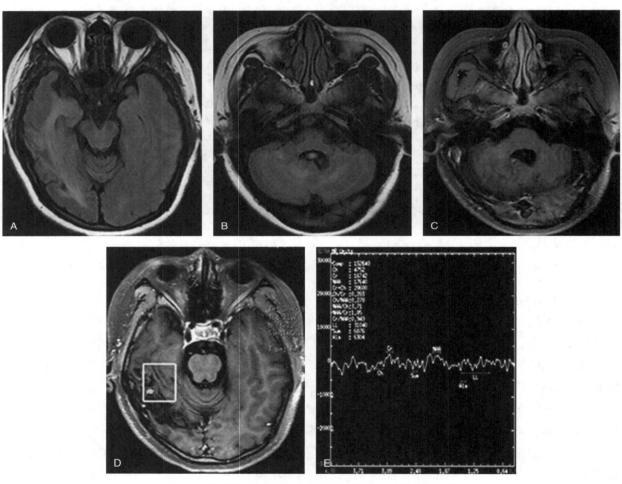

图 8-2 患者头颅 MRI+MRS 检查(2019 年 7 月 18 日)

A~B. FLAIR 右侧颞枕叶、双侧小脑半球见片状、斑片状高信号,脑沟增大,脑实质萎缩;C. 增强扫描右小脑病灶点状强化,邻近脑膜强化;与 2019 年 4 月 13 日图像比较右小脑强化灶缩小;D~E. MRS 小脑病变区 Cho 峰降低,NAA 峰降低,Cho/NAA 最大约 0.73。

2019 年 9 月 30 日:因外阴瘙痒于妇科门诊就诊:宫颈柱状上皮异位,白带异味,宫颈筛查:腹式肿瘤细胞未见 DNA 倍体异常细胞,行宫颈组织病理活检示局部伴高级别鳞状上皮内病变(HSIL,CIN Ⅲ 级),患者未做处理。

2019 年 10 月 20 日：患者头痛、头晕明显，头颅 MRI（2019 年 10 月 23 日）平扫＋增强 +MRS 提示小脑强化和水肿，小脑及右侧颞叶萎缩和软化，与 2019 年 7 月 18 日比较小脑强化灶增大；MRS 示小脑强化结节 Cho 和 Cr、NAA 峰稍减低，小脑强化结节为非肿瘤病变（图 8-3）。复查头颅 MRI 小脑病灶增大，考虑病情复发；结合宫颈病理结果，该病病因可能与宫颈局部伴高级别鳞状上皮内病变有关，建议患者行宫颈锥切术，患者不同意手术。考虑患者病情复发，继续环磷酰胺免疫治疗。1 个月后当地医院行宫颈锥切术，随访术后病理考虑炎症病变。在第 11、12 次输环磷酰胺过程中出现严重恶心、呕吐不良反应，考虑不能耐受，环磷酰胺总量已达 12g，但颅内病灶存在，防止复查，加用吗替麦考酚酯 500mg/ 次，每日 2 次，口服抑制免疫治疗。

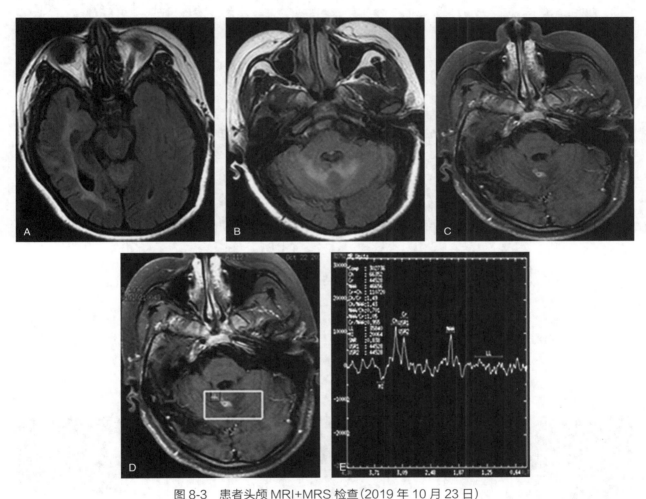

图 8-3　患者头颅 MRI+MRS 检查（2019 年 10 月 23 日）

A~B. FLAIR 右侧颞枕叶、小脑蚓部见片状高信号，右侧颞枕叶及小脑半球萎缩；C. 增强扫描小脑蚓部强化；
与 2019 年 7 月 18 日图像比较小脑病灶增大；D~E. MRS 小脑病变区 Cho、Cr、NAA 峰减低。

头颅 MRI（2020 年 7 月 13 日）平扫＋增强 +MRS 提示小脑强化灶和水肿，小脑及右侧颞叶萎缩和软化、变性灶，与 2019 年 10 月 23 日片比较小脑病灶缩小（图 8-4）。患者病情稳定。

头颅 MRI（2021 年 9 月 28 日）平扫＋增强 +MRS 示小脑强化灶和水肿，小脑及右侧颞枕叶萎缩和软化、变性灶，与 2020 年 7 月 13 日片比较未见明显变化，右侧颞叶见肿瘤谱线（图 8-5）。但患者无相关临床表现，当地医院复查甲状腺、乳腺、腹部、妇科彩超及胸部 CT 无异常。结合病情头颅 MRI 结果不考虑肿瘤。

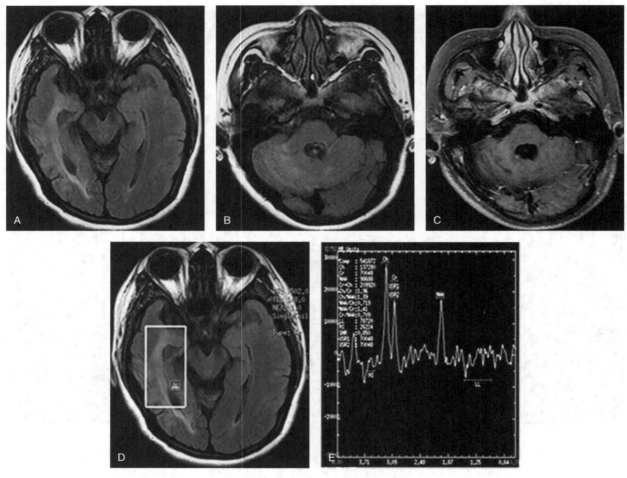

图 8-4 患者头颅 MRI+MRS 检查（2020 年 7 月 13 日）

A~B. FLAIR 右侧颞枕叶、小脑见片状高信号，右侧颞枕叶及小脑半球萎缩；C. 增强扫描小脑强化；
与 2019 年 10 月 23 日图像比较小脑病灶缩小；D~E. MRS 右侧颞枕叶病灶处神经组织坏死严重。

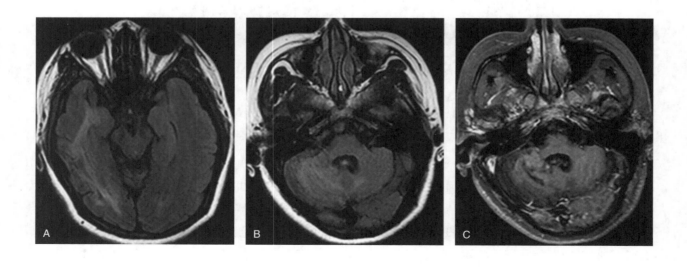

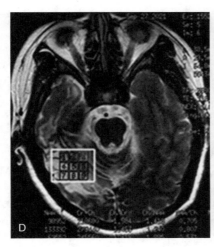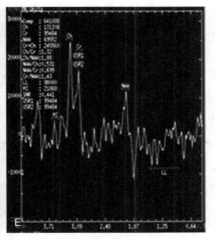

图 8-5　患者头颅 MRI+MRS 检查(2021 年 9 月 28 日)

A~B. FLAIR 右侧颞枕叶、小脑见片状高信号,右侧颞枕叶及小脑半球萎缩;C. 增强扫描小脑强化,与 2020 年 7 月 13 日图像比较未见明显变化;D~E. MRS 右侧颞叶见 Cho 峰相对增高,Cho/NAA 比值增高、比值最大 2.96,病灶处神经组织坏死严重,右侧颞叶见肿瘤谱线。

2022 年 3 月 28 日随访患者无头痛、头晕、眩晕,无发热、呕吐、抽搐,行走正常,自行停用吗替麦考酚酯。

2022 年 10 月 10 日随访患者无特殊不适。

【最后诊断】抗 CV2 抗体相关脑炎。

讨 论

抗 CV2 抗体相关脑炎是一种罕见的自身免疫性脑炎,年发病率为 0.7/10 万[1]。1996 年 Honnorat 等人发现,抗 CV2 抗体可特异识别大鼠脑干、小脑和脊髓白质少突胶质细胞亚群细胞质中相对分子量为 66 000 的蛋白抗原[2]。CV2 抗体可以特异性识别坍塌应答调停蛋白 5(CRMP-5/CV2),CV2 蛋白也称 CRMP-5 蛋白。抗 CV2 抗体在小脑、海马、丘脑、外周神经元、脊髓、视网膜和小细胞肺癌中表达[3,4]。抗 CV2/CRMP5 抗体最常见导致亚急性小脑变性,其次是脑脊髓炎、边缘脑炎、视神经炎和视网膜病变[5]。

抗 CV2 抗体相关脑炎临床表现包括小脑性共济失调、舞蹈样动作、周围神经和自主神经受累、不自主运动、精神和行为异常、记忆减退、抽搐、嗅觉障碍、帕金森样症状、Lambert-Eaton 肌无力综合征和重症肌无力表现[3,6-10,11]。抗 CV2 抗体常见于小细胞肺癌、胸腺瘤、乳腺癌等肿瘤,以及非霍奇金淋巴瘤、头颈部肿瘤、支气管癌、食管癌、前列腺癌、睾丸癌、胃癌、十二指肠癌、结肠癌、卵巢瘤、高级卵巢浆液性癌、子宫肉瘤、舌鳞状细胞癌、卵巢腺癌、神经内分泌癌、肾癌、多发性骨髓瘤[2,11-17]。研究还发现抗 CV2 抗体出现在亚急性/陈旧性脑梗死、帕金森病、阿尔茨海默病、病毒性脑炎、焦虑抑郁状态、运动神经元病、多系统萎缩、症状性癫痫、脑白质脱髓鞘病变中[11]。

本文在随访过程中未发现明显肿瘤,但行宫颈组织病理活检示局部伴高级别鳞状上皮内病变(HSIL,CIN Ⅲ级)。后于当地医院行宫颈锥切术,术后病理考虑炎性病变。结合宫颈病理结果推测病因可能与宫颈局部高级别鳞状上皮病变有关。

Cheng 等报道颅脑 MRI 双侧基底节、右侧颞叶、中脑异常信号。MRI 增强双侧基底节-丘脑、右侧颞叶、中脑见斑片状强化影[18]。还可出现海马、对称性脑白质、皮层及皮层下病变、小脑、脊髓异常信号,脑萎缩,少部分 MRI 增强可强化[8,19-21]。在临床上同时累及大脑、小脑、脑干罕见。本例报道的患者病变累及脑叶、小脑,MRI 增强有强化灶、脑萎缩,影像学表现与文献报道相符合。脑电图可出现慢波、癫痫样放电及正常；脑脊液多数出现白细胞数增多和（或）蛋白升高[18]。本文报道病例与文献相符合。血清和或脑脊液抗 CV2 抗体阳性可确诊。

治疗上按自身免疫性脑炎以免疫治疗为主。本例患者早期给予激素治疗，临床症状稍缓解、颅内病灶缩小。后病情波动，确诊后予以环磷酰胺治疗，眩晕、共济失调症状消失。但反复出现头痛、头晕、呕吐，复查头颅 MRI 病灶有增多趋势，妇科检查发现宫颈局部高级别鳞状上皮内病变，行宫颈锥切术治疗。环磷酰胺总量达 12g，其中最后 2 次耐受性差。考虑治疗过程中患者病情反复波动，加用吗替麦考酚酯，1.0g/d，治疗，随访观察 2 年，患者病情平稳，监测中未发现肿瘤。

小　结

1. 青年患者，亚急性起病，颅内多发病变，需考虑自身免疫性脑炎。
2. 需定期随访，寻找有无肿瘤。
3. 早期启动免疫治疗，如果病情波动，予以长效免疫治疗。

（姚本海　庹进梅　徐祖才）

参考文献

[1] DUBEY D, PITTOCK S J, CECILIA R K, et al. Autoimmune encephalitis epidemiology and a comparison to infectious encephalitis [J]. Ann Neurol, 2018, 83 (1): 166-177.

[2] HONNORAT J, ANTOINE J C, DERRINGTON E, et al. Antibodies to a subpopulation of glial cells and a 66 kDa developmental protein in patients with paraneoplastic neurological syndromes [J]. J Neurol Neurosurg Psychiatry, 1996, 61 (3): 270-278.

[3] YU Z, KRYZER T J, GRIESMANN G E, et al. CRMP-5 neuronal autoantibody: marker of lung cancer and thymoma-relatedautoimmunity [J]. Ann Neurol, 2001, 49 (2): 146-154.

[4] RICARD D, ROGEMOND V, CHARRIER E, et al. Isolation and expression pattern of human unc-33-like phosphoprotein 6/collapsin response mediator protein 5 (Ulip6/CRMP5): coexistence with Ulip2/CRMP2 in sema3a-sensitive oligodendrocytes [J]. J Neurosci, 2001, 21 (18): 7203-7214.

[5] WALDVOGEL H J, BAER K, EADY E, et al. Diffferential localization of γ-aminobutyric acid type a and glycine receptor subunits and gephyrin in the human pons, medulla oblongata and uppermost cervical segment of the spinal cord: an immunohistochemical study [J]. J Comp Neurol, 2010, 518 (3): 305-328.

[6] GRAUS F, DELATTRE J Y, ANTOINE J C, et al. Recommended diagnostic criteria for paraneoplastic neurological syndromes [J]. J Neurol Neurosurg Psychiatry, 2004, 75 (8): 1135-1140.

[7] DUBEY D, LENNON V A, GADOTH A, et al. Autoimmune CRMP5 neuropathy phenotype and outcome defned from 105 cases [J]. Neurology, 2018, 90 (2): e103-110.

[8] WU X, WANG H Y, XU G R, et al. Anti-CV2 autoimmune encephalitis with parkinson-like symptoms and bilateral leukoencephalopathy-a case report [J]. Front neurol, 2019, 10: 1064.

[9] SONG J, ZHANG Y, LANG Y, et al. Parkinsonism and dysautonomia witanti-CV2/CRMP5 associated paraneoplastic neurological syndromes mimicking multiple system atrophy: a case report [J]. BMC Neurol, 2021, 21 (1): 408.

[10] HONNORAT J, CARTALAT-CAREL S, RICARD D, et al. Onco-neural antibodies and tumour type determine survival and neurological symptoms in paraneoplastic neurological syndromes with Hu or CV2/CRMP5 antibodies [J]. J Neurol Neurosurg Psychiatry, 2009, 80 (4): 412-416.

[11] 贾燕，黄月，张杰文，等. 抗 CV2 抗体阳性的神经系统相关疾病临床特征分析 [J]. 中华医学杂志，2021, 101 (27): 2170-2172.

［12］ YAN J H, CHEN Z H, LIANG Y M, et al. Anti-CV2/CRMP5 antibody-positive paraneoplastic neurological syndromes with chronic intestinal pseudo-obstruction in a small-cell lung cancer patient: a case report and literature review [J]. J Int Med Res, 2020, 48 (12): 300060520974466.

［13］ JUAN JOSÉ JUÁREZ-VIGNON WHALEY, AURELIO CARRERA-MUIÑOS, KAROL GEMA HERNANDEZ-GUTI-ERREZ, et al. Paraneoplastic cerebellar degeneration with anti-CV2/CRMP5 antibodies in ovarian cancer: case report and review of the literature [J]. Case Rep Oncol, 2021, 14 (3): 1799-1805.

［14］ VERNINO S, TUITE P, ADLER C H, et al. Paraneoplastic chorea associated with CRMP-5 neuronal antibody and lung carcinoma [J]. Ann Neurol, 2002, 51 (5): 625-630.

［15］ KELLINGHAUS C, KRAUS J, BLAES F, et al. CRMP-5-autoantibodies in testicular cancer associated with limbic encephalitis and choreiform dyskinesias [J]. Eur Neurol, 2007, 57 (4): 241-243.

［16］ MARAMATTOM B V. Paraneoplastic CRMP-5 basal ganglionitis and limbic encephalitis in an elderly Indian lady [J]. Neurol India, 2013, 61 (5): 534-535.

［17］ TOTLAND C, HAUGEN M, VEDELER C. CRMP5 antibodies-diagnostic challenges [J]. Front neurol, 2021, 12: 729075.

［18］ CHENG Y W, LIU K D, LIU S, et al. Anti CV2 autoimmune encephalitis: a case report and literature review [J]. Chinese Journal of Neurology, 2018, 51 (5): 376-381.

［19］ XIA J Y, YIN X M, ZHU M Q, et al. Autoimmune encephalitis positive for both anti-γ-aminobutyric acid B receptor and anticollapsin response-mediator protein 5 antibodies a case report [J]. Medicine, 2018, 97 (3): 1-4.

［20］ FADDA L, FLORIS G, POLIZZI L, et al. Pulvinar sign in a case of anti-CV2 encephalitis [J]. J Neurol Sci, 2018, 393: 69-71.

［21］ FLABEAU O, LAURENT C, SCHNEIDER S, et al. Spinal cord tractopathy in paraneoplastic anti-CV2/CRMP5 myelitis responsive to plasma exchange [J]. Rev Neurol, 2022, 178 (3): 280-282.

案例 9
免疫相关肥厚性硬脑膜炎

病例资料

患者，男，57岁。因"头痛1年，视物模糊7个月，饮水呛咳2个月，左面部麻木1周"于2022年5月7日入院。

【现病史】患者1年前无明显诱因出现全颅阵发性刺痛，每次持续1~2分钟后可自行缓解，间隔半小时后再发，每日发作约20次，伴头晕，就诊于当地医院，完善头颅磁共振提示双侧额叶小缺血灶改变，双侧额窦、筛窦、蝶窦、上颌窦炎，视网膜黄斑变性，给予激素冲击治疗后好转。7个月前因头痛、右眼视物模糊及右眼视力下降再次就诊于外院，考虑"多发性硬化"，予激素冲击治疗好转后出院，院外继续予口服激素治疗，后因出现药物副作用自行停药。4个月前因头痛再次就诊于我院，考虑"肥厚性硬脑膜炎"，予激素治疗，治疗效果欠佳。2个月前出现吞咽困难，饮水呛咳，音调降低，声音嘶哑，双下肢无力，未予诊治。1周前感左侧面部麻木，遂就诊我院。发病以来精神、饮食、睡眠差，大小便正常，体重近2个月下降10~15kg。

【既往史】患者平素身体健康，既往有"左下颌骨骨折"和"慢性糜烂性胃炎"病史。否认高血压、糖尿病、肿瘤等病史；否认伤寒、结核、肝炎等传染病史；否认药物、食物过敏史；否认毒物及放射性物质接触史；否认手术外伤史；否认输血史。

【个人史】出生于原籍，无饮酒、吸烟嗜好史，无性病及其他不良嗜好史。

【家族史】家庭其他成员均健康，否认遗传病史，无类似病史。

【体格检查】生命体征平稳，双肺呼吸音粗糙，未闻及明显干湿啰音，无胸膜摩擦音。心率90次/min，心律齐，心音有力，各瓣膜听诊区无病理性杂音。腹部平坦，质软，无压痛、反跳痛及肌紧张。神志清楚，精神萎靡，应答切题，声音嘶哑，音调降低，高级神经活动查体未见明显异常。脑膜刺激征可疑阳性。右眼仅有光感，左眼视力下降，双侧瞳孔等大等圆、直径约3mm、对光反射灵敏，双眼球各方向活动到位，左侧面部痛觉较右侧明显减退，张口不受限，双侧鼻唇沟对称，粗测听力正常，左侧软腭上抬无力，右侧正常，悬雍垂居中，咽反射存在，伸舌左偏，转颈耸肩有力，四肢肌张力正常，四肢肌力4级，双上肢腱反射减弱，双下肢腱反射消失，双侧肢体痛觉正常，指鼻试验阴性，余生理反射存在，双侧病理征阴性。

【辅助检查】甲状腺功能五项：第三代促甲状腺素0.396μIU/ml、三碘甲腺原氨酸0.96nmol/L。抗核抗体谱示阴性。抗核抗体（ANA）:(1:100)阳性、(1:320)阳性、(1:1 000)弱阳性。抗中性粒细胞胞浆抗体（ANCA）-肾小球基底膜（GBM）检测：抗GBM抗体30.77RU/ml。男性肿瘤相关抗原：铁蛋白369.0μg/L，游离前列腺特异性抗原/总前列腺特异性抗原（FPSA/TPSA）:0.124。呼吸道病原体九联检：肺炎支原体IgM阳性。颅脑MRI平扫+增强：双侧额叶缺血灶，双侧顶部及小脑幕脑膜增厚、强化，考虑：低颅压综合征、脑膜炎、特发性肥厚性硬脑膜炎等，垂体饱满（图9-1）。颅脑静脉磁共振血管成像（MRV）显示：颅内静脉未见异常。颅脑动脉磁共振血管成像（MRA）显示：颅内动脉未见异常。颈胸腰椎MRI平扫：颈椎退行性变，胸椎轻度退行性变，腰椎退行性变。

【入院诊断】①多发性硬化？②肥厚性硬脑膜炎？

【诊疗经过】

1. 定位、定性诊断分析　患者吞咽困难，饮水呛咳，音调降低，声音嘶哑，左侧面部麻木，双下肢无力，双上肢腱反射减弱、双下肢腱反射消失，定位：脑神经（面神经、舌咽神经、迷走神经、舌下神经）、周围神经；患者头痛、呕吐，脑膜刺激征可疑阳性，颅脑 MRI 平扫＋增强：双侧顶部及小脑幕脑膜增厚、强化，定位：脑膜、硬脑膜。定性：免疫性？感染性？。

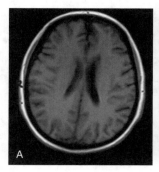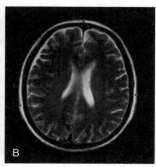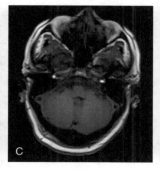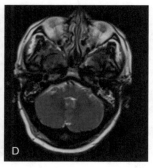

图 9-1　患者头颅 MRI 检查

A. T_1 像见顶部脑膜增厚；B. T_2 像顶部脑膜明显强化；C. T_1 像见小脑幕增厚；D. T_2 像小脑幕有明显强化。

2. 鉴别诊断　①颅内感染：中老年患者，曾有长期服用激素史，免疫力低下，1 周前曾有发热情况，现有头晕、头痛等症状，查体：脑膜刺激征可疑阳性，需警惕，但脑脊液细胞数及蛋白不支持颅内感染；②原发性中枢神经系统血管炎：中老年患者，反复头痛 1 年，使用激素后头痛可缓解，伴视物模糊、饮水呛咳、左侧面部麻木，需警惕，抗核抗体谱、抗中性粒细胞胞浆抗体未见明显异常，头颅 MRI 平扫＋增强、颅脑动脉磁共振血管成像检查不支持原发性中枢神经系统血管炎；③颅内静脉窦血栓形成：中老年患者，反复头痛 1 年，伴视物模糊，查体：右眼仅有光感，左眼视力下降，颅内压 400mmH$_2$O，需警惕，但颅脑静脉磁共振血管成像检查、视觉诱发电位、脑干听觉诱发电位不支持此诊断。

3. 初始诊疗　患者入院后完善腰椎穿刺：压力高于 400mmH$_2$O，脑脊液无色透明；脑脊液常规：白细胞计数 105×10^6/L；脑脊液生化：脑脊液蛋白定量 1 690mg/L；脑脊液一般细菌涂片、墨汁染色找隐球菌孢子、脑脊液结核/非结核核酸检测、脑脊液抗酸杆菌涂片均未见明显异常。血清抗髓鞘少突胶质细胞糖蛋白抗体：阳性（1∶10）。脑脊液抗髓鞘少突胶质细胞糖蛋白抗体：阳性（1∶10），脑脊液免疫球蛋白 G 811mg/ml；血清免疫球蛋白 G 21.47g/L，寡克隆带等电聚焦电泳分析为Ⅳ型（阴性）。血清和脑脊液：抗水通道蛋白 4 抗体、抗胶质纤维酸性蛋白抗体、抗髓鞘碱性蛋白抗体均为阴性。血清和脑脊液副肿瘤综合征检测 14 项：阴性。颅脑 MRI 平扫＋增强：双侧额叶缺血灶，双侧顶部及小脑幕脑膜增厚、强化。结合病史资料综合分析诊断：免疫相关肥厚性硬脑膜炎。

4. 进一步诊疗　予脱水降颅内压、对症止痛、健脑、改善循环、营养神经、抑酸护胃、维持水电解质酸碱平衡等治疗。患者头痛较前稍有好转，仍感全身无力、呕吐，伴饮水呛咳、吞咽困难，予以留置胃管、管饲饮食、营养支持。住院期间，患者合并肺部感染、肺出血、呼吸衰竭，予抗感染、化痰、氧疗等治疗。

【预后】住院期间因患者病情危重，患者及家属拒绝进一步治疗，遂签字出院。预后不良。

【随访】患者回家 2 天后死亡。

【最后诊断】免疫相关肥厚性硬脑膜炎。

◇ 讨 论 ◇ --

肥厚性硬脑膜炎（hypertrophic pachymeningitis，HP）是一种罕见的神经系统疾病，以局灶性或弥漫性硬脑膜肥厚和纤维性炎性反应为病理特征，以慢性头痛和多组脑神经损害为主要临床表现[1]。据国内研究发现首次出现 HP 相关症状的平均年龄为 26~73 岁之间，其中 92% 的患者以头痛为主要临床症状，可能是由于慢性炎症刺激或由肥厚硬脑膜、脑水肿和蛛网膜颗粒阻塞引起的颅内压升高[2]。脑神经缺损症状是第二常见表现,以视神经最常受累,其次是动眼神经、滑车神经、三叉神经、展神经和面神经。其他临床特征包括癫痫发作、听力丧失、意识障碍、感觉障碍、运动障碍、共济失调和病理反射阳性等[3]。

HP 起病隐匿,病因复杂,临床症状无特异性,早期容易误诊、漏诊,根据病因分为继发性硬脑膜炎和特发性肥厚性硬脑膜炎两种类型。前者多继发于感染性疾病(如结核病、梅毒、真菌感染、细菌感染、莱姆病)、恶性肿瘤、淋巴瘤等,后者发病机制尚不明确,目前已明确的是与自身免疫因素密切相关,多合并结节病、Wegener's 肉芽肿病、干燥综合征、类风湿关节炎和 IgG4 相关疾病等全身性疾病[4]。国外曾报道髓鞘少突胶质细胞糖蛋白(myelin oligodendrocyte glycoprotein, MOG)抗体引起肥厚性硬脑膜炎 1 例[5]。MOG 抗体相关疾病(MOG antibody-associated disease, MOGAD)是一种主要由 MOG 抗体引发的可导致中枢神经系统脱髓鞘的少见自身免疫性疾病,主要累及视神经和脊髓,而据我国 2020 年 3 月免疫学会神经免疫分会提出的 MOGAD 诊断和治疗中国专家共识,病变可累及视神经、脊髓、脑膜、脑干[6]。

HP 早期临床症状特异性差,完善多项检查在病因诊断中发挥了一定的作用。在既往文献报道中证实炎症因子(C 反应蛋白和红细胞沉降率)的升高,近 70% 的患者有颅内高压、脑脊液中白细胞数量和蛋白质水平升高[7]。磁共振增强扫描是重要的辅助检查,主要用于评价异常硬脑膜的位置、范围和强化模式,表现为硬脑膜增厚,以大脑镰后部和小脑幕最为突出。组织活检是 HP 诊断的金标准,可见结缔组织纤维化和慢性炎症,包括淋巴细胞、浆细胞和 / 或上皮样组织细胞浸润[8]。在本案例中,患者以头痛起病,在病情发展中逐渐出现脑神经受损症状,完善头颅 MRI 提示双侧顶部及小脑幕脑膜增厚、强化,符合 HP 的临床特征。在寻找病因过程中,我们发现抗核抗体(ANA)、MOG 抗体阳性,除外感染、结核、真菌、肿瘤等诱发 HP 因素,且除外其他自身免疫性疾病,结合 2020 年 3 月由中国免疫学会神经免疫分会提出的 MOGAD 诊断和治疗中国专家共识,MOGAD 可累及脑膜[6],故考虑此病例为 MOG 抗体所致免疫相关的特发性 HP。

有关 HP 的治疗中,有文献报道若患者有明确的感染源(如细菌、真菌、结核、病毒病原学),病因治疗是首选治疗方式。当排除继发性因素,糖皮质激素是特发性 HP 的首选。尽管对糖皮质激素治疗的剂量和持续时间没有明确的共识,但糖皮质激素治疗可有效缓解特发性 HP 的症状[9]。在日本一项调查研究发现,94 例接受糖皮质激素治疗的患者中,其中 87.2% 的患者症状得到有效改善,对于单用激素治疗效果无效的患者,在联合使用免疫抑制剂后,约 92.6% 的患者症状改善[10]。但部分难治性病例中,患者可能需要手术治疗。本例患者在长达 1 年的病程中,曾以糖皮质激素冲击治疗后临床症状好转,说明糖皮质激素治疗有效,仍是首选。但疾病复发也是肥厚性脑膜炎治疗中的主要问题之一。据报道,大约 50% 的 HP 患者在治疗后复发,复发时间可以从初始治疗后的 1 周到数年不等[11,12]。而这也在该患者中得到证实,予激素治疗后患者头痛症状再发,并且出现了脑神经损害表现。

小　结

1. 肥厚性硬脑膜炎早期症状特异性差,对于长期反复出现头痛及合并脑神经损害的患者,应考虑 HP 可能,积极完善头颅 MRI 检查,并进一步完善脑脊液及血清 MOG-IgG 抗体检测明确病因,避免误诊、漏诊。

2. 特发性 HP 使用激素治疗过程中应逐渐阶梯减量,对于复发性 HP 可联用免疫抑制剂治疗。

(唐世容　罗　勇　胡　晓)

参考文献

［1］ YAO A H, JIA L Y, WANG B H, et al. Idiopathic hypertrophic pachymeningitis mimicking meningioma with occlusion of superior sagittal sinus: case report and review of literature [J]. World Neurosurg, 2019, 127: 534-537.

［2］ BI Z J, SHANG K, CAO J, et al. Hypertrophic pachymeningitis in Chinese patients: presentation, radiological findings, and clinical course [J]. Biomed Res Int, 2020: 2926419.

［3］ XIAO X W, FU D N, FENG L. Hypertrophic pachymeningitis in a southern Chinese population: A retrospective study [J]. Front Neurol, 2020, 11: 565088.

［4］ WU C S, WANG H P, SUNG S F. Idiopathic hypertrophic pachymeningitis with anticardiolipin antibody: A case report [J]. Medicine (Baltimore), 2021, 100 (2): e24387.

［5］ PAPATHANASIOU A, YEO J M, HUMBERSTONE M, et al. MOG-antibody-associated hypertrophic pachymeningitis [J]. Mult Scler Relat Disord. 2020, 42: 102074.

［6］ 中国免疫学会神经免疫分会. 抗髓鞘少突胶质细胞糖蛋白免疫球蛋白 G 抗体相关疾病诊断和治疗中国专家共识 [J]. 中国神经免疫学和神经病学杂志, 2020, 27 (3): 86-95.

［7］ OGHALAI J S, RAMIREZ A L, HEGARTY J L, et al. Chronic pachymeningitis presenting as asymmetric sensorineural hearing loss [J]. Otol Neurotol, 2004, 25 (4): 616-621.

［8］ ZHU R X, HE Z Y, REN Y. Idiopathic hypertrophic craniocervical pachymeningitis [J]. Eur Spine J, 2015, 24 Suppl 4: S633-635.

［9］ HUANG Y Y, CHEN J, GUI L. A case of idiopathic hypertrophic pachymeningitis presenting with chronic headache and multiple cranial nerve palsies: A case report [J]. Medicine (Baltimore), 2017, 96 (29): e7549.

［10］ YONEKAWA T, MURAI H, UTSUKI S, et al. A nationwide survey of hypertrophic pachymeningitis in Japan [J]. J Neurol Neurosurg Psychiatry, 2014, 85 (7): 732-739.

［11］ ZHAO M S, GENG T C, QIAO L Y, et al. Idiopathic hypertrophic pachymeningitis: clinical, laboratory and neuroradiologic features in China [J]. J Clin Neurosci, 2014, 21 (7): 1127-1132.

［12］ ITO Z, OSAWA Y, MATSUYAMA Y, et al. Recurrence of hypertrophic spinal pachymeningitis. Report of two cases and review of the literature [J]. J Neurosurg Spine, 2006, 4 (6): 509-513.

案例 10
原发性干燥综合征合并中枢神经系统损害

患者,女,14 岁。因"双下肢无力、言语不清、精神异常 4 天"于 2014 年 10 月 9 日入院。

【现病史】4 天前患者受凉后出现双下肢无力,不能行走,语调低,言语含混,同时出现精神行为异常,表现为精神萎靡、大声哭叫,问之不切题,伴纳差,尿频(大于 10 次 /d),每次量少(具体不详),曾进食药物时呕吐 1 次,呕吐物为胃内容物,非喷射性,坐位时四肢轻微颤动,无抽搐及意识障碍,无大小便失禁,曾就诊于外院诊断"病毒性脑炎",予输液(具体不详)等对症治疗后,症状无明显缓解,今为进一步诊治就诊于门诊,门诊以"病毒性脑膜脑炎"收入院。发病以来精神、饮食、睡眠差,小便如上述,未排大便。体重减轻,具体不详。

【既往史】1 年多前因头昏、左侧肢体乏力就诊于外院,诊断"病毒性脑炎",予治疗后好转(具体不详);否认高血压、冠心病及糖尿病病史;否认传染病史;否认食物、药物过敏史;否认手术外伤史。否认输血史。

【个人史】生长于贵州省遵义市,否认吸烟史及饮酒史,否认疫水接触史,否认疫区久居史,否认放射性物质及化学毒物接触史。

【家族史】家庭其他成员均健康,否认遗传病史,无类似病史。

【体格检查】体温 36.5℃,脉搏 86 次 /min,呼吸 20 次 /min,血压 105/74mmHg,神志模糊,精神萎靡,自主体位,查体欠合作,全身皮肤无黄染及皮疹,双肺呼吸音清,未闻及干湿啰音,心率 86 次 /min,心律齐,各瓣膜听诊区未闻及杂音;腹软,未见胃肠型、蠕动波,腹壁静脉无曲张,全腹无肌紧张、未扪及包块,双下肢无水肿。昏睡状,言语不清。颈强直 1 横指,克尼格征阳性,布鲁辛斯基征阴性。双侧瞳孔等大等圆、直径 2mm、直接和间接对光反射灵敏,余脑神经查体欠合作。双上肢可活动,双下肢活动减弱,疼痛刺激不能上抬,肌力 2 级。四肢腱反射存在,双侧踝阵挛阳性。双侧巴宾斯基征、查多克征阳性,余病理征阴性。

【辅助检查】头颅 CT(2014 年 10 月 8 日贵州省某医院):双侧半卵圆中心、双侧枕叶、双侧额顶叶见片状低密度影。胸部 CT:左肺上叶舌段感染。脑电图(2014 年 7 月 23 日):正常范围脑电图。

【入院诊断】①病毒性脑膜脑炎;②肺部感染。

【诊疗经过】

1. 定位、定性诊断分析　患者入院时双下肢无力,不能行走,查体有脑膜刺激征,头颅 CT 提示双侧半卵圆中心、双侧枕叶、双侧额顶叶见片状低密度影,定位:大脑白质及脑膜。定性:病毒性脑膜脑炎。

2. 鉴别诊断　①结核性脑膜脑炎:14 岁女性患者,有头痛、发热伴精神行为异常表现,贵州省属于结核高发区,但患者无全身中毒症状,外院胸部 CT 未见结核病灶,脑脊液检查结果暂不支持;②多发性硬化:患者 1 年前曾反复出现无力,予激素治疗后完全缓解,现受凉后再发,颅脑 MRI 暂不考虑该疾病。

3. 初始诊疗　初始治疗予以阿昔洛韦抗病毒治疗。入院后根据患者受凉后出现上述症状,首先考虑颅内感染,腰椎穿刺脑脊液检查:颅内压 120mmH$_2$O,白细胞数 14×10^6/L,蛋白 596mg/L,其余指标正常。脑脊液未见隐球菌孢子及抗酸杆菌。入院后 2 天患者意识转清,无精神症状,仍言语不清,可交流,自述半年来感到眼部不适,眼泪少,口唇感干燥,唾液分泌较少,该症状持续存在。胸 6 以下痛觉减退,小便不能自控,无大便失禁。头颅 + 胸椎 MRI 检查结果见图 10-1。心脏彩超、颈动脉、双下肢彩超未见异常。脑电图检查示：双侧大脑半球见广泛 θ 波、δ 波，调节、调幅差。尿常规正常。抗中性粒细胞胞浆抗体阴性；抗核抗体谱：抗 SSA（+++），抗 SSB（+），抗 RO-52（+++），其余指标阴性。抗核抗体（ANA）:(1∶100）阳性、(1∶320）阳性、(1∶100）阳性。C 反应蛋白 1.52mg/L。免疫球蛋白 IgG、IgA、IgM、补体 C3、补体 C4 均在正常值范围。红细胞沉降率、类风湿因子正常。口腔科行唾液腺流量测定示流速 1.2ml/15min。因眼干涩，眼科门诊行 Schirmer 试验 ≤5mm/5min，予羟糖苷滴眼液对症处理。考虑诊断：原发性干燥综合征合并中枢神经系统损害。

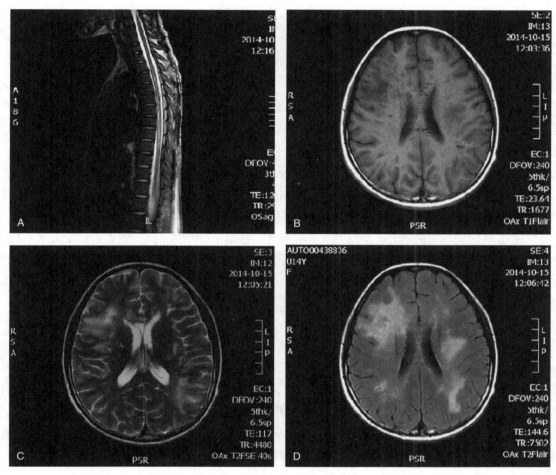

图 10-1 患者脊髓 + 头颅 MRI 检查

A. 颈、胸髓矢状位 T_2 加权像，可见颈 7~胸 8 节段见多发斑片状长 T_2 信号，为多发软化灶和变性灶；B. T_1 加权像，可见双侧大脑半球、基底节区、胼胝体多发长 T_1 信号；C. T_2 加权像，可见双侧大脑半球、基底节区、胼胝体多发长 T_2 信号；D. FLAIR 像，可见大脑半球、基底节区、胼胝体部分病灶呈高信号。

4. 进一步诊疗 予甲泼尼龙每次 500mg，每日 1 次，静脉滴注，冲击治疗 4 天，患者双下肢肌力恢复到 3 级，改为地塞米松每次 15mg，每日 1 次，静脉滴注，5 天，患者无感觉障碍平面，小便自控，改为泼尼松每次 60mg，每日 1 次，口服，4 天后患者双下肢肌力 4 级，可搀扶行走如厕，吐词清楚。患者拒绝脑活检检查，2014 年 10 月 25 日带药泼尼松 20mg/ 次，每日 1 次，口服；羟氯喹 0.2g/ 次，每日 2 次，口服。

【预后】患者共住院半月，出院时患者双下肢肌力 4 级，可搀扶行走如厕，吐词清楚，无感觉障碍平面，嘱院外继续服用泼尼松及羟氯喹，半月后门诊随诊。

【随访】出院 1 周复查抗核抗体谱：抗 SSA（+++）、抗 SSB（++）、抗 RO-52（+++）、余阴性。ANA:(1∶100）强阳性、(1∶320）阳性、(1∶1 000）弱阳性。尿常规正常。免疫球蛋白、补体 C3、补体 C4 均正常,吐词清楚,步态正常,大小便正常,无感觉障碍平面,嘱继续口服泼尼松及羟氯喹并随诊。2015 年 7 月 13 日门诊随诊查抗核抗体谱:抗 SSA(+++),抗 RO-52(+++),余阴性。ANA:(1:100)阳性、(1:320)阳性、(1:1 000)弱阳性。尿常规正常。免疫球蛋白、补体 C3、补体 C4 均正常,仍有口感、咽喉部干燥,泪液较少情况,吐词清楚,步态正常,大小便正常,无感觉障碍平面。

【最后诊断】原发性干燥综合征合并中枢神经系统损害。

讨 论

原发性干燥综合征(primary Sjögren syndrome,PSS)是一种慢性自身免疫性疾病,可多器官、多系统损害。受累细胞中有大量淋巴细胞浸润,血清中多种自身抗体阳性。PSS 主要累及唾液腺和泪腺,但也可累及其他外分泌腺、器官及系统,包括周围和中枢神经系统[1]。神经系统表现常先于外分泌腺症状,如干眼症和口干症。PSS 合并中枢神经系统损害的患病率差异很大,从 10%~67.5% 不等[2],因为目前无法可靠地估计该病的患病率。据统计,女性比男性的患病率更高[3]。PSS 绝大多数影响中年妇女,但也可能影响儿童、男性和老年人。

PSS 累及神经系统可出现血管炎或脱髓鞘样表现[4]。该病多为隐匿起病,少数呈急性或亚急性起病,部分患者神经系统症状可出现于口干、眼干症状之前及病程中,彭国平等[5]曾经报道 1 例以视神经炎为首发表现的 PSS。随着病情发展,病变渐可累及脑、脊髓及视神经,出现癫痫、失语、脑梗死、脑出血、无菌性脑膜脑炎、共济失调以及精神异常等症状,且血清学检查有时与神经系统受累不相平行。Berkowitz 等研究表明 PSS 患者神经系统症状发生比例约为 20%[6]。法国一项对于 420 例 PSS 的患者进行的神经系统并发症的回顾分析显示在 93 例(22%)神经系统症状的患者,外周和中枢神经系统受累分别为 66% 和 44%,所有的神经系统表现与糖皮质激素和免疫抑制药物的增加有关($P<0.05$)[7]。法国的另一项研究提示 PSS 神经系统的表现,患病率估计为 0~70%。外周神经系统并发症是最常见的,特别是急性感觉运动轴索性神经病(acute motor axonal neuropathy,AMAN),AMAN 是吉兰 - 巴雷综合征(Guillain-Barré syndrome,GBS)的亚型之一。病理学主要是运动和感觉神经纤维的轴索性丧失。患者可能巧合地同时患有 AMAN 和 PSS,尽管它们之间可能存在关联。在排除了急性多发性神经病的其他原因后,根据自身免疫性血清学数据和眼部病变得出结论,AMAN 可能与 PSS 有关。

本患者主要表现为中枢神经系统的损害,且白质、皮质和脊髓同时受累及,引起脊髓脱髓鞘的节段超过 4 个,本病例胸段病变超过 4 个节段,腰段未累及,可解释小便障碍。本患者症状广泛,在以往的病例中较少见,因对激素治疗较敏感,近期预后可,远期预后较差。本患者有口唇、唾液分泌较少及眼部干涩症状外及 PSS 特异性抗体诊断,有报道通过对 ANA、SSA 等 3 种自身抗体谱进行 ANA+SSA/SSB 或 ANA+SSB/RO-52 及 ANA+SSA/SSB/RO-52 联合检测发现可提高对 SS 诊断的灵敏度和特异性[8]。PSS 中枢系统和周围神经系统均可受累,神经系统损害是多水平、多灶性的,损害表现为多样性,反复性的特点,这在以往文献报道中较少见,对于神经科医师提高对本病的认识有一定意义。

小 结

1. PSS 合并中枢神经系统损害较为少见,一旦确诊,早期使用激素治疗是关键。
2. 早诊断、早治疗是决定预后的关键因素。

(刘海军　张骏　徐平)

参考文献

［1］ TEIXEIRA F, MOREIRA I, SILVA A M, et al. Neurological involvement in primary Sjögren syndrome [J]. Acta Reumatol Port, 2013, 38 (1): 29-36.

［2］ FAUCHAIS A L, MAGY L, VIDAL E. Central and peripheral neurological complications of primary Sjögren's syndrome [J]. Presse Med, 2012, 41 (9 Pt 2): e485-93.

［3］ MALDINI C, SEROR R, FAIN O, et al. Epidemiology of primary Sjögren's syndrome in a French multiracial/multi-ethnic area [J]. Arthritis Care Res (Hoboken), 2014, 66 (3): 454-63.

［4］ 戚晓昆, 董秦雯. 结缔组织病累及神经系统临床表现及治疗 [J]. 中国实用内科杂志, 2012, 32 (11): 842-845.

［5］ 彭国平, 梁辉, 周佳佳, 等. 以视神经炎为首发表现的干燥综合征继发中枢神经系统病变 1 例 [J]. 中国神经免疫学和神经病学杂志, 2014, 21 (5): 379-380.

［6］ BERKOWITZ A L, SAMUELS M A. The neurology of Sjogren's syndrome and the rheumatology of peripheral neuropathy and myelitis [J]. Pract Neurol, 2014, 14 (1): 14-22.

［7］ JAMILLOUX Y, MAGY L, HURTEVENT J F, et al. Immunological profiles determine neurological involvement in Sjögren's syndrome [J]. Eur J Intern Med, 2014, 25 (2): 177-181.

［8］ 何铭珺, 杨再兴, 李畅, 等. 抗 SSA、SSB 抗体的荧光特点和临床意义 [J]. 临床军医杂志, 2012, 40 (5): 1117-1120.

第二篇

中枢神经系统感染性疾病

案例 11

李斯特菌脑膜脑炎

病例资料

患者,男,66岁。因"发热5天,意识障碍1天"于2020年1月31日入院。

【现病史】患者病前有感冒史,表现为咳嗽、咳痰,咳少量黄黏痰,5天前出现发热,测体温38℃,曾就诊于我院门诊,予"复方对乙酰氨基酚片、肺宁片"治疗4天,症状逐渐加重。1天前再次出现发热,体温达42℃,伴意识障碍,为求诊治收入院。住院期间病情进行性加重,血氧饱和度不能维持正常,予呼吸机辅助通气。

【既往史】既往9个月前诊断桥本甲状腺炎,予左甲状腺素钠片治疗,1个月前于消化科诊断自身免疫性肝炎、干燥综合征,予泼尼龙片、硫酸羟氯喹治疗。

【个人史】出生原籍,无饮酒、吸烟嗜好史,无性病及其他不良嗜好史。

【家族史】家庭其他成员均健康,否认遗传病史,无类似病史。

【体格检查】体温39.3℃,脉搏115次/min,呼吸22次/min,血压134/74mmHg,意识模糊,呼之能睁眼,不能言语,双侧瞳孔等大等圆,对光反射灵敏,面色暗黑,双眼巩膜明显黄染,全身皮肤黄染,双下肺可闻及湿啰音,腹部膨隆,移动性浊音可疑阳性。颈强直4横指,四肢可见自主活动,双侧巴宾斯基征、查多克征阳性。

【辅助检查】血常规:白细胞计数12.01×10^9/L,血小板18×10^9/L,血红蛋白95g/L;C反应蛋白:180.4mg/L,肝功能:天冬氨酸转氨酶(aspartate transaminase,AST)106U/L,丙氨酸转氨酶(alanine transaminase,ALT)106U/L,结合胆红素46.6μmol/L,总胆红素82.7μmol/L,清蛋白21.7g/L;抗核抗体:(1:40)、(1:80)、(1:100)、(1:160)均为强阳性。甲状腺过氧化物酶抗体182.7IU/ml,甲状腺球蛋白抗体1 070.0IU/ml,甲状腺球蛋白0.206ng/ml。胸腔积液穿刺:外观淡黄微混浊,李凡他试验阳性,有核细胞计数826×10^6/L,总蛋白29.5g/L,葡萄糖7.18mmol/L。胸腹水彩超:胸腹腔积液。胸部CT:双肺肺炎,双肺下叶部分肺不张。头颅CT:轻度脑萎缩。

【入院诊断】①颅内感染:病毒性脑膜炎? 化脓性脑膜炎? ②桥本甲状腺炎;③自身免疫性肝炎;④干燥综合征。

【诊疗经过】

1. 定位、定性诊断分析 患者发热、意识障碍,颈强直、双侧巴宾斯基征、查多克征阳性,定位:大脑皮质、脑膜、锥体系。定性:感染性、自身免疫性。

2. 鉴别诊断 ①结核性脑膜炎:老年男性患者,免疫功能低下,出现发热、意识障碍,颈强直,脑脊液白细胞计数增多,氯化物下降,蛋白增高,需考虑结核性脑膜炎,但患者无结核中毒症状,胸部CT未提示肺结核等表现,血培养提示:单核细胞增生性李斯特菌,排除结核性脑膜炎;②隐球菌性脑膜炎:老年男性患者,免疫功能低下,出现发热、意识障碍,脑脊液白细胞计数增多,氯化物下降,蛋白增高,需考虑隐球菌性脑膜炎,但患者无动物粪便尤其是鸽子接触史,脑脊液墨汁染色阴性,且血培养提示:单核细胞增生性李斯特菌,排除隐球菌性脑膜炎;③自身免疫性脑炎:老年男性患者,合并多种自身免疫性疾病,出现发热、意识障碍,需考虑自身免疫性脑炎,但患者脑脊液白细胞计数明显增多,氯化物下降,蛋白明显增高,且血培养提示:单核细胞增生性李斯特菌,排除自身免疫性脑炎。

3. 初始诊疗 患者入院后多次血培养(需氧＋厌氧)提示:单核细胞增生性李斯特菌。腰椎穿刺:

颅内压 50mmH₂O,白细胞计数 $500 \times 10^6/L$,糖 6.06mmol/L,氯 108.0mmol/L,蛋白 8 770mg/L,腺苷脱氨酶 31.2U/L。头颅 MRI 平扫 + 增强:双侧额叶、右侧小脑半球异常强化灶,小脑幕轻度异常强化,脑积水。明确诊断:李斯特菌脑膜脑炎。

4. 进一步诊疗　予万古霉素、青霉素抗感染治疗,保护肝功能、补充血小板、补充清蛋白、补液等治疗。

【**预后**】共住院治疗 47 天,患者神志清楚,症状逐渐好转出院。

【**随访**】出院后 3 个月、6 个月后随访,患者体温正常未反复,亦无不适主诉。

【**最后诊断**】李斯特菌脑膜脑炎。

讨 论

单核细胞增生性李斯特菌(listeria monocytogenes,LM)是一种食源性机会致病菌,能引起人、畜的李斯特菌病[1]。LM 是一种革兰氏阳性无芽孢兼性厌氧杆菌,其广泛存在于自然界中,能够在 0~45℃ 的温度下生长,可以耐受的 pH 为 3.6~9.5,可侵染多种食物,因此,冷冻食品储存室是 LM 滋生和传播的重要场所,是重要的食源性致病菌[2],易感人群为老年人、孕妇、新生儿及免疫功能低下者,但偶尔也发生在健康人群。另外,随着肿瘤、糖尿病、慢性肝病、肝硬化患者增多,可能也增加了人类对该菌的易感性。在成年人化脓性脑膜炎中,LM 是细菌性脑膜炎的第三大常见病因[3]。本例患者有自身免疫性肝炎等多种自身免疫性疾病,长期服用糖皮质激素治疗,这可能是导致其感染的主要原因。

LM 脑膜炎临床表现与其他细菌性脑膜炎类似,一般起病急,初期可出现发热、头痛、呕吐等非特异性症状,发病 4~5 天后相继出现意识改变、精神行为异常、肢体瘫痪、脑神经麻痹、脑干、小脑受累表现,可伴脑膜刺激征。本例患者发病初期出现发热,5~8 天内出现意识障碍及急性呼吸衰竭,提示临床医生应密切监测患者呼吸功能。

LM 脑膜炎脑脊液特点缺乏特异性,与其他中枢神经系统感染难以区分,故早期误诊率高,其诊断依靠脑脊液培养或涂片发现 LM,或血培养发现 LM,但阳性率低且培养耗时长,脑脊液病原学高通量测序的逐渐普及,使常规涂片及培养阴性的患者得以确诊[4]。本例患者早期脑脊液表现为氯化物减低,细胞数中等程度增多,相对于其他细菌性脑膜炎,细胞数升高并不显著,易误诊为结核性脑膜炎。该患者血培养结果在送检 3~5 天后报告阳性,最终明确诊断,其较长的培养周期并不利于本病的早期诊治。故该患者治疗过程曲折,之所以诊治困难是因为目前临床报道仍比较少见。因此,此类病人早期多次送检血培养及脑脊液培养至关重要。

与其他细菌不同,LM 易损害脑实质,表现为脑膜脑炎、脑干脑炎及脑脓肿[2-5],早期颅脑 MRI 可清晰地显示颅内病灶,因此,建议怀疑脑膜脑炎的患者首选头颅 MRI+ 增强检查,有助于早期诊断,本例患者发病初期头 CT 平扫未见明确病变,发病 10 天后头颅 MRI+ 增强检查示双侧额叶、右侧小脑半球异常强化灶,小脑幕轻度异常强化,脑积水征象明显,遂及时给予腰大池引流术及激素减轻脑水肿。

LM 对头孢菌素天然耐药,大剂量青霉素或氨苄西林是 LM 脑膜炎推荐治疗药物,替换品为复方磺胺甲噁唑[6,7],万古霉素及碳青霉烯类抗生素在该病中的应用一直有争议[8],抗生素治疗疗程为 2~4 周,免疫力低下者可延长疗程至 6 周[9]。本例患者血培养提示 LM 感染后立即给予青霉素类药物治疗效果较好。

综上所述,LM 脑膜炎易误诊漏诊,对于临床出现疑似病例时,须提高警惕,应尽早完善病原学检查,选用覆盖 LM 的药物。对于老年人或免疫功能受损的患者,积极治疗基础疾病可极大改善其免疫功能,一定程度上降低病死率。

小　结

1. LM 脑膜炎临床表现、脑脊液常规检查缺乏特异性,早期诊断和治疗是改善预后的关键。

2. 临床工作中对老年人、免疫缺陷人群的中枢神经系统感染,按一般细菌性脑膜炎治疗效果欠佳时应想到本病的可能,初始经验性抗感染治疗时应注意加用青霉素等药物覆盖 LM。

（潘成玉　胡　晓　徐　平）

参考文献

［1］ 王月, 王晓娟, 关鸿志, 等. 单核细胞增生性李斯特菌脑膜炎免疫应答机制的研究进展 [J]. 国际神经病学神经外科学杂志, 2020, 47 (4): 414-417.

［2］ MYLONAKIS E, HOHMANN E L, CALDERWOOD S B. Central nervous system infection with Listeria monocytogenes. 33 years' experience at a general hospital and review of 776 episodes from the literature [J]. Medicine, 1998, 77 (5): 313-336.

［3］ BROUWER M C, DE BEEK D V, HECKENBERG SG, et al. Community-acquired listeria monocytogenes meningitis in adults [J]. Clin Infect Dis, 2006, 43 (10): 1233-1238.

［4］ 王晓娟, 关鸿志, 魏珂, 等. 中枢神经系统李斯特菌感染患者的临床和脑脊液二代测序结果分析 [J]. 中华神经科杂志, 2018, 51 (6): 451-455.

［5］ THIGPEN M C, WHITNEY C G, MESSONNIER N E, et al. Bacterial meningitis in the United States, 1998-2007 [J]. N Engl J Med, 2011, 364 (21): 2016-2025.

［6］ RAMADAN M, MCGRATH N M. Listeria rhomboencephalitis [J]. N Z Med J, 2011, 124 (1344): 98-102.

［7］ REYNAUD L, GRAF M, GENTILE I, et al. A rare case of brainstem encephalitis by listeria monocytogenes with isolated mesencephalic localization. case report and review [J]. Diagn Microbiol Infect Dis, 2007, 58 (1): 121-123.

［8］ DE BEEK D V, CABELLOS C, DZUPOVA O, et al. ESCMID guideline: diagnosis and treatment of acute bacterial meningitis [J]. Clin Microbiol Infect, 2016, 22 Suppl 3: S37-62.

［9］ ROED C, ENGSIG F N, OMLAND L H, et al. Long-term mortality in patients diagnosed with Listeria monocytogenes meningitis: a Danish nationwide cohort study [J]. J Infect, 2012, 64 (1): 34-40.

案例 12
单纯疱疹病毒性脑炎

患者,男,72岁。因"头昏、头痛9天,突发意识障碍5天"于2022年5月7日入院。

【现病史】9天前患者无明显诱因出现头昏、头痛,具体性质不详,其间体温情况不详,就诊于当地私人诊所予输液治疗(具体用药不详),经治疗后头昏、头痛无明显好转;5天前患者于夜间突发意识障碍,跌倒在地,呼之不应,伴四肢抽搐,无口吐白沫、大小便失禁,立即联系120送至当地县医院,住院期间完善头颅MRI,诊断"急性脑梗死",其间患者存在意识不清,大声呼喊方可睁眼,言语减少,不与家人交流,吞咽及饮水无明显呛咳,左侧肢体可自行抬离床面,右侧肢体未见自主活动,伴反复发热、咳嗽、咳痰,予药物治疗(具体用药不详)后病情无好转,急诊以"脑梗死"收入院。病来精神、睡眠、饮食欠佳,留置导尿中,大便未解。

【既往史】6年前发现血压升高,最高血压160/90mmHg,规律使用马来酸依那普利片20mg/次,每日1次,口服降血压治疗,血压控制情况不详。否认冠心病、糖尿病、肿瘤等慢性病史;否认伤寒、结核、肝炎等传染病史;否认食物、药物过敏史;否认毒物及放射性物质接触史;否认输血史。

【个人史】无烟酒嗜好;否认冶游史;已完成新冠疫苗接种,否认疫区旅游居住史,否认新型冠状病毒感染疑似、确诊病例接触史。

【家族史】家庭其他成员均健康,否认遗传病史,无类似病史。

【体格检查】体温36.8℃,脉搏115次/min,呼吸28次/min,血压159/95mmHg,血氧饱和度85%(低流量吸氧下)。平车推入病房,发育正常,体型消瘦,浅昏迷状,查体不能配合,全身皮肤无黄染,无肝掌、蜘蛛痣、瘀点、瘀斑、毛细血管扩张等。全身浅表淋巴结未扪及肿大。头颅五官无畸形,口唇稍发绀。胸廓无畸形,呼吸频率快,呼吸动度大,双肺可闻及大量湿啰音及少许哮鸣音,无胸膜摩擦音。心率115次/min,心律齐,心音有力,各瓣膜听诊区无病理性杂音。舟状腹,未见胃肠型、蠕动波或腹壁静脉曲张,无肌紧张。脊柱四肢无畸形,四肢肌肉无萎缩,双下肢无水肿。浅昏迷,格拉斯哥昏迷评分6分。颈强直2横指,克尼格征、布鲁辛斯基征阴性。双侧瞳孔等大等圆,直径约3mm,对光反射灵敏,压眶诱发痛苦表情时见口角向左侧歪斜,左上肢可见自主活动,左下肢疼痛刺激后见肢体回缩,右侧肢体疼痛刺激无反应,四肢肌张力正常,病理征未引出。

【辅助检查】颅脑MRI(2022年5月4日,当地县医院):左侧额颞枕岛叶皮层下及丘脑急性脑梗死(图12-1)。头颅MRA平扫未见异常。头部动脉CT(2022年5月7日)成像:双侧颈内动脉虹吸部及椎动脉V4段钙化性斑块,部分管腔轻度狭窄。双侧大脑前中后动脉多发局限性狭窄。颅脑CT:左侧外囊区、双侧放射冠区低密度病变,脑萎缩。胸部CT:双肺肺炎。左肺下叶支气管狭窄、闭塞,双侧少量胸腔积液或胸膜增厚。动脉血气分析:pH 7.48,动脉血二氧化碳分压($PaCO_2$)37.8mmHg,动脉血氧分压(PaO_2)47mmHg。血常规:白细胞总数9.77×10^9/L,中性粒细胞百分比87%,淋巴细胞百分比6%。白介素-6测定:85.6pg/ml。降钙素原测定:0.083ng/ml。C反应蛋白:10.846mg/L。

【入院诊断】1)意识障碍原因:①颅内感染? ②急性脑梗死? 2)多发脑血管狭窄。3)重症肺炎并急性呼吸衰竭(Ⅰ型)。4)原发性高血压2级很高危险组。

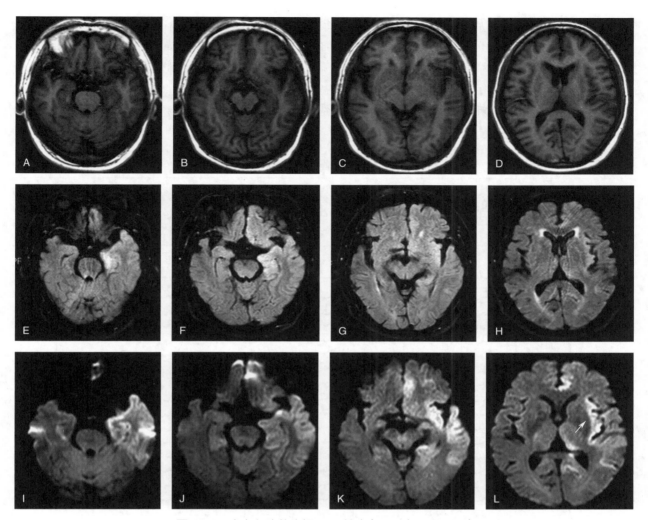

图 12-1　患者入院前头颅 MRI 检查（2022 年 5 月 4 日）

A~D. T₁WI 显示左侧额叶眶回、颞枕岛叶皮质下及丘脑见斑片状稍低信号；E~H. FLAIR 显示左侧额叶眶回、颞枕岛叶皮质下及丘脑呈斑片状高信号；I~L. DWI 显示左侧额叶眶回、颞枕岛叶皮质下及丘脑呈斑片状高信号（L. 箭头所指为不对称"刀切征"）。

【诊疗经过】

1. **定位、定性诊断分析**　患者头痛，脑膜刺激征阳性，定位：脑膜；患者言语减少，不愿与家属交流，精神异常，定位：额颞叶、边缘系统；右侧肢体活动减少，疼痛刺激诱发痛苦表情时见口角向左侧歪斜，右侧肢体疼痛刺激无反应，定位：左侧皮质脊髓束；意识障碍，定位：广泛大脑皮质、脑干上行网状激活系统。急性起病，头痛、发热，定性：感染。

2. **鉴别诊断**　①结核性脑膜炎：患者长期居住在结核高发地区，有反复发热、头痛、意识障碍及肢体偏瘫等表现，需警惕，但患者无午后低热、盗汗、消瘦等结核中毒症状，脑脊液不符合结核性脑膜炎表现，脑脊液 DNA 病原微生物宏基因组检测提示 HSV-1 阳性，结核分枝杆菌检测阴性，故不支持；②急性脑梗死：老年男性患者，有高血压病史，出现意识障碍、肢体偏瘫，头颅 MRI 提示左侧额颞枕岛叶皮质下及丘脑多发梗死病灶。头部动脉 CT 提示多发脑血管狭窄。但患者以头昏、头痛起病，病程中伴有反复发热，脑膜刺激征阳性。腰椎穿刺脑脊液检查符合颅内感染的表现。脑脊液 DNA 病原微生物宏基因组检测提示：单纯疱疹病毒 1 型（HSV-1），故不支持；③自身免疫性脑炎：患者有精神异常、意识障碍及癫痫发作。但患者腰椎穿刺脑脊液检查符合颅内感染的表现，脑脊液 DNA 病原微生物宏基因组检测提示 HSV-1 阳性，自身免疫性脑炎相关抗体检测阴性，故不支持。

3. **初始诊疗**   入院后立即予气管插管、有创呼吸机辅助通气,予抗病毒(注射用阿昔洛韦 0.5g/ 次,每 8 小时 1 次,静脉滴注)、营养神经、改善循环、脑血管病二级预防、抗感染、营养支持等治疗。脑脊液:脑脊液蛋白、细胞均升高(表 12-1)。脑脊液 DNA 病原微生物宏基因组检测提示:单纯疱疹病毒 1 型(HSV-1),序列数 2 218,相对丰度 99.33%。自身免疫性脑炎相关抗体:阴性。长程视频脑电图监测提示:左侧大脑半球见周期样尖波,Synek 分级 ⅡA 级(图 12-2)。结合病史资料及辅助检查综合分析诊断:单纯疱疹病毒性脑炎。

表 12-1   患者腰椎穿刺脑脊液检查结果

时间	次数	颅内压 /mmH₂O	外观 / 无色透明	白细胞数 /L⁻¹	蛋白质定量 /(mg·L⁻¹)
2022 年 5 月 8 日	1	200	浅黄透明	117×10^6	875
2022 年 6 月 6 日	2	100	无色透明	6×10^6	591

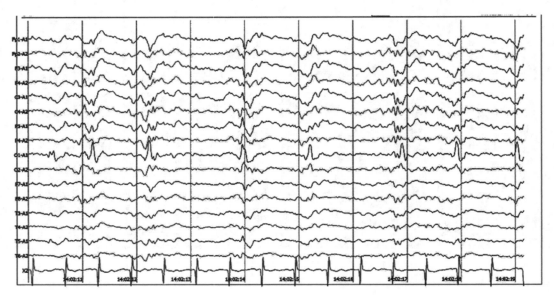

图 12-2   患者治疗前脑电图检查(2022 年 5 月 8 日)

1. 背景:双侧半球以 4~7Hz 中高等波幅 θ 波活动为主调,未见明显的 α 波;2. 病理波:双侧半球见较多 δ 波,左侧大脑半球见间隔 1~2s 的周期样尖波(PLED);3. 指压疼痛刺激脑波活动有反应性;4. 可见顶尖波和睡眠纺锤波。结果:Synek 分级 ⅡA 级。(16 导联记录,时间常数 30mm/s,高频滤波 70Hz,灵敏度 100μV/cm)。

4. **进一步诊疗**   注射用阿昔洛韦 0.5g/ 次,每 8 小时 1 次,静脉滴注;膦甲酸钠氯化钠注射液 2.5g/次,每 12 小时 1 次,静脉滴注联合抗病毒;甲泼尼龙 1 000mg/ 次,每日 1 次,静脉滴注,连用 3 天后逐渐减量,脱水降颅内压、营养神经、改善循环、控制感染、呼吸机辅助通气、营养支持、神经康复等治疗。患者病情逐渐改善,治疗 2 周后患者肺部感染控制,予拔出气管导管。2022 年 5 月 19 日复查脑电图提示:周期样尖波消失,Synek 分级 ⅡA 级(图 12-3)。治疗 3 周后患者意识恢复清楚,言语少,问之不语或简单对答,可遵嘱睁闭眼,饮水呛咳,四肢可见自主活动,但不能站立、行走。2022 年 6 月 2 日复查颅脑MRI 平扫 + 增强:双侧颞岛叶、海马区及左额叶亚急性期脑梗死;左侧海马区结节,考虑亚急性出血灶(图 12-4)。治疗 4 周后患者可搀扶行走,饮水呛咳好转,拔出胃管改为经口饮食,复查腰椎穿刺提示脑脊液蛋白、细胞较前均明显下降(表 12-1)。

【预后】6 周后患者可自行下地行走,可自主进食。神经系统查体:神志清楚,反应迟钝,言语少,高级神经功能查体不配合,脑膜刺激征阴性,双侧瞳孔等大等圆、直径 2.5mm、对光反射灵敏,四肢肌力 4级,肌张力正常,生理反射存在,病理反射未引出。

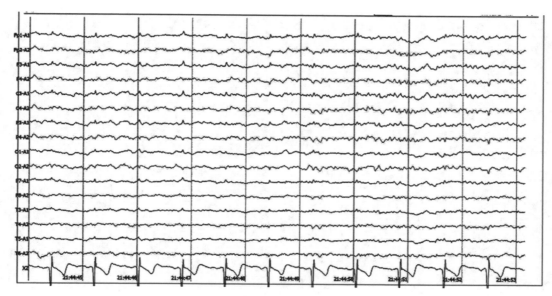

图 12-3　患者治疗后复查的脑电图检查(2022 年 5 月 19 日)

1. 背景:双侧半球以 4~7Hz 中高等波幅 θ 波活动为主调,左侧半球可见 α 波;2. 病理波:双侧半球见较多 δ 波,双侧半球见较多 δ 波,无周期性尖波;3. 指压疼痛刺激脑波活动有反应性;4. 可见顶尖波和睡眠纺锤波。结果:Synek 分级 ⅡA 级。(16 导联记录,时间常数 30mm/s,高频滤波 70Hz,灵敏度 100μV/cm)。

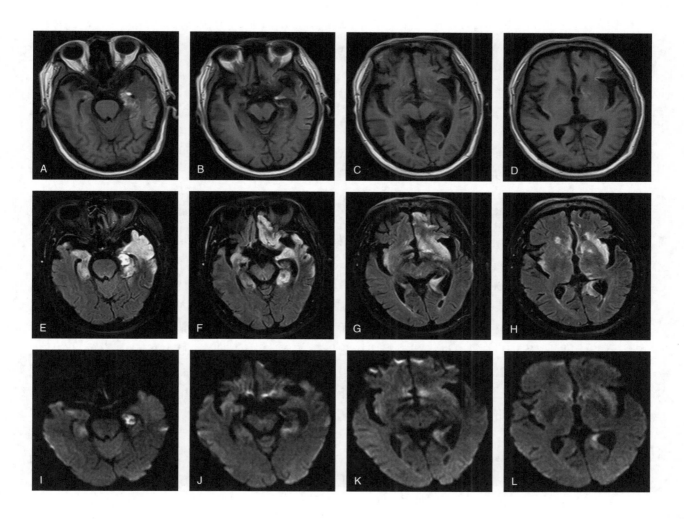

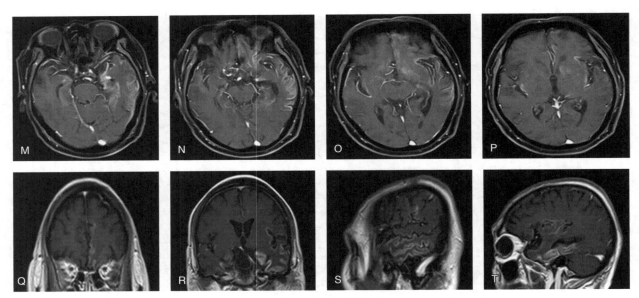

图 12-4　患者出院前复查的头颅 MRI 检查（2022 年 6 月 2 日）

A~D. T₁WI 显示双侧颞岛叶、海马区及双侧放射冠区见片状、斑点状低信号；E~H. FLAIR 显示双侧颞岛叶、海马区及双侧放射冠区见片状、斑点状高信号；I~L. DWI 示左侧海马区见大小约 18mm×11mm 结节样高信号，双侧颞岛叶、放射冠区见片状、斑点状稍高信号；M~T. T₁WI 增强扫描见左侧颞、岛叶皮质带状强化。

【随访】3 个月后电话随访患者，患者神志清楚，言语少，反应较病前稍迟钝，四肢活动可，生活可基本自理。

【最后诊断】单纯疱疹病毒性脑炎。

讨 论

该患者以头昏、头痛起病，未予重视，后突发意识障碍、四肢抽搐，送至当地县某医院，根据头颅 MRI 提示急性脑梗死及头颅 MRA 见颅内多发血管狭窄，误诊为急性脑梗死，住院治疗无好转，并逐渐出现右侧肢体偏瘫、精神及人格的改变。直至发病 9 天后方送入我院，入院时根据患者病史、临床表现及外院头颅 MRI 见左侧额颞枕叶多发病灶，不符合血管分布特点，高度怀疑为颅内感染，立即予抗病毒治疗，完善腰椎穿刺脑脊液常规、生化、二代测序以及脑电图检测，最终明确诊断为单纯疱疹病毒性脑炎（herpes simplex virus encephalitis，HSE）。

HSE 是由单纯疱疹病毒（herpes simplex virus，HSV）感染引起的急性中枢神经系统感染性疾病，HSV 常侵及大脑颞叶、额叶及边缘系统，导致脑实质水肿、出血和坏死变化，因此 HSE 又称为急性坏死性脑炎。HSV 是一种嗜神经双链 DNA 病毒，具有 HSV-1 和 HSV-2 两种血清型。患者和健康携带者是主要的传染源，HSV-1 主要通过飞沫或密切接触传播，HSV-2 主要通过性接触或母婴传播。在成人和儿童中，超过 90% 的 HSE 病例是由 HSV-1 感染所引起的，而 HSV-2 引起的 HSE 通常发生在新生儿或免疫功能低下的患者[1,2]。HSE 是潜伏病毒的再激活还是原发性感染引起的，目前仍存在争论，且具体发病机制尚不明确。此外，近年来研究发现，基因易感性[3]、免疫功能异常及血脑屏障破坏[4]参与了 HSE 的发生发展。

HSE 患者在出现神经损害症状及体征前，常出现发热、头痛、全身不适等前驱症状。随着病情的进展，可能出现意识、认知、人格、行为的改变，癫痫发作，共济失调，偏瘫、偏盲等局灶性神经功能缺损，以及头痛、恶心、呕吐、脑膜刺激征阳性等脑膜炎表现[5]。由于缺乏特定的临床表现，给 HSE 的诊断造成了一定的困难，与免疫功能正常的 HSE 患者相比，免疫低下的患者前驱症状或局灶性神经功能缺损更少,导致该人群的诊断更具挑战性[6]。脑活检曾经是诊断 HSE 的"金标准",但如今已基本被脑脊液 PCR 检测所取代。脑脊液 PCR 检测通过对微生物核酸序列进行高通量测序分析,随后通过序列对比,从而鉴定出现样本中存在的微生物[7],具有快速、无创、特异性强、灵敏度高等优点。临床需要注意的是,在 HSE 的早期,脑脊液 PCR 检测可能为阴性,此时,如果临床表现强烈提示 HSE,则应重复检测[8]。此外,MRI 是 HSE 最敏感的影像学检查,可在脑脊液 PCR 阳性前提供诊断依据。在疾病的早期阶段,超过 90% 的 PCR 确诊 HSE 患者存在 MRI 异常[9],典型表现包括 T_2WI 和 FLAIR 上颞叶内侧、额叶眶回和岛叶皮质区域水肿和不对称高信号[10],典型的影像学表现为不对称"刀切征"。在免疫功能低下的患者中,大脑受累范围可能更广,脑干、小脑等区域也可能受到影响。初期病灶无明显强化,亚急性期可见脑回状、结节状或软脑膜强化。研究发现,DWI 较 FLAIR 更早显示 HSE 的颅内病灶,但对于 HSE 的丘脑病变,高分辨率 FLAIR 优于 DWI[11]。此外,临床上脑电图(electroencephalogram,EEG)检测有助于 HSE 的诊断。HSE 急性期 EEG 可表现出多种异常,包括单侧或双侧周期性、局灶性或全身性慢波、癫痫样放电等,没有特定的 EEG 模式是 HSE 的特征,但存在脑炎表现的局灶性或单侧 EEG 异常需高度怀疑 HSE[12]。额颞叶和枕叶区域的周期性偏侧癫痫样放电(periodic lateralized epileptiform discharges,PLEDs)是 HSE 诊断的关键线索[13]。该例患者临床表现、头颅 MRI 及脑电图表现非常典型,结合脑脊液 PCR 检查结果,单纯疱疹病毒性脑炎诊断明确。

阿昔洛韦是 HSE 最有效的治疗药物,尽早、足疗程抗病毒治疗与疗效及预后密切相关[14,15]。临床疑似 HSE 的患者应尽快接受脑脊液检测和 MRI 扫描,在等待 CSF 和 MRI 的实验室检查结果之前,应立即开始阿昔洛韦经验性抗病毒治疗,推荐剂量为每 8 小时静脉滴注阿昔洛韦 10mg/kg,推荐疗程14~21 天,免疫功能低下的患者所需治疗剂量更大及疗程更长[16]。临床上若出现对阿昔洛韦治疗无反应或在阿昔洛韦全疗程后出现神经功能恶化的 HSE 患者,需警惕阿昔洛韦耐药的 HSV 菌株感染,可通过 CSF 中病毒基因型检测来明确。此时,可选择二线抗病毒药物焦磷酸盐类似物膦甲酸钠,但其推荐剂量尚不统一[17,18],临床中使用可参考药品说明书,每次 40mg/kg,每 12 小时 1 次或每 8 小时 1 次,静脉滴注的时间不得小于 1 小时,连用 2~3 周或直至治愈,肾功能损害的患者应减少使用剂量。针对 HSV 耐药菌株的感染,临床上也不乏选择阿昔洛韦联合注射用膦甲酸钠治疗 HSE 的成功案例[19,20]。该患者入院时高度怀疑颅内感染,立即给予阿昔洛韦抗病毒治疗,当患者脑脊液 PCR 示 HSV-1 阳性,序列数高,虽然基因检测未提示为耐药菌株,但考虑患者病情危重,治疗时间滞后,决定加用静脉注射用膦甲酸钠抗病毒治疗。临床上对于是否应用糖皮质激素治疗 HSE 仍存在争议,这与糖皮质激素作用机制有关,可以控制炎症、减轻水肿的同时,也可能导致免疫抑制,进而导致病毒复制增加。但在病情危重、脑水肿及占位效应明显及脑脊液细胞数明显增加的 HSE 患者,临床仍主张早期使用糖皮质激素[21]。该例患者入院时病情危重,脑脊液细胞数明显升高,符合使用糖皮质激素条件,故立即予注射用甲泼尼龙琥珀酸钠冲击治疗,同时积极予呼吸、循环、营养对症支持、抗感染等治疗。经过 1 个半月治疗,患者病情得到有效控制、好转,出院时已恢复部分生活自理能力。

HSE 的预后差,未经治疗的死亡率高达 70%,然而,减少入院时间和开始阿昔洛韦治疗之间的延迟被认为是改善 HSE 预后的唯一有效措施。但在临床上,尽管接受了完整的阿昔洛韦治疗,HSE 患者的死亡率仍高达 15%~20%,其中有 70% 的幸存者存在中度或重度神经功能障碍[22,23]。研究发现,患者年龄大于 60 岁,FLAIR 显示病灶超过 3 个脑叶以及 DWI 显示左侧丘脑病灶与 HSE 患者的不良预后独立相关[24]。另有研究认为,初次就诊时严重脑电图异常是 HSE 患者 6 个月预后不良的唯一独立预测因素[25]。结合患者情况,预后不良可能性大,需要加强定期随访。

首次 HSE 发作后,部分患者可能出现复发,其中儿童复发率高于成人。复发患者脑脊液 PCR 再次呈 HSV-1 阳性时,表明持续感染或病毒再激活,表明 HSE 真正意义上复发,复发的严重程度通常低于初始发作。但值得注意的是,部分复发患者,脑脊液或血液中可能出现 NMDAR[26] 或 D2R[27] 抗体阳性,提示 HSE 后诱发自身免疫性脑炎,4 岁以下儿童的常见临床表现为舞蹈手足徐动症、意识障碍和顽固性癫痫发作,而在年龄较大的儿童和成人中,认知缺陷和精神症状最为常见。HSE 诱导的自身免疫性脑炎的一线治疗包括糖皮质激素、免疫球蛋白和血浆置换,如果需要,可以升级使用利妥昔单抗或环磷酰胺等二线药物[28]。因此,在 HSE 初步临床改善后,出现新的或复发的神经系统症状且 CSF 中 HSV PCR 阴性的患者应检测血清和 CSF 中是否存在自身免疫性脑炎相关抗体。

小　结

1. 临床高度怀疑 HSE 时,需及时给予阿昔洛韦抗病毒治疗,效果不佳或脑脊液 PCR 检测明确 HSV-1 耐药菌株的感染,可选择静脉注射用膦甲酸钠治疗。

2. HSE 患者存在病情危重、脑水肿及占位效应明显及脑脊液细胞数明显增加情况,主张早期使用糖皮质激素治疗。

3. HSE 预后不佳,同时具有临床复发或继发自身免疫性脑炎的风险,建议加强定期随访。

(曾　令　姚本海　胡　晓)

参考文献

[1] AURELIUS E, JOHANSSON B, SKöLDENBERG B, et al. Encephalitis in immunocompetent patients due to herpes simplex virus type 1 or 2 as determined by type-specific polymerase chain reaction and antibody assays of cerebrospinal fluid [J]. J Med Virol, 1993, 39 (3): 179-186.

[2] PIRET J, BOIVIN G. Immunomodulatory strategies in herpes simplex virus encephalitis [J]. Clin Microbiol Rev, 2020, 33 (2): e00105-19.

[3] SIRONI M, PERI A M, CAGLIANI R, et al. TLR3 mutations in adult Patients with herpes simplex virus and varicella-voster virus encephalitis [J]. J Infect Dis, 2017, 215 (9): 1430-1434.

[4] LIU H, QIU K, HE Q, et al. Mechanisms of blood-brain barrier disruption in herpes simplex encephalitis [J]. J Neuroimmune Pharmacol, 2019, 14 (2): 157-172.

[5] GNANN J W, J R, WHITLEY R J. Herpes simplex encephalitis: an update [J]. Curr Infect Dis Rep, 2017, 19 (3): 13.

[6] TAN I L, MCARTHUR J C, VENKATESAN A, et al. Atypical manifestations and poor outcome of herpes simplex encephalitis in the immunocompromised [J]. Neurology, 2012, 79 (21): 2125-2132.

[7] GUFFOND T, DEWILDE A, LOBERT PE, et al. Significance and clinical relevance of the detection of herpes simplex virus DNA by the polymerase chain reaction in cerebrospinal fluid from patients with presumed encephalitis [J]. Clin Infect Dis, 1994, 18 (5): 744-749.

[8] WEIL A A, GLASER C A, AMAD Z, et al. Patients with suspected herpes simplex encephalitis: rethinking an initial negative polymerase chain reaction result [J]. Clin Infect Dis, 2002, 34 (8): 1154-1157.

[9] DOMINGUES R B, FINK M C, TSANACLIS A M, et al. Diagnosis of herpes simplex encephalitis by magnetic resonance imaging and polymerase chain reaction assay of cerebrospinal fluid [J]. J Neurol Sci, 1998, 157 (2): 148-153.

[10] MISRA U K, KALITA J, PHADKE R V, et al. Usefulness of various MRI sequences in the diagnosis of viral encephalitis [J]. Acta tropica, 2010, 116 (3): 206-211.

[11] RENARD D, NERRANT E, LECHICHE C. DWI and FLAIR imaging in herpes simplex encephalitis: a comparative and topographical analysis [J]. J Neurol, 2015, 262 (9): 2101-2105.

[12] LAI C W, GRAGASIN M E. Electroencephalography in herpes simplex encephalitis [J]. J Clin Neurophysiol, 1988, 5 (1): 87-103.

[13] SUTTER R, KAPLAN P W, CERVENKA M C, et al. Electroencephalography for diagnosis and prognosis of acute

encephalitis [J]. Clin Neurophysiol, 126 (8): 1524-1531.

[14] RASCHILAS F, WOLFF M, DELATOUR F, et al. Outcome of and prognostic factors for herpes simplex encephalitis in adult patients: results of a multicenter study [J]. Clin Infect Dis, 2002, 35 (3): 254-260.

[15] ERDEM H, CAG Y, OZTURK-ENGIN D, et al. Results of a multinational study suggest the need for rapid diagnosis and early antiviral treatment at the onset of herpetic meningoencephalitis [J]. Antimicrob Agents Chemother, 2015, 59 (6): 3084-3089.

[16] TUNKEL A R, GLASER C A, BLOCH K C, et al. The management of encephalitis: clinical practice guidelines by the Infectious Diseases Society of America [J]. Clin Infect Dis, 2008, 47 (3): 303-327.

[17] BRADSHAW M J, VENKATESAN A. Herpes simplex virus-1 encephalitis in adults: pathophysiology, diagnosis, and management [J]. Neurotherapeutics, 2016, 13 (3): 493-508.

[18] AK A K, MENDEZ M D. Herpes simplex encephalitis [M]. Treasure Island (FL): StatPearls Publishing, 2022.

[19] SCHULTE E C, SAUERBREI A, HOFFMANN D, et al. Acyclovir resistance in herpes simplex encephalitis [J]. Ann Neurol, 2010, 67 (6): 830-833.

[20] BERGMANN M, BEER R, KOFLER M, et al. Acyclovir resistance in herpes simplex virus type I encephalitis: a case report [J]. J Neurovirol, 2017, 23 (2): 335-337.

[21] HABEL A H, BROWN J K. Dexamethasone in herpes-simplex encephalitis [J]. Lancet, 1972, 1 (7752): 695.

[22] WHITLEY R J, SOONG S J, DOLIN R, et al. Adenine arabinoside therapy of biopsy-proved herpes simplex encephalitis. National Institute of allergy and infectious diseases collaborative antiviral study [J]. N Engl J Med, 1977, 297 (6): 289-294.

[23] SKöLDENBERG B, FORSGREN M, ALESTIG K, et al. Acyclovir versus vidarabine in herpes simplex encephalitis. Randomised multicentre study in consecutive Swedish patients [J]. Lancet, 1984, 2 (8405): 707-711.

[24] SARTON B, JAQUET P, BELKACEMI D, et al. Assessment of magnetic resonance imaging changes and functional outcomes among adults with severe herpes simplex encephalitis [J]. JAMA Netw Open, 2021, 4 (7): e2114328.

[25] KIM Y S, JUNG K H, LEE S T, et al. Prognostic value of initial standard EEG and MRI in patients with herpes simplex encephalitis [J]. J Clin Neurol, 2016, 12 (2): 224-229.

[26] GLEICHMAN A J, SPRUCE L A, DALMAU J, et al. Anti-NMDA receptor encephalitis antibody binding is dependent on amino acid identity of a small region within the GluN1 amino terminal domain [J]. J Neurosci, 2012, 32 (32): 11082-11094.

[27] MOHAMMAD S S, SINCLAIR K, PILLAI S, et al. Herpes simplex encephalitis relapse with chorea is associated with autoantibodies to N-Methyl-D-aspartate receptor or dopamine-2 receptor [J]. Mov Disord, 2014, 29 (1): 117-122.

[28] ARMANGUE T, MORIS G, CANTARíN-EXTREMERA V, et al. Autoimmune post-herpes simplex encephalitis of adults and teenagers [J]. Neurology, 2015, 85 (20): 1736-1743.

案例 13
克-雅病

病例资料

患者,女,70岁。因"头晕1个月,伴行走不稳、精神行为异常10天"于2022年10月25日入院。

【现病史】入院前1个月无明显诱因出现头晕,呈持续性,伴视物旋转、耳鸣,阵发性咳嗽、咳痰,发病后未予重视,口服"感冒灵颗粒"治疗,上述症状无好转,呈进行性加重。10天前患者出现行走不稳,精神行为异常,表现为行走时向前倾倒,胡言乱语,头晕较前进一步加重,行走不稳,就诊于当地县医院(具体诊治经过不详),治疗无好转。为求进一步诊治就诊于我院门诊,门诊以"脑动脉供血不足"收治入院。自发病以来精神差,夜间入睡困难,饮食尚可,大小便如常,体重无明显增减。

【既往史】20余年前"阑尾切除术"病史。1个月前发现血压增高,最高血压达180/100mmHg,院外不规律口服降血压药物(具体药物不详),血压控制不详。否认糖尿病、冠心病、肾病等慢性病史;否认肝炎、结核、伤寒等传染病病史,否认输血史,否认药物及食物过敏史;预防接种史不详。

【个人史】生长于贵州省黔西县,无疫区接触史,吸烟30余年,10支/d,否认饮酒史;无粉尘、毒物及放射性物质接触史,否认冶游史。适龄结婚,子女均健康。

【家族史】家庭成员均健康,家族中无类似病史,否认家族遗传病史。

【体格检查】体温36.6℃,脉搏96次/min,呼吸20次/min,血压173/97mmHg,发育正常,营养中等,家属扶入病房,口唇无发绀,气管居中,双肺呼吸音粗,未闻及明显干湿啰音,无胸膜摩擦音,心界不大,心率96次/min,心律齐,各瓣膜听诊区未闻及杂音;腹软,未见胃肠型蠕动波,腹壁静脉无曲张,全腹无肌紧张,未扪及包块,双下肢无水肿。神志清楚,言语清晰,对答部分切题,反应迟钝,高级神经功能检查(记忆力、定向力、计算力、理解力)均下降,脑膜刺激征阴性。双耳听力减退,双眼视力粗测正常,双侧额纹、眼裂对称,双侧眼球活动自如,无眼震,双侧瞳孔等大等圆、直径约3.0mm、对光反射灵敏,双侧鼻唇沟对称,伸舌居中,悬雍垂居中,咽反射对称存在;四肢肌力5级,肌张力正常,生理反射存在,四肢腱反射未见明显异常,深浅感觉及共济查体未见异常,病理征未引出。

【辅助检查】血脂示甘油三酯2.35mmol/L,总胆固醇6.18mmol/L,低密度脂蛋白胆固醇3.62mmol/L。血常规、肝功能、肾功能、电解质、血糖均未见明显异常。常规脑电图:重度异常脑电图(图13-1)。新型冠状病毒核酸扩增试验阴性。

【入院诊断】①脑动脉供血不足;②精神行为异常原因:病毒性脑炎?③原发性高血压3级,很高危组;④高脂血症。

【诊疗经过】

1. 定位、定性诊断分析 精神症状、高级神经功能下降、睡眠异常,定位:广泛大脑皮质;持续性头晕、视物旋转、耳鸣,定位:外周(前庭器)?中枢(前庭小脑)?共济失调,定位:小脑及传出纤维通路;四肢不自主抖动,定位:锥体外系。定性:脑病。

2. 鉴别诊断 ①自身免疫性脑炎:老年女患者,主要表现头晕、行走不稳,伴认知功能障碍、精神行为异常,头颅MRI提示右侧大脑皮质、左侧额叶大脑皮质、双侧尾状核头、侧脑室旁多发病变,重度异常脑电图,但患者外送自身免疫性脑炎抗体阴性;②线粒体脑肌病:老年女患者,主要表现为头晕、行走不稳,伴认知功能障碍、精神行为异常,头颅MRI提示右侧大脑皮质、左侧额叶大脑皮质、双侧尾状核头、侧脑室旁多发病变,但患者无肌肉损害表现,无肢体偏瘫、癫痫发作等。

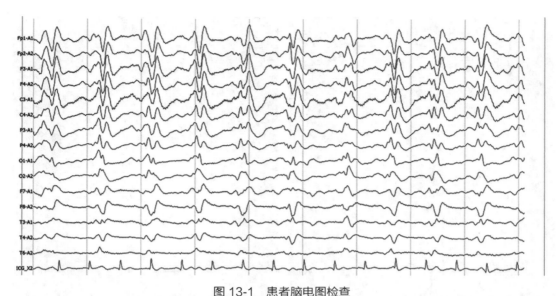

图 13-1　患者脑电图检查

基本节律以中～高波幅周期性尖慢复合波为主,额颞区波幅最高(16 导联记录,时间常数 30mm/s,
高频滤波 70Hz,灵敏度 100μV/cm)。

3. 初始诊疗　进一步完善空腹血糖、心肌酶谱、血 CRP 及凝血功能均正常。D- 二聚体:0.51μg/ml。乙肝五项提示阴性。TPPA、HIV 提示阴性。大小便常规均未见明显异常。头颅 MRI 平扫(图 13-2):右侧大脑皮质、左侧额叶大脑皮质、双侧尾状核头、侧脑室旁多发病变,考虑:①缺血缺氧性脑病;②代谢性脑病;③脑炎。脑白质疏松,Fazekas 1 级。双侧基底节区少许腔隙性脑梗死灶、软化灶。头颅 MRA:右侧大脑后动脉 P3 段轻度狭窄。左侧大脑后动脉 P2 段以远断续显影,P3 段以远未见显影。颅脑 MRI 增强扫描 + 颅脑 MRI 波谱成像:颅脑增强未见异常强化。目前诊断:1. 颅内多发病变:克 - 雅病?自身免疫性脑炎? 2. 原发性高血压 3 级,很高危组;3. 高脂血症。考虑到若为克 - 雅病,具有传染的潜在风险,予以接触隔离。进一步完善贫血三项:维生素 B$_{12}$ 123pg/ml,同型半胱氨酸测定、类风湿因子、女性肿瘤相关抗原均正常。胸部 CT 平扫示:双肺小结节,LU-RADS 2,双肺少量纤维化灶。腰椎穿刺:颅内压 160mmH$_2$O,脑脊液常规、生化未见明显异常,脑脊液墨汁染色找隐球菌、抗酸杆菌涂片、一般细菌涂片检查均无异常,送检脑脊液 1433 蛋白、自身免疫性脑炎抗体。抗核抗体谱、抗中性粒细胞胞浆抗体、病毒四项均正常。甲状腺过氧化物酶抗体 318.0IU/ml,血乳酸 3.81mmol/L。

4. 进一步诊疗　抗病毒、改善循环等治疗。入院后第 5 天患者病情加重,嗜睡状,认知功能进行性下降。入院后第 7 天患者右侧肢体无力,不自主抖动,灵活性欠佳。送检脑脊液、血液标本查自身免疫性脑炎抗体 14 项未见异常。入院后第 8 天患者神志模糊,缄默状,问话不答,四肢能简单遵嘱活动,但灵活性欠佳,伴四肢不自主抖动,间断有胡言乱语的表现。临床上考虑到克 - 雅病可能,建议脑组织病理活检、Tau 蛋白检测等明确诊断,但患者家属拒绝,自动出院。

患者出院后第 9 天,脑脊液 14-3-3 蛋白结果:脑脊液 14-3-3 蛋白阳性。结合病史资料综合分析诊断:很可能的克 - 雅病。

【预后】 老年女患者,亚急性起病,病情进展快,以精神症状为主。该病目前尚无有效治疗方案,预后差。

【随访】 患者出院半个月后死亡。

【最后诊断】 很可能的克 - 雅病。

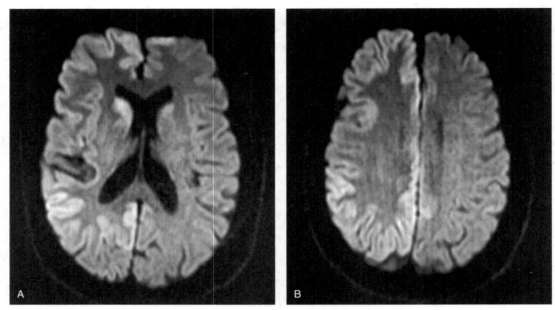

图 13-2　患者头颅 MRI 检查

A~B. FALIR 见右侧大脑皮质、左侧额叶大脑皮质、双侧尾状核头、侧脑室旁多发斑片状高信号影。

讨 论

克 - 雅病（creutzfeldt-Jakob disease，CJD）是由错误折叠、可传播的致病型羊瘙痒病朊粒蛋白（scrapie prion protein，PrPsc）引起的一种罕见的进展性、死性中枢神经系统退行性病变，发病率约为每年 1/100 万人[1]。PrP 是人体中一种正常的细胞蛋白，位于第 20 号染色体上的 PRNP 编码而成。朊蛋白病中 PrP 在翻译后二级结构由原来具有可溶性的 α 螺旋（PrPc）变为了不可溶性的 β 折叠（PrPsc）；朊蛋白病的病理学特征表现为：神经元丢失、星形胶质细胞增生、灰质海绵状变化和 PrPsc 在组织中的沉积[2]。这种改变可以是自发产生的，也可由编码基因突变引起，PrPsc 通过自动催化细胞型朊蛋白（cellular prion protein，PrPc）的重构从而实现自我传播。

根据病因，CJD 主要分为四型：散发型克 - 雅病（sporadic Creutzfeldt-Jakob disease，sCJD）、遗传 / 家族型克 - 雅病（genetic or familial Creutzfeldt-Jakob disease，g/fCJD）、医源型克 - 雅病（iatrogenic Creutzfeldt-Jakob disease，iCJD）以及变异型克 - 雅病（variant Creutzfeldt-Jakob disease，vCJD）。其中散发型最为常见，约占 85%，遗传型占 5%~15%，其余为医源型和变异型[3]。sCJD 好发于 50~70 岁的中老年人，临床表现多样，缺乏特异性，典型症状主要包括快速进展性痴呆、肌阵挛、小脑性共济失调、视觉障碍以及无动性缄默等，其中快速进展性痴呆是最常见的早期临床表现，部分 sCJD 也可以非典型临床症状起病，头晕（8.7%）和睡眠障碍（4.8%）最为常见[3,4-6]。sCJD 病情进展较快，平均生存期在 5 个月左右，85% 的患者在 1 年内死亡[3,7]。

在本案例中，该患者的临床表现与上述相符，以非特异性症状（头晕）起病，随着病情的进展，出现了精神症状和共济失调，住院期间患者的认知功能障碍进一步加重，出现无动性缄默、锥体外系的表现，病情进展迅速，预后差。目前确诊克 - 雅病的唯一方法是脑组织活检，其病理表现为脑皮质海绵状变性，免疫组织化学染色可以发现异常朊蛋白的沉积[8]。但由于技术水平的受限以及临床取材困难，活检技术难以普及，而且脑组织活检不仅增加患者的死亡率，还有造成医源性传播的潜在风险。因此，CJD 的无创性诊断在临床实践中显得尤为重要。目前克雅氏病的诊断仍依赖于患者临床表现、体征及相关辅助检查,如头颅 MRI、脑电图、脑脊液 14-3-3 蛋白检查等[9]。

参考 2021 年克 - 雅病中国指南的诊断标准[10]分为 3 种级别:可能的 CJD、很可能的 CJD 及确诊的 CJD;主要临床症状及体征:快速进展性痴呆、精神症状、肌阵挛、视觉障碍、锥体外系损伤锥体束征,无动性缄默;非典型临床症状如言语障碍、头晕、睡眠障碍、自主神经功能障碍、肢体麻木或无力;辅助检查特征:头颅 MRI 提示至少两个皮质区和基底节区出现 DWI/FLAIR 高信号;脑电图提示周期性尖慢复合波;脑脊液 14-3-3 蛋白阳性。结合本例患者病史、临床表现,以及脑电图可见典型的周期性尖慢复合波,头颅磁共振弥散加权成像(DWI)可见右侧大脑皮质、左侧额叶大脑皮质、双侧尾状核头、侧脑室旁多发斑片状高信号影,脑脊液外送 14-3-3 蛋白阳性,并且在诊疗过程中我们也排除了其他疾病的可能性。因此,根据上述诊断标准,最终诊断为:很可能的 sCJD。

由于克 - 雅病可影响大脑的许多区域,尤其是大脑皮质,因此它的临床表现复杂多样,经常可以模仿许多其他神经或精神疾病[11,12]。克 - 雅病具有传染性与高致死性,且起病较隐匿,缺乏典型的早期临床表现,本案例中的患者就是以非特异性症状(头晕)起病,所以要做到依据临床表现而早期诊断具有挑战性,极易误诊、漏诊,这就需要我们对该病保持警惕。克 - 雅病的死亡率为 100%,目前针对该病尚无特殊有效的治疗方法,临床主要给予对症支持治疗,如抗惊厥药、抗肌阵挛药、抗精神病药物、加强营养支持等及防治并发症如肺部感染、泌尿系感染、压疮等[13]。朊蛋白转变为致病型朊蛋白是致病的关键环节,因此可作为治疗的主要靶点,目前的研究热点主要有药物疗法、免疫疗法、RNA 干扰等,但这些方法目前还尚未通过临床试验。在医疗防护方面,sCJD 的医疗废物处理,高风险组织(如脑、脊髓、角膜、硬脑膜等)应进行焚化,低风险组织(如脑脊液、尿液、唾液、痰液、血液和粪便)按照日常医疗废物处置原则即可。

小 结

1. 对于中老年起病的患者,进展性痴呆合并共济失调、视觉障碍、肌阵挛、锥体 / 锥体外系、无动性缄默等,应高度警惕 CJD 的可能。

2. 对于可疑 CJD 患者,应尽早行头颅 MRI、脑电图及脑脊液等关键检查,如发现特征性改变可为早期发现和诊断 CJD 提供重要的信息。

(罗 忠 徐祖才 赵明明)

参考文献

[1] M MB, PHILLIPS M. A case of creutzfeldt-jakob disease: diagnostic dilemmas of a rapidly fatal disease [J]. Infect Dis Rep, 2013, 5 (2): e10.

[2] KNIGHT R. Creutzfeldt-Jakob disease: a rare cause of dementia in elderly persons [J]. Clin Infect Dis, 2006, 43 (3): 340-346.

[3] ROSENBLOOM M H, ATRI A. The evaluation of rapidly progressive dementia [J]. Neurologist, 2011, 17 (2): 67-74.

[4] PUOTI G, BIZZI A, FORLONI G, et al. Sporadic human prion diseases: molecular insights and diagnosis [J]. Lancet Neurol, 2012, 11 (7): 618-628.

[5] YANG J, KUANG H, WANG Q, et al. Analysis of Chinese patients with sporadic creutzfeldt-jakob disease [J]. Prion, 2020, 14 (1): 137-142.

[6] QI C, ZHANG JT, ZHAO W, et al. Sporadic creutzfeldt-jakob disease: a retrospective analysis of 104 cases [J]. Eur

Neurol, 2020, 83 (1): 65-72.

［7］ SIKORSKA B, KNIGHT R, IRONSIDE JW, et al. Creutzfeldt-Jakob disease [J]. Adv Exp Med Biol, 2012, 724: 76-90.

［8］ 崔志明. 散发型克雅氏病 1 例并文献复习 [J]. 影像研究与医学应用, 2021, 5 (14): 235-236.

［9］ 李梅, 李方, 王莹, 等. 以情绪障碍为首发症状的高度疑似克雅病一例 [J]. 国际精神病学杂志, 2022, 49 (4): 765-768.

［10］ 武力勇, 崔俐, 郭燕军, 等. 克- 雅病中国诊断指南 2021. 中华神经科杂志, 2022, 55 (11): 1215-1224.

［11］ MEAD S, RUDGE P. CJD mimics and chameleons [J]. Pract Neurol, 2017, 17 (2): 113-121.

［12］ CHEN Y, XING X W, ZHANG J T, et al. Autoimmune encephalitis mimicking sporadic Creutzfeldt-Jakob disease: a retrospective study [J]. J Neuroimmunol, 2016, 295-296: 1-8.

［13］ 陆梦茹, 徐运. 克雅病的诊疗进展 [J]. 医学综述, 2014, 20 (23): 4313-4315.

案例 14

不完全分隔Ⅰ型内耳畸形致反复化脓性脑脊髓膜炎

病例资料

患者,女,24岁。因"反复头痛伴胸背部疼痛17年,再发3天"于2020年9月16日入院。

【现病史】 17年前(患者7岁时)无明显诱因出现头痛,主要表现为额枕部持续性胀痛,伴发热,曾就诊于当地医院,行相关检查后考虑"脑膜炎",经输液治疗(具体药物不详)1周左右头痛能完全缓解,但头痛约每年发作1次,每次均输液治疗后缓解。12年前患者出现头痛伴胸背部痛,胸背部疼痛较剧烈,呈刺痛、烧灼样疼痛,可放射至双上肢,呈间断性反复发作,每次持续数秒至数分钟不等,每日可发作数10次,伴发热,体温不详,发作时感恶心、欲吐不适。无视物模糊及视物旋转,无耳鸣、听力下降,无意识障碍、抽搐及大小便失禁,反复就诊于当地县医院,行相关治疗后均考虑"脑膜炎",予输液治疗后上述症状均能在短期内缓解。11年前出现左侧听力逐渐下降,未重视及治疗。前1年余上述症状再发加重,伴昏迷(具体不详),就诊于重庆市某医院,考虑"结核性脑膜炎",予以规律抗结核(异烟肼、利福平、吡嗪酰胺、乙胺丁醇)治疗1年余,上述症状缓解,未复查,自行停药至今(约7个月)。入院前3天受凉后,上述症状再发,自测体温最高达37.8℃,伴恶心、呕吐1次,为非喷射性呕吐,呕吐物为胃内容物,就诊于外院门诊,予相关口服药物治疗后症状无缓解,为求进一步诊治,遂就诊于我院,门诊以"头痛原因"收入我科。自发病以来精神、饮食、睡眠欠佳,大小便如常。体重近期无明显增减。

【既往史】 患者平素健康,否认高血压、糖尿病、肿瘤等病史;否认伤寒、肝炎传染病史;否认药物、食物过敏史;否认毒物、放射性物质接触史;否认手术外伤史;否认输血史。

【个人史】 无烟酒等不良嗜好。

【家族史】 家庭其他成员均健康,否认遗传病史,无类似病史。

【体格检查】 体温37.5℃,脉搏127次/min,呼吸18次/min,血压117/89mmHg,发育正常,神志清楚,双肺呼吸音清,未闻及明显干湿啰音及胸膜摩擦音;心率127次/min,心律齐,各瓣膜听诊区未闻及心脏杂音及心包摩擦音;腹软,全腹未及压痛、反跳痛及肌紧张;双下肢无水肿。神经系统检查:神志清楚,对答切题,吐词清楚,高级认知功能检查未见异常。颈强直2横指,克尼格征、布鲁津斯基征阴性。额纹对称,双侧瞳孔等大等圆、直径约3.0mm、直接、间接对光反射灵敏。粗测左侧听力下降。双侧鼻唇沟对称,伸舌居中,咽反射存在,转颈、耸肩有力。四肢肌力5级,肌张力未见明显异常;共济运动未见异常,四肢腱反射对称存在,生理反射存在,病理征未引出。

【辅助检查】 血常规:白细胞总数 13.71×10^9/L,中性粒细胞绝对值 11.65×10^9/L。C反应蛋白57.30mg/L。肝肾功能、电解质、心肌酶、血脂、血糖、凝血功能均未见明显异常。HIV+HBV+RPR均阴性。住院期间腰椎穿刺脑脊液检验结果见表14-1。头颅CT:右侧基底节区脑软化灶,幕上脑积水。头颅MRI:双侧基底节区陈旧性腔隙性梗死、软化灶。胼胝体压部小片异常信号,幕上脑积水(图14-1)。脊髓MRI:颈5椎体下缘~胸5椎体水平椎管内髓外硬膜下多发病变,胸3~5椎体水平脊髓轻度水肿,脊髓受压,考虑感染性病变,颈4/5~颈6/7椎间盘突出,颈7~胸12椎体水平髓外硬膜下多发病变,胸3~5椎体水平脊髓信号异常,考虑感染性病变(图14-2)。

【入院诊断】 ①化脓性脑膜炎?②结核性脑膜炎?

【诊疗经过】

1. 定位、定性诊断分析 患者头痛、伴恶心、呕吐,脑膜刺激征阳性,定位:脑膜、脑脊液循环系统;

胸背部刺痛,呈刺痛、烧灼样疼痛,可放射至双上肢,定位:颈段脊神经;左侧听力下降,定位:左侧听力传导通路。定性:化脓性脑脊髓膜炎。

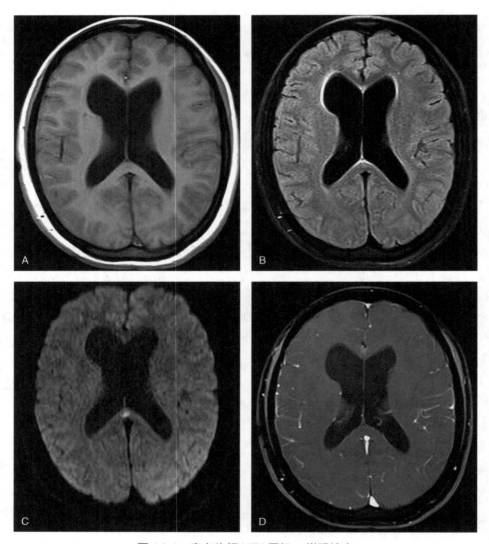

图 14-1　患者头颅 MRI 平扫 + 增强检查

A. 轴位 T_1WI 成像见右侧基底节区、胼胝体压部短低信号;B. 轴位 T_2-FLAIR 成像见胼胝体高信号;

C. 轴位 DWI 成像见胼胝体高信号;D. 轴位增强扫描未见强化。

2. 鉴别诊断　①结核性脑膜炎:24 岁女性患者,生活于结核高发地区,反复出现头痛、恶心、呕吐,既往于外院行相关检查考虑该病,并予以抗结核治疗,故需与之鉴别,但患者规律抗结核治疗后短期内症状再发,且近期患者无午后、夜间发热,盗汗等结核中毒症状,入院查脑脊液检查未见氯、葡萄糖低,且外送脑脊液微生物宏基因检测未见结核感染依据,故除外;②颈椎病:患者反复出现发作性胸背部疼痛,呈神经痛表现,故鉴别,但患者年龄较轻,无长时间伏案、低头等病史,且病程呈反复发作特点,发病间隙胸背部疼痛能完全缓解,入院查脊髓 MRI 未见椎间盘突出表现,故除外;③中枢神经脱髓鞘病变:24 岁女性患者,慢性病程,出现头痛、脊髓等症状及体征,存在时间多发性和病程多发性特点,需与之鉴别,但患者病程有发热表现,每次经抗结核、抗感染治疗后症状能好转,入院查头颅 MRI 未见中枢神经系统髓鞘病变典型病灶,脑脊液提示感染表现,故除外。

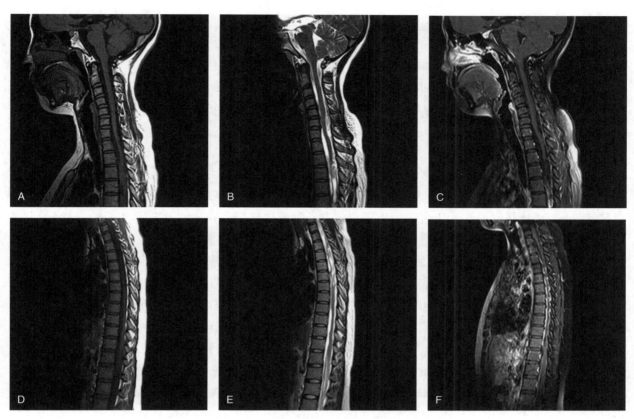

图 14-2　患者脊髓 MRI 平扫 + 增强检查

A~C. 脊髓 MRI 检查提示颈 5 椎体下缘 ~ 胸 5 椎管内髓外硬膜下见多发斑片状混杂长 T_2 信号影,脊髓受压轻度变形、移位;D~F. 颈 7~ 胸 12 椎体水平髓外硬膜下见多发斑片状混杂长 T_2 信号为主异常信号,胸 3~5 椎体水平脊髓见片状稍长 T_2 信号。

表 14-1　患者不同时间腰椎穿刺脑脊液检查结果

项目	2020 年 9 月 16 日	2020 年 9 月 19 日	2020 年 9 月 22 日	2020 年 9 月 29 日	2020 年 10 月 9 日
颅内压 /mmH$_2$O	70	115	80	100	80
外观 / 无色透明	黄色浑浊	无色透明	无色透明	无色透明	无色透明
总细胞数 /L^{-1}	7 776	117	60	6	108
白细胞数 /L^{-1}	4 134	30	21	1	3
氯化物 /（mmol·L^{-1}）	119.6	125.9	128.1	123.7	123.7
葡萄糖 /（mmol·L^{-1}）	2.96	2.57	4.43	4.69	4.46
乳酸脱氢酶 /（U·L^{-1}）	49	34	26	23	26
蛋白质定量 /（mg·L^{-1}）	4 302	1 162	767	681	511
腺苷脱氢酶 /（U·L^{-1}）	0.99	3.38	1.19	0.26	0.09

3. 初始诊疗　予以头孢曲松钠抗感染治疗,3 天后脑脊液感染病原微生物高通量基因检测:G⁺ 链球菌属(序列数 11)。鉴于患者既往反复颅内感染,脑脊液提示白细胞、蛋白定量明显增高,磁共振提示颅内、脊髓多发感染病灶,且脑脊液微生物基因二代测序提示 G⁺ 链球菌属,因此加用万古霉素联合抗感染治疗,同时使用地塞米松减轻炎症反应。联合治疗 3 天复查脑脊液提示白细胞、蛋白明显下降(表 14-1),患者头痛缓解,未再出现发作性胸背部疼痛,治疗有效。患者化脓性脑膜炎诊断明确,但患者既往 10 多年来反复出现脑炎,应该存在引起细菌感染的原因,反复询问是否存在脑脊液耳漏、鼻漏症状及表现,但患者均否认该病史。

4. 进一步诊疗　患者诉 13 岁后左耳听力逐渐下降,请耳鼻头颈咽喉科医生会诊后查看患者耳郭无畸形,鼓膜完整,未见明显积液,完善纯音听阈测定、声导抗测听检查提示神经性耳聋,但该科室未予以特殊处理,经我科讨论认为患者听力下降应该和反复颅内感染存在某种关联,因此,进一步完善颞骨高分辨率 CT 检查见左侧乳突气房密度增高,鼓室内见少量密度增高影,左侧内耳道较右侧窄(图 14-3),再次请耳鼻头颈咽喉科医生会诊后考虑存在先天性内耳畸形可能,建议限期手术治疗。积极抗感染治疗后患者临床症状完全缓解,脑脊液检查提示白细胞、蛋白较前明显下降,接近正常。复查头颅 MRI 提示:胼胝体压部病变消失,脊髓 MRI 较前无明显变化,医嘱出院。出院后 2020 年 11 月 27 日于我院耳鼻头颈咽喉科完善术前检查后行 "耳内镜下左侧镫骨切除术 + 内耳开窗 + 脑脊液耳漏修补术 + 取颞肌术"。术中见左鼓膜完整,形态可。探查鼓室黏膜光滑,听骨链完整,锤砧骨完整,活动可,镫骨完整,镫骨足板后份持续性脑脊液漏(彩图 14-4)。予以分离砧镫关节,取出砧骨。剪断镫骨肌腱,取出镫骨,见大量脑脊液涌出,于左侧发迹上 3cm 做横行切口,取颞肌筋膜及肌肉,可吸收缝线缝合切口,自前庭窗口处分别填入筋膜、肌肉、镫骨,填塞紧密,见脑脊液漏停止。术后诊断:不完全分隔Ⅰ型内耳畸形。结合患者病情综合分析诊断:1. 化脓性脑脊髓膜炎;2. 不完全分隔Ⅰ型内耳畸形。

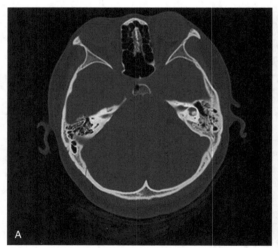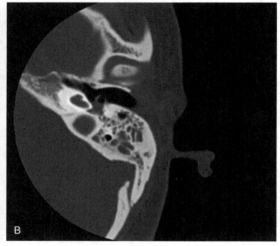

图 14-3　患者颞骨高分辨率 CT 检查
A. 颞骨 CT 显示左侧乳突气房密度增高,突壁骨质增生;B. 鼓室内见少量密度增高影,左侧前庭腔较右侧扩大,左侧内耳道较右侧窄。

【预后】 患者颅内感染诊断明确,住院期间经过足量、足疗程抗感染治疗且对病因进行了手术治疗,预后好。

【随访】 3 个月后随访患者未再发头痛及发作性胸背部疼痛,无发热,无恶心、呕吐,左侧听力丧失。6 个月后随访患者未再发头痛,无发热,无恶心、呕吐,未再次出现发作性胸背部疼痛。复查头颅 MRI 提示颅内基底节及胼胝体病变消失,脊髓 MRI 仍提示病灶,但较入院时病灶明显减少。

【**最后诊断**】不完全分隔Ⅰ型内耳畸形致反复化脓性脑脊髓膜炎。

讨 论

化脓性脑膜炎是头部的中枢神经被病菌侵入,其起病急、病情重,若得不到及时治疗则会留下不同程度的神经系统后遗症,严重者甚至会危及生命,因此早期诊断和及时干预是关键[1-4]。脑脊液漏是一种危及生命的临床症状,其中约 21% 是由创伤(特别是颞骨骨折)导致,6%~15% 为医源性损伤,自发性或先天性脑脊液漏则更少见[5,6]。脑脊液耳漏指的是蛛网膜下腔的脑脊液与鼓室乳突腔异常连通,由此导致颅内细菌或病毒的感染风险大大增加,是引起反复颅内感染的原因之一[7]。内耳畸形是耳畸形的一种,易继发脑脊液耳漏。在一项对 1 905 例儿童细菌性脑膜炎患者的回顾分析中显示,约有 2.3%是复发性脑膜炎,其中 34.9% 存在内耳畸形,11.6% 是皮肤窦道,20.9% 是颅脑损伤,11.6% 是鼻窦畸形,7% 是先天性颅底缺损,7% 是免疫缺陷,其他不明原因占 7%[8]。在本例报告中,患者以头痛起病,病初并没有意识障碍、癫痫发作、肢体瘫痪等表现,曾就诊于外院考虑脑膜炎,经短期静脉输液治疗能缓解,提示细菌性感染可能性大,尽管约每年发作一次,但病初患者并未引起重视,当地医院也未查出反复脑膜炎原因,发病 4 年后在头痛基础上开始出现发作性胸背部疼痛,表现为脊髓神经根刺激症状,提示脊髓已经受累,病情加重,且 13 岁时开始出现听力下降,但患者因发频率较低(约每年 1 次),治疗效果好(每次输液治疗后症状均能缓解),也一直未重视。1 年前又再发加重,伴昏迷,外院治疗好转后自行停药,一段时间后又再次出现同样症状,且伴有恶心、非喷射性呕吐,但服药未见好转,整个病程过程中,17年来患者反反复复出现头痛、发热等症状,提示反复颅内感染的可能。针对此类患者,找到引起反复颅内感染的原因是治疗的关键。经过不断的检查及耳鼻喉科的帮助,最终考虑引起该患者反复出现症状的原因是先天性内耳畸形(不完全分隔Ⅰ型)。耳鼻喉科医生经过行"耳内镜下左侧镫骨切除术 + 内耳开窗 + 脑脊液耳漏修补术 + 取颞肌术"后,最终诊断该患者是"不完全分隔Ⅰ型内耳畸形",且术后患者恢复良好,随访半年,患者未再发头痛及发作性胸背部疼痛,复查头颅 MR 提示颅内病灶消失,脊髓病变未完全消失,提示治疗有效。

内耳畸形比较公认的分类是根据颞骨 CT 上影像学表现分型[9]。Sennaroglu 等[10]根据颞骨 CT的检查结果将内耳畸形依次分为 Michel 畸形、耳蜗未发育、共同腔畸形、耳蜗发育不全(耳蜗发育不全Ⅰ型、耳蜗发育不全Ⅱ型、耳蜗发育不全Ⅲ型)、耳蜗不完全分隔[耳蜗不完全分隔Ⅰ型(IP-Ⅰ)、耳蜗不完全分隔Ⅱ型(IP-Ⅱ)、耳蜗不完全分隔Ⅲ型(IP-Ⅲ)]、前庭及半规管畸形、前庭导水管扩大、内听道畸形。先天性内耳畸形在临床较为罕见,是引起复发性细菌性脑膜炎的常见原因之一[11],不完全分隔(incomplete partition)是内耳畸形中骨迷路畸形的一种亚型[12],约占感音神经性聋的 20%,其中 IP-Ⅰ型内耳畸形更为少见,文献报道约占内耳畸形 4.5%~8.7%[10,13,14]。其 CT 表现为耳蜗、半规管形态基本正常,仅见前庭腔扩大,因此当发生该病时,病变不易被发现,对于此类患者来说,除了需要精确的影像学评估外,如果出现反反复复的颅内感染的临床表现也应高度重视内耳畸形的可能。Park 等人的研究表明内耳畸形的识别率为 25.7 个月[15],影像检查包括高分辨率 CT 和 MRI[16],但对明确诊断也存在一定局限性,Nora 等[17]提出内耳的三维分割有助于共腔畸形和内耳道的可视化,并可为正确的诊断和治疗增加价值。

数据显示,该病主要治疗手段是外科治疗[18],手术可显微镜下经乳突一面隐窝入路或经耳道入路,也可经耳内镜下耳道入路[19],骨切除术完成前庭腔内充填了多个软骨碎片,并通过卵圆窗引入了软骨膜[20]。Ying 等[16]对 877 例内耳畸形患儿进行了手术后回顾性研究,其中有 IP-Ⅰ型患者 38 例、IP-Ⅱ型患者 285 例、IP-Ⅲ型患者 13 例,术中出现脑脊液外漏现象的比例分别为 16%,44%,13%,术前和术后多次 CT 扫描示,754 例(86.0%)手术均平安无事。Ⅰ型不完全分隔人工耳蜗植入也是一种相对安全有效的治疗方法[21]。人工耳蜗翻修手术的发生率为 4.23%。翻修手术后的一段时间显示受试者的听力和语言表现有所改善,表明这些手术在大多数情况下是有效的[22]。小儿复发性脑膜炎的罕见原因:耳蜗前庭发育不良。对于此类患者找到其发病根源并积极治疗是减少患儿痛苦的关键。本例患者经外科治疗后恢复较好,以往反复出现的症状目前为止未再发。

小　结

1. 化脓性脑膜炎感染途径多样,找到其发病根源是治疗的关键。
2. 内耳畸形诊断明确后,早期及时手术治疗可减少疾病给患者带来的痛苦。

(梁涛　张骏　田鑫)

参考文献

[1] ZHAO C N, WANG X, ZHANG C, et al. Development of a taqman array card to target 21 purulent meningitis-related pathogens [J]. BMC Infect Dis, 2019, 19 (1): 289.

[2] ZENG Y W, ZHANG W. Ameliorative effects of ceftriaxone sodium combined with dexamethasone on infantile purulent meningitis and associated effects on brain-derived neurotrophic factor levels [J]. Exp Ther Med, 2020, 20 (2): 945-951.

[3] TIGABU A, JEMBER A, NEGA T, et al. Bacterial meningitis among adult patients at university of gondar comprehensive specialized referral hospital [J]. Infect Drug Resist, 2021, 14: 565-574.

[4] WRIGHT C, BLAKE N, GLENNIE L, et al. The global burden of meningitis in children: challenges with interpreting global health estimates [J]. Microorganisms, 2021, 9 (2): 377.

[5] 陆云涛, 漆松涛, 潘军, 等. 鞍隔孔区解剖学研究及其临床意义 [J]. 中华神经医学杂志, 2009, 8 (9): 911-913, 917.

[6] 张羽, 武胜涛, 朱金玉. 化脓性脑膜炎致病菌分布及耐药性分析 [J]. 中国实用医刊, 2022, 49 (7): 40-43.

[7] CHEN T M, CHEN H Y, HU B, et al. Characteristics of pediatric recurrent bacterial meningitis in beijing children's hospital, 2006-2019 [J]. J Pediatric Infect Dis Soc, 2021, 10 (5): 635-640.

[8] 洪汝建, 耿悦, 沙炎. 内耳畸形的影像学诊断 [J]. 中华放射学杂志, 2022, 56 (3): 341-344.

[9] SENNAROGLU L, SAATCI I. A new classification for cochleovestibular malformations [J]. The Laryngoscope, 2002, 112 (12): 2230-2241.

[10] 陆思萌, 魏兴梅, 李永新. 内耳畸形分类的发展 [J]. 中华耳鼻咽喉头颈外科杂志, 2021, 56 (7): 789-796.

[11] SENNAROGLU L, ATAY G, BAJIN M D. A new cochlear implant electrode with a "cork"-type stopper for inner ear malformations [J]. Auris Nasus Larynx, 2014, 41 (4): 331-336.

[12] ZWIERZ A, MASNA K, BURDUK P. Recurrent meningitis in congenital inner ear malformation [J]. Ear Nose Throat J, 2021, 100 (1_SUPPL): 38S-41S.

[13] SENNAROGLU L, BAJIN M D. Classification and current management of inner ear malformations [J]. Balkan Med J, 2017, 34 (5): 397-411.

[14] PARK A H, KOU B, HOTALING A, et al. Clinical course of pediatric congenital inner ear malformations [J]. The Laryngoscope, 2000, 110 (10 Pt 1): 1715-1719.

[15] SHI Y, LI Y X, GONG Y, et al. Cochlear implants for patients with inner ear malformation: Experience in a cohort of 877 surgeries [J]. Clin Otolaryngol, 2019, 44 (4): 702-706.

[16] WEISS N M, LANGNER S, MLYNSKI R, et al. Evaluating common cavity cochlear deformities using CT images and 3D reconstruction [J]. Laryngoscope, 2021, 131: 386-391.

[17] 韩东一, 武文明, 郗昕, 等. 先天性内耳畸形的人工耳蜗植入 [J]. 中华耳鼻咽喉科杂志, 2004, 39 (2): 85-88.

[18] 孙淑萍, 卢伟, 左彬. 内耳畸形所致自发性脑脊液耳鼻漏 2 例 [J/OL]. 中国临床案例成果数据库, 2022, 04 (1): E06371-E06371.

［19］ BOIS E, DEMONDION S, ELMALEH M, et al. Surgical treatment for cerebrospinal fluid leaks in patients with inner ear malformations [J]. Otol Neurotol, 2020, 41 (8): 1102-1107.

［20］ EFTEKHARIAN A, EFTEKHARIAN K, MOKARI N, et al. Cochlear implantation in incomplete partition type I [J]. Eur Arch Otorhinolaryngol, 2019, 276 (10): 2763-2768.

［21］ AMARAL M, REIS A, MASSUDA E T, et al. Cochlear implant revision surgeries in children [J]. Braz J Otorhinolaryngol, 2019, 85 (3): 290-296.

［22］ AJMI H, LAHMAR I, ZOUARI N, et al. A rare cause of recurrent meningitis in children: cochleovestibular dysplasia [J]. Arch Pediatr, 2015, 22 (1): 53-56.

第三篇
脑血管病

案例 15
孤立性手麻痹

病例资料

患者,男,48岁。因"左手无力1个月"于2018年3月13日入院。

【现病史】患者1个月前在吸烟时突然出现左手中指、环指、小指无力,致不能夹烟,无言语不清、口角㖞斜,无大小便障碍,无头痛、视物旋转,未予重视,后病情进行性发展,20余天前出现左手拇指、示指无力,左手不能端碗,手指不能背伸、屈曲活动,偶有头昏,无肢体麻木、疼痛,无肌肉跳动、萎缩,就诊于当地医院,头颅CT平扫:未见明显异常,臂丛神经MRI成像:①臂丛神经成像未见明显异常;②颈3~颈7椎间盘变性并突出;③左侧锁骨上窝软组织增厚肿胀。予治疗(具体不详)后未见明显好转,自发病以来患者精神、饮食、睡眠尚可,大小便正常,体重无明显增减。

【既往史】患者平素身体健康,否认高血压、糖尿病、肿瘤等病史;否认伤寒、结核、肝炎等传染病史;否认药物、食物过敏史;否认免疫性疾病病史;否认手术外伤史;否认输血史。

【个人史】吸烟40年,40支/d;饮白酒20年,500ml/d。

【家族史】家庭其他成员均健康,否认遗传病史,无类似病史。

【体格检查】血压154/98mmHg,其余生命体征平稳。神志清楚,对答切题,吐词清楚,高级神经功能未见明显异常,双侧眼球各向运动活动自如,双侧瞳孔等圆等大、直径约3.0mm、直接及间接对光反射灵敏,双侧鼻唇沟对称存在,伸舌居中,咽反射存在,转颈、耸肩有力。脑膜刺激征阴性。四肢肌肉未见萎缩,四肢肌张力正常,左手指肌力0级,左侧腕关节、左上肢近端、左下肢及右侧肢体肌力5级,四肢腱反射(肱二头肌、肱三头肌、桡骨膜、跟腱及膝反射)对称减弱,双侧肢体痛温触觉对称存在,运动觉、位置觉、振动觉、复合感觉正常,双侧病理征未引出。

【辅助检查】血尿便常规、电解质、肝功能、肾功能、血脂、血糖、心肌酶、凝血功能、抗核抗体+抗核抗体谱、甲状腺功能、肿瘤标志物均正常。HIV+RPR+HCV提示阴性。乙肝五项未见明显异常。

【入院诊断】脑梗死?

【诊疗经过】

1. 定位、定性诊断分析　本患者为48岁男性,急性起病,病程1个月,表现突发左手中指、环指、小指无力,病情进行性加重,数天后出现左手大拇指、示指无力,左侧手指不能背伸、屈曲活动,无肢体麻木及疼痛,神经系统检查:左手指肌力0级。定位:右侧大脑半球中央前回结区。定性:缺血性。考虑为脑梗死致孤立性手麻痹。诊断:脑梗死。

2. 鉴别诊断　多发性周围神经病(桡神经、尺神经、正中神经):患者有左手指无力,上肢感觉诱发电位示左上肢桡神经、正中神经和尺神经的SEP异常,但无肢体麻木,头颅MRI右侧大脑多发脑梗死,故排除。

3. 初步诊疗　左锁骨上窝彩超:未探及包块;左上肢动静脉彩超:左侧锁骨下动静脉、腋动静脉、肱动静脉、尺动静脉、桡动静脉及头静脉、贵要静脉未见明显异常。双上肢感觉诱发电位(somatosensory evoked potential,SEP):左上肢桡神经、正中神经和尺神经的SEP均为异常;双上肢肌电图:左手前臂伸肌、大鱼际肌、小指外展肌肌电图均表现为部分或完全失神经损害。常规心电图为正常心电图;心脏彩超未见明显异常。腹部彩超:脂肪肝,脾大,随诊。头颅MRI平扫+DWI:①右侧大脑多发急性脑梗死;②DWI提示右侧大脑多发扩散受限病灶(图15-1)。颈椎MRI平扫:颈椎退行性变。胸部CT平扫:双肺间质性病变。纵隔淋巴结稍增多、部分钙化。头颈部 CTA：右侧胚胎型大脑后动脉。患者存在脑血管疾病危险因素，结合临床表现及辅助检查结果，考虑为脑梗死致孤立性手麻痹，诊断：脑梗死。住院期间血压波动于 117~137/67~89mmHg，未予降血压治疗。

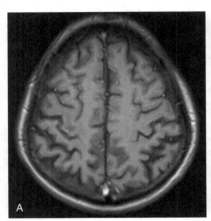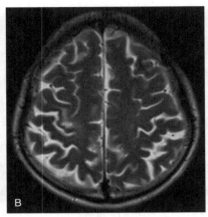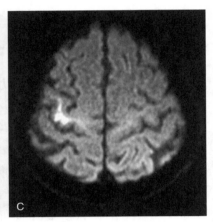

图 15-1　患者头颅 MRI 检查

A. 脑梗死灶在轴位上位于呈倒 Ω 型的中央前回结区，在 T_1WI 上呈低信号；B. T_2WI 上呈高信号；C. DWI 上弥散受限。

4. 进一步诊疗　予脑血管病二级预防、健脑、改善循环、营养神经、针灸、康复等治疗。

【预后】出院时患者左手指可稍伸、屈指活动，但不灵活。神经系统查体：左手指肌力 2 级，余肢体肌力正常。院外继续服用脑血管病二级预防药物：阿司匹林肠溶片 0.1g/ 次，每日 1 次，口服；阿托伐他汀钙片 20mg/ 次，每晚 1 次，口服。

【随访】3 个月后随访，患者左手指无力明显好转，能提重物，神经系统查体未见明显异常。

【最后诊断】孤立性手麻痹。

讨　论

孤立性手麻痹（isolated hand paresis，IHP）主要是指由中央前回上部结区的缺血性卒中所致，是纯运动性单瘫（pure motor monoparesis，PMM）中的一种亚型，表现为全手或部分手指的瘫痪，伴或不伴感觉障碍[1-3]。手运动功能皮层代表区为结区（precentral knob），位于中央前回上部，Brodmann4 区，在轴位上呈倒 Ω 型或 ω 型或 ε 型[4-6]。结区相邻的部分区域缺血性卒中也可引起 IHP[5,7]。本例患者表现为左手瘫痪，无感觉障碍，头颅 MRI 检查支持右侧大脑半球中央前回结区脑梗死的诊断。

IHP 在临床上比较少见，在所有缺血性脑卒中占比不足 1%[8]。既往的研究大多为单个病例报告或数十例的病例系列，目前其患病率尚不明确。主要的危险因素为高血压、动脉粥样硬化、高脂血症[9,10]。最常见病因分型是小动脉闭塞型，其次是心源性脑栓塞型和大动脉粥样硬化型[11]。NIHSS 评分（the national institutes of health stroke scale）细则内不包括手指瘫痪评分标准，故不能使用 NIHSS 评分评估病情严重程度，日后的研究可改进 NIHSS 评分细则，增加 IHP 评分标准[12]。在临床实践中，IHP 常使用肌力分级反映瘫痪程度[2,5,13]。由于其责任病灶体积小，40% 患者头颅 CT 阴性，而 DWI 检出率高，为进一步治疗提供了依据[11,14]。本例患者有长期吸烟、饮酒等脑血管疾病危险因素，既往无心脏疾病病史，心电图、心脏彩超、头颈部 CTA 检查未见明显异常，经治疗后症状完全好转，病因分型考虑为小动脉闭塞型。在脑梗死亚急性期及慢性期，由于肿胀的细胞大量破裂溶解导致限制性弥散减少，加上严重的血管源性水肿使大量血管内水进入细胞外间隙，水分子的自由弥散增加，缺血组织在 DWI 上可表现为高信号[15]。本例患者在发病 1 个月后头颅 DWI 显示为高信号。

IHP 的手指瘫痪表现不一与结区受累部位有关,有研究认为结区中部梗死导致尺侧半手指瘫痪,结区后部梗死导致桡侧半手指瘫痪[13]。IHP 常用诊断标准:①单个或多个手指的瘫痪,伴或不伴腕关节瘫痪;②由临床表现或影像学证实为结区的缺血性卒中[5]。本例患者起病急,先突然出现左手中指、环指、小指无力,数天后出现左手拇指、示指无力,左侧手指不能背伸、屈曲活动,考虑患者先为结区中部梗死,后病情进展,发生结区后部梗死。患者头颅 MRI 平扫 +DWI 提示右侧中央前回上部结区脑梗死支持我们的推测。

IHP 也称"假性周围神经麻痹",需与周围神经病鉴别,尤其是在尺侧手指或桡侧手指瘫痪时[16,17]。需排除血管炎、外伤、压迫、神经性肌萎缩等情况[12]。本例患者长期饮酒,查体四肢腱反射减弱,需与酒精中毒性周围神经病鉴别。但患者左手瘫痪为急性起病,余肢体肌力正常,无肌肉萎缩,四肢无深浅感觉障碍,由于我院神经电生理检查的局限性,双上肢肌电图及 SEP 提示为左上肢异常,结合头颅 MRI 检查显示右侧大脑半球中央前回结区脑梗死与患者临床症状具有解剖联系,考虑左上肢肌电图及 SEP 异常为脑梗死所致中枢性失神经损害,不考虑酒精中毒性周围神经病所致。

尽管静脉溶栓对急性脑梗死治疗效果较好,尚无研究证实静脉溶栓对治疗 IHP 有效[12]。目前,IHP 主要治疗为脑血管病二级预防、控制危险因素、康复训练[16]。手部瘫痪恢复的理论依据是运动皮层的可塑性,有研究表明瘫痪侧手运动功能恢复的同时伴有瘫痪对侧运动皮层的兴奋性、重量、体积和位置的变化[18]。大部分 IHP 患者预后好,再发率低,这与疾病的自然病程和有效的药物治疗有关[9]。本例患者发病 1 个月入院,予脑血管病二级预防[19],同时予针灸、康复及药物辅助治疗,治疗 2 周后症状有所好转,3 个月后随访时左手瘫痪完全好转。

小　结

1. 在临床上遇到表现为全手瘫痪、尺侧或桡侧手指瘫痪、单个手指瘫痪、手掌瘫痪的孤立性手麻痹患者,应考虑到结区缺血性脑卒中的可能。

2. 注意与周围神经病鉴别,尽快明确诊断,使患者及时接受治疗。

(周知微　徐 平　赵明明)

参考文献

[1] BACK T, MROWKA M. Infarction of the "hand knob" area [J]. Neurology, 2001, 57 (6): 1143.

[2] TAKAHASHI N, KAWAMURA M, ARAKI S, et al. Isolated hand palsy due to cortical infarction localization of the motor hand area [J]. Neurology, 2002, 58 (9): 1412-1414.

[3] HIRAGA A. Pure motor monoparesis due to ischemic stroke [J]. Neurologist, 2011, 17 (6): 301-308.

[4] YOUSRY T A, SCHMID U D, ALKADHI H, et al. Localization of the motor hand area to a knob on the precentral gyrus. A new landmark [J]. Brain, 1997, 120 (Pt 1): 141-157.

[5] CELEBISOY M, OZDEMIRKIRAN T, TOKUCOGLU F, et al. Isolated hand palsy due to cortical infarction: localization of the motor hand area [J]. Neurologist, 2007, 13 (6): 376-379.

[6] GASS A, SZABO K, BEHRENS S, et al. A diffusion-weighted MRI study of acute ischemic distal arm paresis [J]. Neurology, 2001, 57 (9): 1589-1594.

[7] TIMSIT S, LOGAK M, MANAÏ R, et al. Evolving isolated hand palsy: a parietal lobe syndrome associated with carotid

artery disease [J]. Brain, 1997, 120 (Pt 12): 2251-2257.

[8] CASTALDO J, RODGERS J, RAEGRANT A, et al. Diagnosis and Neuroimaging of acute stroke producing distal arm monoparesis [J]. J Stroke Cerebrovasc Dis, 2003, 12 (6): 253-258.

[9] PETERS N, MULLER-SCHUNK S, FREILINGER T, et al. Ischemic stroke of the cortical "hand knob" area: stroke mechanisms and prognosis [J]. J Neurol, 2009, 256 (7): 1146-1151.

[10] OROSZ P, SZOCS I, RUDAS G, et al. Cortical hand knob stroke: report of 25 cases [J]. J Stroke Cerebrovasc Dis, 2018, 27 (7): 1949-1955.

[11] PACIARONI M, CASO V, MILIA P, et al. Isolated monoparesis following stroke [J]. J Neurol Neurosurg Psychiatry, 2005, 76 (6): 805-807.

[12] SINISCALCHI A, LOCHNER P, PERROTTA P, et al. Isolated hand palsy in national institutes of health stroke scale (NIHSS): is it useful？ [J]. West J Emerg Med, 2018, 19 (3): 524-526.

[13] KAWABATA Y, MIYAJI Y, JOKI H, et al. Isolated index finger palsy due to cortical infarction [J]. J Stroke Cerebrovasc Dis, 2014, 23 (10): e475-476.

[14] GASS A, AY H, SZABO K, et al. Diffusion-weighted MRI for the "small stuff": the details of acute cerebral ischaemia [J]. Lancet Neurol, 2004, 3 (1): 39-45.

[15] 黄海东, 杨春敏, 宦怡, 等. 弥散加权 MRI 对急性和非急性脑梗死的鉴别诊断价值 [J]. 放射学实践, 2003, 18 (9): 635-636.

[16] RANKIN E M, RAYESSA R, KEIR S L. Pseudoperipheral palsy due to cortical infarction [J]. Age Ageing, 2009, 38 (5): 623-624.

[17] ROSSO C, VALABREGUE R, ATTAL Y, et al. Contribution of corticospinal tract and functional connectivity in hand motor impairment after stroke [J]. PLoS One, 2013, 8 (9): e73164.

[18] VELDEMA J, BOSL K, NOWAK D A. Motor recovery of the affected hand in subacute stroke correlates with changes of contralesional cortical hand motor representation [J]. Neural Plast, 2017, 2017: 6171903.

[19] 中华医学会神经病学分会; 中华医学会神经病学分会脑血管病学组. 中国缺血性卒中和短暂性脑缺血发作二级预防指南 2022 [J]. 中华神经科杂志, 2022, 55 (10): 1071-1110.

案例 16
Fahr 综合征

病例资料

患者,女,67 岁。因"左侧肢体无力 4 天"于 2022 年 6 月 13 日入院。

【现病史】入院前 4 天患者清晨醒后感左侧肢体麻木、无力,伴言语不利、饮水呛咳,伴头昏,无头痛,无耳鸣、耳胀,无咳嗽、咳痰,无胸闷、胸痛,无四肢抽搐,无意识障碍、大小便失禁等不适,无畏寒、发热。于外院完善头颅 CT 提示:颅内多发对称性钙化,脑干少许出血灶可能。为求进一步诊治,初诊以"脑梗死"收住院。

【既往史】高血压病史 5 年,血压最高 180/120mmHg,未规律服用降血压药。2 年前诊断脑梗死,经治疗后遗留右侧肢体乏力。否认心脏病、糖尿病等病史;否认伤寒、结核、肝炎等传染病史;否认药物、食物过敏史;否认免疫性疾病病史;否认手术外伤史;否认输血史。

【个人史】生长于贵州省遵义市,无长期酗酒史,否认毒物及放射性物质接触史。

【家族史】家庭其他成员均健康。1 儿 1 女已行头颅 CT 检查均未发现明显异常。否认遗传病史。

【体格检查】体温 36.3℃,脉搏 86 次/min,呼吸 21 次/min,血压 146/113mmHg,急性面容,全身皮肤无黄染及皮疹,双肺呼吸音清,未闻及干湿啰音,心率 86 次/min,心律齐,各瓣膜听诊区未闻及杂音;腹软,未见胃肠型、蠕动波,腹壁静脉无曲张,全腹无肌紧张、未扪及包块,双下肢无水肿。神志清楚,反应可,对答切题,高级皮层功能正常,吐词欠清;双侧瞳孔等大等圆,对光反射灵敏;左侧鼻唇沟变浅,伸舌向左偏斜;左侧肢体肌张力增高,左侧肢体肌力 0 级,右侧肢体肌力 5⁻ 级;左侧偏身痛刺觉减退,左侧巴宾斯基征阳性,四肢腱反射亢进。NIHSS 评分:11 分。

【辅助检查】血钙:1.6mmol/L,血磷:1.95mmol/L。头颅 CT 检查提示:双侧丘脑密度减低,以右侧明显,考虑脑梗死;双侧基底节、丘脑、放射冠、半卵圆中心、枕叶、小脑齿状核、海马、左侧颞叶、脑干多发钙化(图 16-1)。头颅 MRI 提示:右侧内囊后肢小片急性脑梗死;双侧基底节、丘脑、小脑齿状核及枕叶多发钙化灶,枕叶局限性脑萎缩(图 16-2)。

【入院诊断】①急性缺血性脑卒中;②高血压病 3 级高危组;③甲状旁腺功能减退症?

【诊疗经过】

1. 定位、定性诊断分析　患者于安静状态下起病,新发左侧肢体无力。神经系统查体:左肌张力增高、左上下肢肌力 0 级,左侧偏身痛刺觉减退,左巴宾基征阳性,NIHSS 评分:11 分,结合上述头颅 MRI 检查,定位:右侧内囊后肢。定性:急性脑梗死(小动脉闭塞型)。

2. 鉴别诊断　①出血性脑卒中:67 岁女性患者,有高血压病史,未规律服用降血压药物,但患者于安静状态下起病,其头颅 CT 未提示出血性改变;②颅内占位性病变:老年女性患者,表现为左侧肢体无力,左侧病理征阳性,但头颅 MRI 未提示脑内占位性征象。

3. 初始诊疗　入院后患者已错过静脉溶栓治疗时间窗,予内科保守治疗。

4. 进一步诊疗　给予阿司匹林抗血小板聚集、阿托伐他汀稳定血管内膜、改善微循环、建立侧支循环、控制血压、康复锻炼等对症治疗。

【预后】患者出院时左侧肢体瘫痪恢复良好,左侧肢体肌力 2 级。

【随访】出院 3 个月后,患者左侧肢体肌力已恢复至 3 级,能自行扶拐行走,预后较好。继续康复锻炼,规律脑血管疾病二级预防治疗。

【最后诊断】①Fahr 综合征;②急性脑梗死(小动脉闭塞型);③高血压病 3 级高危组。

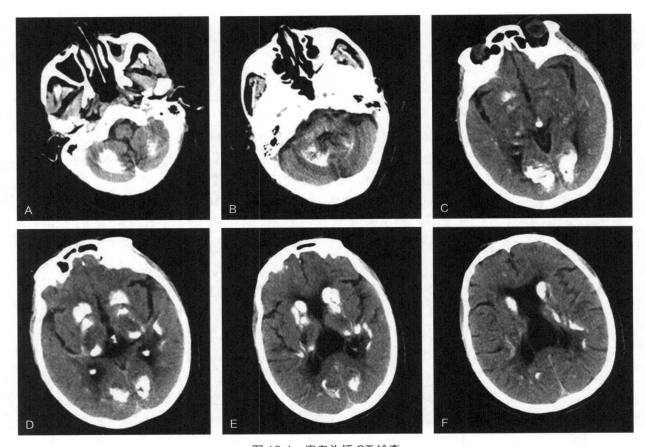

图 16-1　患者头颅 CT 检查

A~F. 双侧基底节、丘脑、放射冠、半卵圆中心、枕叶、小脑齿状核、海马、左侧颞叶、脑干多发钙化;
双侧丘脑密度减低,右侧明显,考虑脑梗死;脑室周围白质密度减低,考虑脑白质疏松。

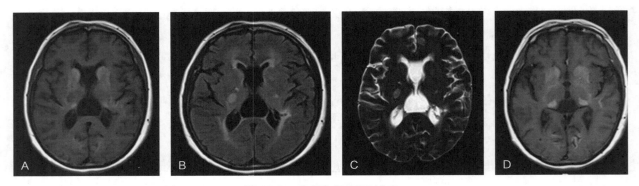

图 16-2　患者头颅 MRI 检查

A~D. 右侧内囊后肢小片急性脑梗死;双侧基底节、丘脑、小脑齿状核及枕叶多发钙化灶,
枕叶局限性脑萎缩,左侧脑室旁小片软化灶。

◁ 讨 论 ▷ --●

脑梗死是常见脑血管疾病,高血压、血脂升高、动脉硬化、糖尿病、吸烟、过量饮酒等是其高危因素。

该患者主要表现为肢体无力,有锥体束损害体征,且有高血压病史,查头颅 CT 示双侧丘脑密度减低,以右侧明显,考虑脑梗死。但头颅 CT 双侧基底节、丘脑、放射冠、半卵圆中心、枕叶、小脑齿状核、海马、左侧颞叶、脑干多发钙化原因不明。钙化是颅内常见病灶,以微钙化最常见,但多发、大面积钙化少见,颅内出现多处钙化且合并脑梗死更罕见,特发性基底核钙化(Fahr 病)可引起基底节对称性钙化[1],主要部位为尾状核、壳核、苍白球、丘脑、齿状核、半卵圆中心、大脑皮质钙化等,与本例患者出现钙化沉积部位相似,进一步查血钙 1.6mmol/L,血磷 1.95mmol/L,并且有甲状旁腺功能减退症,且无家族史,故诊断 Fahr 病依据不足,考虑甲状旁腺功能减退导致钙磷代谢紊乱引起的 Fahr 综合征。患者第一次出现脑梗死时查头颅 CT 发现颅内钙化灶,除脑梗死导致肢体无力外无其他临床表现,经治疗后好转,仅遗留右侧肢体瘫痪,两年后再次出现脑梗死,主要表现为左侧肢体瘫痪,而梗死面积及临床症状较前加重。高血压是脑梗死高危因素,该患者既往发生脑梗死,再次梗死风险较高,而第二次梗死部位与颅内钙化灶多发部位一致,为进一步探讨多发钙化与多次脑梗死之间关联,首先查阅文献明确基底节钙化的可能病因[2](图 16-3)。

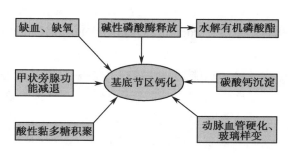

图 16-3 基底节钙化发病机制示意图

分析基底节钙化与多次脑梗死的关联:①在对 1 例基因确诊 Fahr 病导致脑梗死的病因分析中,推测钙磷沉积导致脑血管壁动脉硬化,从而导致血流动力学改变及血管弹性下降,最终导致脑梗死的发生[3];②钙磷沉积,堵塞脑小血管导致脑梗死[4];③基底节钙化可能与基底节区毛细血管丰富,对缺氧敏感,丰富血供对钙盐沉积亲和力较高;因此当出现钙磷代谢异常、缺血缺氧及血管通透性增加时,导致脑组织水肿,进一步导致颅内钙化沉积[5];④糖蛋白和酸性黏多糖积聚沉积使血管壁钙化,逐渐累及周围神经元,而钙化又反过来压迫脑血管使脑组织损伤进一步加重,而钙化沉积进一步加重,形成恶性循环,导致神经元丧失、胶质细胞增生合并脱髓鞘改变,从而进一步导致脑梗死发生[6];⑤钙磷沉积及血压升高都可导致脑血管动脉硬化,血管弹性下降,进而导致脑梗死发生,在此过程中,两者是否起到协同作用,需进一步探索研究。综上所述,在头颅 CT 检查发现颅内对称性钙化且无明显临床症状时需考虑 Fahr 病或 Fahr 综合征,前者是常染色体显性遗传病,后者与甲状旁腺功能减低相关,两者鉴别详见表 16-1。

表 16-1 Fahr 病及 Fahr 综合征鉴别要点

名称	特发性基底核钙化 (Fahr 病)	两侧对称性基底核钙化综合征 (Fahr 综合征)
定义	特发性基底节钙化,是一种罕见的常染色体显性或隐性遗传神经退行性变	继发性钙磷代谢紊乱
病因	特发性或遗传病	甲状旁腺功能减退症、假性甲状旁腺功能减退症、假-假性甲状旁腺功能减退症、其他慢性低钙血症(维生素 D 缺乏和肾功能衰竭)
临床表现	无症状或出现运动障碍(如帕金森症、精神疾病、认知障碍、痴呆和各种其他症状)	无特异性症状
血钙、血磷、PTH	正常	异常
共同点	典型特征是基底神经节和大脑皮质的异常钙化沉积物。钙化沉积物由碳酸钙和磷酸钙组成,常位于基底神经节、丘脑、海马、大脑皮质、小脑皮质下白质和齿状核等	
目前治疗方案	双膦酸盐治疗、维生素 D	对症治疗

目前关于 Fahr 综合征合并脑梗死病例也较少，仅有少数病例报道 Fahr 综合征之前被考虑为短暂性脑缺血发作或脑梗死[7]。因此，当出现不明原因颅内钙化，钙磷代谢紊乱，有脑梗死高危因素，出现神经精神症状，尤其以精神症状为主，结合钙化沉积部位，有无家族史，排除感染、免疫、炎症、代谢、器质性疾病后，应考虑 Fahr 综合征，必要时行基因检测。

Fahr 综合征，是 Fahr 在 1930 年首次报道该疾病[8]，病理生理学机制[9]是在血管壁和血管周围发生钙化，最终延伸到神经元，致使神经元受损，从而引发钙化。进行性基底节钙化压迫血管腔，血流减少、神经组织损伤和矿物质沉积的循环。沉积物主要包括磷酸钙、黏多糖和金属（铁、铜、银和钴等）组成。Fahr 病目前认为该病主要与四种基因血小板衍生生长因子亚基受体 B（recombinant platelet derived growth factor receptor B，*PDGFRB*）、血小板衍生生长因子亚基 B（platelet derived growth factor subunit B，*PDGFB*）和异向性和多向性鼠病毒的受体（xenotropic and polytropic retrovirus receptor 1，*XPR1*）及磷酸盐转运蛋白 2（sodium-dependent phosphate transporter 2，*SLC20A2*）相关[10]，*SLC20A2* 和 *XPR1* 突变主要是导致脑特异性无机磷酸盐转运蛋白的磷酸盐代谢中断，而 *PDGFB* 和 *PDGFRB* 突变则与破坏血脑屏障完整性和功能失调维持有关，一对父女的基因检测也明确了 *SLC20A2* 是导致颅内对称性钙化主要原因[11]，此外，另外一个基因 *MYORG* 突变则主要参与 Fahr 病的常染色体隐性遗传[12]。上述基因突变致的颅内钙化主要沉积于基底神经节、丘脑、海马、大脑皮质、小脑皮质下白质和齿状核[13]。Fahr 病的主要临床表现有精神障碍、帕金森病、癫痫、阿尔茨海默病、新型冠状病毒感染中癫痫发作[14-18]等。目前诊断标准为[19]：①影像资料显示双侧对称性基底节钙化；②进行性神经功能障碍或神经精神症状，发病年龄通常在 40~50 岁；③无血生化检查结果异常，无线粒体或代谢疾病或其他全身性疾病；④钙化不是由于感染、外伤或毒性原因造成的；⑤基底节钙化家族史符合常染色体显性遗传。有家族史者诊断标准在不包括前两条时可诊断，无家族史者，当钙化符合 Fahr 病的典型钙化特征时，满足前 4 条标准就可以考虑诊断 Fahr 病。

在该病例中头颅 CT 检查明确有双侧基底节钙化，有神经系统症状（锥体束损害体征），首次发现且出现临床症状在 65 岁，没有证据表明存在线粒体异常、代谢或其他严重性疾病，无感染、外伤及毒物史，高度怀疑 Fahr 病，但该患者无家族史，其子女及父母无类似病史，明确有甲状旁腺功能减退、钙磷代谢异常等证据，因此不考虑 Fahr 病，排除其他病因后，考虑 Fahr 综合征。

Fahr 综合征目前无特殊疗法，主要以对症处理为主，目前采用药物治疗来改善患者病情，如抗癫痫药物、抗精神病药、补充钙剂和糖皮质激素来纠正钙和磷酸盐水平。

小 结

1. 该患者影像学、临床表现符合 Fahr 综合征诊断。

2. 该患者以急性脑梗死起病，有高血压病史，多次发生脑梗死，因此，在发现颅内钙化，明确诊断 Fahr 综合征且合并有高血压时，排除其他疾病后，需警惕多次脑梗死的发生。

3. Fahr 综合征或 Fahr 病是一种罕见病，目前与之相关研究甚少，因此，必须开展更多的研究来了解该病所涉及的发病机制及途径，制定有效的治疗方案，以安全有效的医疗手段来预防和治愈该疾病。

（刘和煦　罗　勇　余昌胤）

参考文献

［1］ POLVEROSI R, ZAMBELLI C, SBEGHEN R. Calcification of the basal nuclei in hypoparathyroidism. The computed and magnetic resonance tomographic aspects [J]. Radiol Med, 1994, 87 (1-2): 12-15.

［2］ 黄勤, 况建国, 戴世海, 等. 基底节钙化的发病机制和 CT 及临床表现 [J]. 江西医学院学报, 1991,(1): 40-43.

［3］ 方玮, 方嘉佳, 赵国华. Fahr 病合并缺血性脑梗死一例病例报道 [J]. 浙江省神经病学学术大会论文汇编, 2020.

［4］ 李小元, 陈先文. Fahr 病的临床与病因学 [J]. 脑与神经疾病杂志, 2008,(3): 239-241.

［5］ 郭洪志, 李义召, 李大年, 等. 颅内钙化的 CT 与临床 [J]. 中风与神经疾病杂志, 1993,(4): 250-251.

［6］ 余巧燕. 以脑梗死起病的散发性 Fahr 病 1 例 [J]. 河南省医学会神经病学分会第二十九次年会论文集, 2015, 88-89.

［7］ SMITH P, Ng K, KRISHNAN K. Fahr's disease with an initial presentation of crescendo TIA [J]. BMJ Case Rep, 2021, 14 (6). e242837.

［8］ AMISHA F, MUNAKOMI S. Fahr Syndrome [M]. Treasure Island (FL): StatPearls Publishing, 2024.

［9］ THILLAIGOVINDAN R, ARUMUGAM E, RAI R, et al. Idiopathic basal ganglia calcification: Fahr's syndrome, a rare disorder [J]. Cureus, 2019, 11 (10): e5895.

［10］ DONZUSO G, MOSTILE G, NICOLETTI A, et al. Basal ganglia calcifications (Fahr's syndrome): related conditions and clinical features [J]. Neurol Sci, 2019, 40 (11): 2251-2263.

［11］ SHARMA R, STITT D. Novel likely pathogenic SLC20A variant in primary familial brain calcification [J]. BMJ Case Rep, 2022, 15 (3): e245909.

［12］ PETERS M, DE BROUWER E, BARTSTRA JW, et al. Mechanisms of calcification in Fahr disease and exposure of potential therapeutic targets [J]. Neurol Clin Pract, 2020, 10 (5): 449-457.

［13］ SALEEM S, ASLAM HM, ANWAR M, et al. Fahr's syndrome: literature review of current evidence [J]. Orphanet J Rare Dis, 2013, 8: 156.

［14］ El HECHMI S, BOUHLEL S, MELKI W, et al. Psychotic disorder induced by Fahr's syndrome: a case report [J]. Encephale, 2014, 40 (3): 271-275.

［15］ KUMAR N, JOG M. Fahr's disease presenting as late-onset levodopa-responsive parkinsonism [J]. Can J Neurol Sci, 2017, 44 (3): 322-323.

［16］ PALU G, MORAES S T, ROMANIELLO G, et al. Could Fahr's syndrome have more than one simultaneous etiology [J]. Cureus, 2021, 13 (12): e20342.

［17］ GHOGARE A S, NEMAD S. Fahr's syndrome presenting as pre-senile dementia with behavioral abnormalities: a rare case report [J]. Cureus, 2021, 13 (12): e20680.

［18］ DEMIR G, BALABAN O, TEKECI M H, et al. Fahr's syndrome presenting with seizures in SARS-CoV-2 (COVID-19) pneumonia-a case report [J]. Neurol Sci, 2020, 41 (11): 3063-3065.

［19］ MUFADDEL A A, Al-HASSANI G A. Familial idiopathic basal ganglia calcification (Fahr's disease)[J]. Neurosciences (Riyadh), 2014, 19 (3): 171-177.

案例 17
甲状腺功能亢进型烟雾综合征

> **病例资料**

患者,女,29 岁。因"反应迟钝、语言表达困难 1 个月余"于 2019 年 6 月 3 日入院。

【现病史】1 个月余前患者突发起病,家属发现其表情淡漠,言语减少,表达费力,找词困难,能理解他人言语,记忆力下降,找不到回家的路,不能胜任日常工作,需要家人陪护,日常生活基本自理,大小便正常。门诊头颅 CT 提示左侧额叶大片低密度影,以"左侧额叶病变"收入神经外科。

【既往史】既往健康,无基础疾病及遗传病史,无毒物及特殊药品接触史,无输血史。

【个人史】出生于四川遂宁,月经正常,已婚,育有 1 子,无不良嗜好。

【家族史】家庭其他成员均健康,否认遗传病史,无类似病史。

【体格检查】体温 36.4℃,脉搏 115 次/min,呼吸 21 次/min,血压 135/85mmHg,全身皮肤无黄染及皮疹,双肺呼吸音清晰,心率 115 次/min,心律齐,各瓣膜听诊区未闻及杂音;腹软,未见胃肠型、蠕动波,腹壁静脉无曲张,全腹无肌紧张,未扪及包块,双下肢无水肿。神志清楚,反应迟钝,言语清楚,记忆力、计算力减退,查体配合。双侧瞳孔等大等圆,直径 3mm,光反射灵敏。口角无歪斜,伸舌居中。四肢肌张力正常,肌力 5 级,龙贝格征阴性,生理反射存在,病理征阴性。

【辅助检查】脑脊液常规:无色透明,白细胞数 $2 \times 10^6/L$,红细胞数 $5 \times 10^6/L$;脑脊液生化:腺苷脱氨酶 16.2U/L,葡萄糖 4.57mmol/L,氯 127.8mmol/L,脑脊液蛋白定量 0.27g/L。肝肾功能、血糖、血脂、电解质、感染性标志物、血常规、红细胞沉降率均正常。头颅 MRI:左侧额叶脑回增粗并信号异常,累及左侧胼胝体膝部、额叶皮层及皮层下白质,T_1WI 呈低信号,T_2WI 呈高信号,T_2FLAIR 及 DWI 呈高信号,表观弥散系数(apparent diffusion coefficient,ADC)呈低信号,增强扫描胼胝体膝部病灶不均匀强化,余未见异常强化;脑沟、脑池无增宽,脑室无扩张,中线结构居中。MRS 示:Cho 峰稍增高,NAA 峰减低,在 ppm1.3 左右见明显倒置乳酸双峰;左额叶及胼胝体膝部病灶,不排除线粒体脑病可能;结论:左额叶及胼胝体膝部病灶,不除外:①线粒体脑病;②脑梗死;③其他。

【入院诊断】左侧额叶病变性质待查:①脑梗死?②线粒体脑肌病?③肿瘤?

【诊疗经过】

1. **定位、定性诊断分析** 患者反应迟钝、语言表达困难,记忆力、计算力减退,定位:大脑皮质、语言中枢。结合头颅 MRI、头颈部 CTA、数字减影血管造影(digital subtraction angiography,DSA),定性:缺血性脑血管病。

2. **鉴别诊断** ①脑肿瘤:青年女性,以反应迟钝、运动性失语、精神症状为表现,影像学可见左侧额叶病灶。但是头颅 MRI 增强未见强化不支持;②线粒体脑肌病伴高乳酸血症和卒中样发作(MELAS):40 岁前起病,临床可以卒中样发作伴偏瘫、偏盲、癫痫等,多有智力低下、身材矮小、神经性耳聋。血和脑脊液乳酸升高,头颅 MRS 可见双乳酸峰。该患者不支持;③单纯疱疹病毒性脑炎:急性起病,可有发热、头痛、反应迟钝、精神异常,头颅 MRI 多为颞叶内侧、额叶眶面、岛叶皮质出现局灶性水肿,T_2 加权像上高信号,脑脊液可表现为白细胞轻中度升高,淋巴细胞为主,有出血坏死可红细胞增多,蛋白轻度升高,糖及氯化物正常,但该患者不支持。

3. **初始诊疗** 入院后予以胞磷胆碱保护脑细胞,多奈哌齐改善脑功能对症治疗,症状无改善。神经外科排除肿瘤后建议转神经内科。患者情绪波动大,拒绝转科,强烈要求出院,出院后患者言语及智能仍较差,于 2019 年 6 月 17 日入院神经内科,入院时查体:体温 36.2℃,脉搏 136 次 /min,呼吸 21 次 /min,血压 141/85mmHg。皮肤巩膜无黄染,睑结膜无苍白,双肺呼吸音清,无干湿啰音,心律齐,无明显杂音,腹软,无压痛、反跳痛及肌紧张,肝脾肋下未及,双下肢无水肿。神志清楚,精神可,语言表达困难,记忆力、计算力减退、双侧瞳孔等大等圆、直径约 3.0mm、对光反射灵敏、双侧鼻唇沟对称,伸舌居中,四肢肌力 5 级、肌张力正常,感觉检查不合作,脑膜刺激征阴性,病理征阴性。NIHSS 评分:2 分,MMSE 评分:8 分。

抗核抗体、抗核抗体谱、免疫球蛋白、C3 补体、C4 补体、抗链球菌溶血素"O"、类风湿因子、C 反应蛋白、抗环瓜氨酸肽抗体均正常。心电图检查示:窦性心动过速,右心负荷。甲状腺彩超:甲状腺长大,血供丰富,双侧颈部可见淋巴结回声,较大约 17mm×6mm,形态规则,皮髓质分界清楚。甲状腺功能:血清游离三碘甲腺原氨酸(free triiodothyronine,FT$_3$)41.25pmol/L,血清游离甲状腺素(free thyroxine,FT$_4$)>64.35pmol/L,促甲状腺激素(TSH)0.01IU/ml,抗甲状腺过氧化物酶抗体(Anti-TPO)>1 000IU/ml,抗甲状腺球蛋白抗体(antithyroglobulin antibody,anti-TGAb)65.4IU/ml,甲状腺球蛋白(thyroglobulin,TG)65.07ng/ml,促甲状腺激素受体抗体(thyroid stimulating hormone receptor antibody,TRAb)15.29IU/L,静息乳酸 1.2mmol/L。头颅 MRI+ 增强:左额叶及胼胝体膝部病灶,未见强化,考虑:脑梗死(图 17-1)。头颈部 CTA:双侧颈内外动脉细小;双侧颈内动脉 C7 段及大脑中动脉 M1 近段、大脑前动脉 A1 段局部显示不清,周围多发细小血管影,请结合临床或 DSA 检查除外烟雾病或其他(图 17-2)。全脑血管造影(DSA):主动脉弓血管走行及形态正常,左侧颈总动脉起始段、左锁骨下动脉起始段、头臂区域代偿供血,考虑烟雾病(图 17-3)。结合患者病情综合分析诊断:甲状腺功能亢进型烟雾综合征。

4. 进一步诊疗 给予氯吡格雷 75mg/ 次,每日 1 次,口服抗血小板;普萘洛尔 10mg/ 次,每日 1 次,口服控制心室率;奥氮平片 5mg/ 次,每晚 1 次,口服控制精神症状;甲巯咪唑 10mg/ 次,每日 3 次,口服抗甲状腺素;茴拉西坦 0.2g/ 次,每日 3 次,口服改善脑功能;维生素 B$_4$ 10mg/ 次每日 3 次,口服;地榆升白片 0.1g/ 次,每日 3 次,口服等辅助治疗。

【预后】3 个月后患者病情明显改善,智力恢复基本如常,体重增加 5kg,情绪稳定,复查甲状腺功能:FT$_3$、FT$_4$ 正常,TSH 0.01IU/ml,嘱继续服药及随访。

【随访】1 年后随访患者智力恢复正常,因经济原因未行血管搭桥术。长期服用氯吡格雷 75mg/ 次,每日 1 次,口服抗血小板;普萘洛尔 10mg/ 次,每日 1 次,口服控制心室率。并在内分泌科随访甲状腺功能,未再发生脑血管意外。

【最后诊断】甲状腺功能亢进型烟雾综合征。

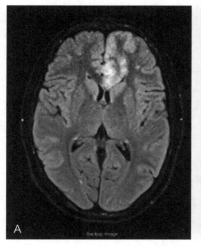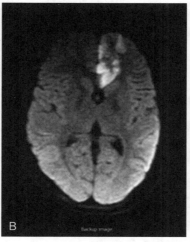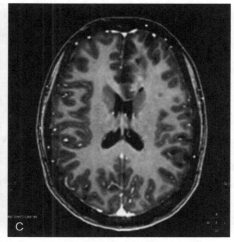

图 17-1 患者头颅 MRI 检查
A. FLAIR 左侧额叶高信号;B. DWI 左侧额叶高信号;C. 左侧额叶病灶增强无强化。

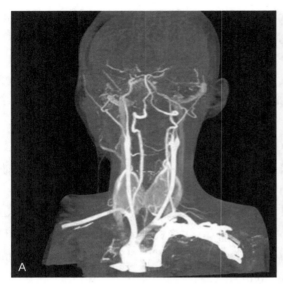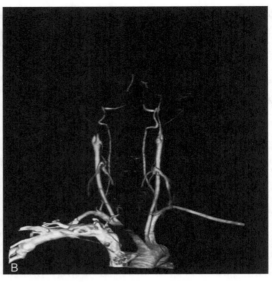

图 17-2　患者头颈部 CTA 检查

A~B. 血管重建:双侧颈内外动脉细小;双侧颈内动脉 C7 段及大脑中动脉 M1 近段、
大脑前动脉 A1 段局部显示不清,周围多发细小血管影。

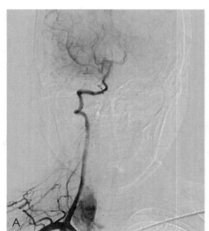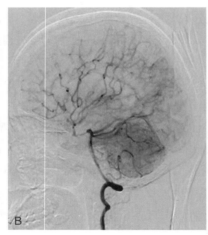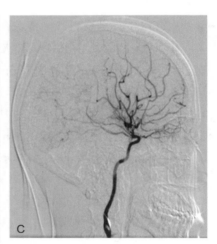

图 17-3　患者 DSA 检查

A. 颈内动脉末段见成堆异常血管网;B. 左侧大脑中动脉 M1 段纤细;
C. 右侧大脑前动脉 A1 缺失;右侧大脑中动脉纤细,起始段狭窄。

◁ 讨 论 ▷···•

　　烟雾综合征(moyamoya syndrome,MMS)是一种颈内动脉远端及其分支大脑前动脉、大脑中动脉
起始部严重狭窄或闭塞,伴颅底异常血管网形成为特征的脑血管疾病,其基础疾病包括甲状腺功能亢
进、动脉粥样硬化及系统性红斑狼疮等[1-3]。甲状腺功能亢进症是一种常见的自身免疫性疾病,患者体
内甲状腺激素水平增高,造成全身多器官功能紊乱,累及心脑血管则可通过改变血管炎性反应致动脉壁
损伤。1991 年,日本学者 Kushima K[4]首次报道甲状腺功能亢进型烟雾综合征以来,总结国内外文献,
甲状腺功能亢进合并烟雾综合征多以中青年女性多发,多表现为缺血性或者出血性脑血管意外。有文
献报道[5]甲状腺功能亢进型烟雾病患者几乎均在甲状腺功能亢进状态时出现烟雾病脑缺血或脑出血

发作,且部分患者在甲状腺功能亢进症复发时亦出现烟雾病发作症状,且大部分患者经抗甲状腺药物治疗后神经症状得到明显改善。这提示甲状腺功能亢进很可能是导致烟雾病的一个重要因素。推测二者发病相关性可能有以下几个方面:①甲状腺素毒症:甲状腺功能异常造成过量的甲状腺素分泌,导致血浆内皮素分泌增加,产生缩血管反应,诱发了脑血管的进一步狭窄或闭塞,加重缺血性脑卒中事件发生;甲状腺素的毒性作用还可使交感神经的反应性升高,局部交感神经的刺激及血液的高凝状态可能对颈动脉管腔狭窄、内膜纤维性增厚及弹力层扭曲的病理变化起到促进作用[6,7]。②免疫反应:甲状腺受体抗体与来自脑动脉的某种抗原的交叉反应可导致免疫介导的血管炎,从而诱发烟雾病,患者应用糖皮质激素及血浆置换治疗后,烟雾状血管逐渐改善,提示免疫因素参与其发病过程[8]。③遗传因素:两者均有明显的家族遗传倾向,烟雾病的基因位点(染色体 8q23,*MYMY3*)与自身免疫性甲状腺疾病的基因位点(8q23-23)非常接近,有学者发现 1 对母女同时患有家族性甲状腺功能亢进症及烟雾病,因而,遗传性及免疫性因素并存,可共同促进脑血管进行性损害[9]。

　　甲状腺功能亢进型烟雾综合征的治疗主要是控制甲状腺功能亢进及改善脑灌注,同时给予包括抗血小板聚集、营养神经、改善循环等内科治疗及血管重建手术外科治疗等。血浆置换及激素在甲状腺毒症期间的应用可在短时间内改善症状。本例患者为青年女性,无脑卒中高危因素,出现脑梗死症状,入院筛查脑卒中危险因素中发现甲状腺功能亢进的实验室及彩超检查证据,但患者既往未发现有甲状腺功能亢进的临床症状,经 CTA 提示双侧颈内外动脉细小;双侧颈内动脉 C7 段及大脑中动脉 M1 近段、大脑前动脉 A1 段局部显示不清,周围多发细小血管影,DSA 提示烟雾病。入院后给予积极抗血小板聚集,改善脑灌注,同时予以抗甲状腺功能亢进药物治疗,病情缓解明显。

小　结

　　1. 甲状腺功能亢进是烟雾病的一个独立危险因素,特别是年轻的脑卒中患者。

　　2. 长期高水平的甲状腺激素使脑代谢增加,导致脑血管血流动力学改变,血管炎性反应改变致血管壁损伤,进而导致血管异常,故甲状腺功能筛查具有重要意义,同时进行脑血管的相关检查则更利于早期诊断及治疗。

(李琳琳　刘　衡　罗　勇)

参考文献

[1]　LI J, JIN M, SUN X, et al. Imaging of moyamoya disease and moyamoya syndrome: current status [J]. J Comput Assist Tomogr, 2019, 43 (2): 257-263.

[2]　AHN J H, JEON J P, KIM J E, et al. Association of hyperthyroidism and thyroid autoantibodies with moyamoya disease and its stroke [J]. Neurol Med Chir (Tokyo), 2018: 29353860.

[3]　MIYAWAKI S, IMAI H, SHIMIZU M, et al. Genetic analysis of RNF213c. 14567G>A variant in Nonatherosclerotic Quasi-Moyamoya disease [J]. J Stroke Cerebrovasc Dis, 2015, 24 (5): 1075-1079.

[4]　KUSHIMA K, SATOH Y, BAN Y, et al. Graves, thyrotoxicosis and moyamoya disease [J]. Can J Neurol Sci, 1991, 18 (2): 140-142.

[5]　IM S H, OH C W, KWON O K, et al. Moyamoya disease associated with graves disease: special considerations regarding clinical significance and management[J]. J Neurosurg, 2005, 102 (6): 1013-1017.

[6]　CHEON C K, KIM S Y, YOO J H. Two adolescent patients with coexistent Graves' disease and Moyamoya disease in

Korea [J]. Korean J Pediatr, 2014, 57 (6): 287-291.

［7］ 张爱玲, 冯来会, 臧文举, 等. 甲状腺功能亢进症合并烟雾综合征临床分析 (附二例报道)[J]. 中华神经医学杂志, 2014, 13 (2): 197-199.

［8］ Malik S, Russman A N, Katramados A M, et a1. Moyamoya syndrome associated with Graves' disease: a case report and review of the literature [J]. J Stroke Cerebrovasc Dis, 2011, 20 (6): 528-536.

［9］ Tokimura H, Tajitsu K, Takashima H, et al, Familial moyamoya disease associated with Graves' disease in a mother and daughter, two case reports [J]. Neurol Med Chir (Tokyo), 2010, 50 (8): 668-674.

案例 18
并发脑梗死的严重尿素放线杆菌感染性心内膜炎

患者,女,25 岁。因"发热 8 天,右肢无力、言语功能障碍 10 小时"于 2009 年 7 月 2 日入院。

【现病史】 8 天前患者开始出现发热,测体温最高达 39.0℃以上,伴头痛,病初发热呈阵发性,伴寒战,出汗后体温可降至正常,后持续发热。曾于当地医院完善血培养、胸片未见异常,行血涂片检查后诊断为"疟疾",予以氯喹、伯氨喹"抗疟"治疗 5 天后未再寒战,但仍持续发热,无寒战。10 小时前突发右侧肢体无力,不能言语,无抽搐及意识障碍,约半小时后症状减轻,但言语不流利。急诊以"颅内感染"收入院。自发病以来精神、饮食、睡眠一般,大小便如常,体重无明显变化。

【既往史】 患者平素身体健康,否认高血压、糖尿病、肿瘤等病史;否认伤寒、结核、肝炎等传染病史;否认药物、食物过敏史;否认免疫性疾病病史;否认疫区旅居史;否认手术外伤史;否认输血史。

【个人史】 生长于贵州遵义,否认吸烟、饮酒史,无特殊不良嗜好,否认毒物及放射性物质接触史。

【家族史】 家庭其他成员均健康,否认遗传病史,无类似病史。

【体格检查】 体温 37.1℃,脉搏 92 次 /min,呼吸 20 次 /min,血压 95/62mmHg,平车推入病房,双肺呼吸音清、未闻及干湿啰音;心率 92 次 /min,心律齐,各瓣膜听诊区未闻及杂音;腹软,全腹无压痛、反跳痛及肌紧张,肝脾未触及,双下肢无水肿。神志清楚,反应稍迟钝,言语欠流利,计算力差,颈强直 2 横指,右侧肢体轻瘫征阳性,右侧巴宾斯基征可疑阳性,余神经系统查体未见阳性体征。

【辅助检查】 头颅 CT 示:左侧额颞顶叶片状低密度影,边缘稍模糊(图 18-1)。

【入院诊断】 颅内感染可能性大。

【诊疗经过】

1. 定位、定性诊断分析 患者反应稍迟钝,定位:前额叶及其联络纤维;计算力差,定位:顶叶及其联络纤维;颈强直,定位:脑膜;右侧肢体无力,右侧肢体轻瘫征阳性,右侧巴宾斯基征可疑阳性,定位:左侧额叶中央前回及其联络纤维;言语欠流利,定位:优势半球额下回后部及其联络纤维。综合定位:脑膜、左侧额顶叶及其联络纤维。定性:感染性疾病。

2. 鉴别诊断 ①脑血管疾病:患者突发右侧肢体无力,不能言语,需考虑,但患者病前有发热史,不符合脑梗死或脑出血后吸收热表现,虽不排除发热为其他原因所致,但完善心脏彩超后明确提示感染性心内膜炎,二尖瓣前叶赘生物形成;②原发性中枢神经系统感染:患者有发热、头痛病史,颈强直 2 横指,且腰椎穿刺:颅内压 200mmH$_2$O,需考虑,但脑脊液常规、生化正常,未找到抗酸杆菌及隐球菌孢子,结核分枝杆菌 DNA 阴性,后血及骨髓中均培养出革兰氏阴性小杆菌,自动化鉴定药敏检测仪明确血培养中的革兰氏阴性小杆菌为尿素放线杆菌,换用敏感抗生素后患者病情逐渐好转,故不考虑;③自身免疫性中枢神经系统疾病:自身免疫性脑炎在女性及儿童常见,是一组与神经元细胞表面及突触蛋白抗体有关的综合征,该病前驱症状常为头痛,可具有记忆及认知障碍、精神症状、癫痫发作、昏迷等表现,患者长期从事护理工作,生活作息不规律,可能因此存在免疫力低下,结合患者病前有发热、头痛,需考虑此病,但完善脑电图结果不支持该诊断,且根据药敏试验加用抗生素后患者病情逐渐好转,故排除自身免疫性中枢神经系统疾病。

3. 初始诊疗 入院后予以抗病毒、脱水降颅内压、改善脑功能、加强营养支持等治疗。入院后患者反复发热,体温高达 40.5℃,在体温明显升高时反复多次送静脉血完善血细菌培养。住院第 5 天出现腹痛、腹泻,并渐出现咳嗽,加用磷霉素钠抗感染治疗。进一步做腰椎穿刺:颅内压 200mmH$_2$O,脑脊液常规、生化检查未见异常,未找到抗酸杆菌及隐球菌孢子,结核分枝杆菌 DNA 阴性;脑电图示正常;骨髓细胞学检查提示感染性骨髓象,血及骨髓涂片中均未找到疟原虫,并送骨髓培养;头颅 MRI 平扫+增强扫描示:左侧额颞顶叶多发片状长 T$_2$ 信号,主要分布于皮质区,边界不清,轻度占位效应,双额叶白质区见多发斑点状长 T$_2$ 信号,考虑左侧大脑多发病变,考虑脑炎可能性大,双额叶多发脱髓鞘病变或脑炎(图 18-1);心电图、胸片未见异常;胸部 CT 示:双肺炎,双侧胸腔积液;B 超示:肝脏偏大,疑多囊卵巢;腹部立卧位片考虑:低位小肠梗阻;血常规示 WBC 11.15×10^9/L,中性粒细胞百分比 74%,血红蛋白 96g/L;肝功能检查示清蛋白低,肾功能检查正常;HIV、RPR 提示阴性;伤寒抗体 IgM 和副伤寒抗体 IgM 均阴性;尿便常规未见异常。住院第 12 天,胸腔积液常规及生化检查提示漏出液,胸腔积液中未找到抗酸杆菌及脱落细胞,TB-PCR 阴性,进一步送痰培养示正常咽喉杂菌生长,PPD 阴性,红细胞沉降率 35mm/h。考虑双侧肺炎合并类肺炎性胸腔积液可能性大,改用阿奇霉素抗感染治疗。

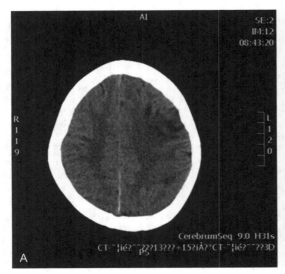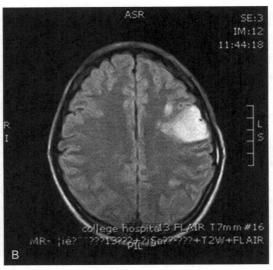

图 18-1 患者头颅 CT 和头颅 MRI 检查

A. 头颅 CT 示左侧额颞顶叶片状低密度影;B. FLAIR 左侧额颞顶叶多发片状高信号。

4. 进一步诊疗 住院第 14 天,血及骨髓中均培养出革兰氏阴性小杆菌,生长缓慢,菌种待继续培养明确,治疗上改用甲磺酸帕珠沙星加强抗感染治疗。住院第 19 天,经全科会诊后复查头颅 MRI 示:左大脑多发病变,双大脑多发脱髓鞘病变,疑右基底节区及小脑梗死灶,与前片比较病灶减少;复查心电图示:正常;心脏彩超示:感染性心内膜炎,二尖瓣前叶赘生物形成并轻度反流(图 18-2);风湿系列均正常。住院第 21 天,行全院大会诊后明确诊断:亚急性感染性心内膜炎,败血症,脑梗死。改用美罗培南加强抗感染治疗。

住院第 23 天,患者出现意识障碍,病情很快加重达高峰,查神志呈中至深昏迷状,双侧瞳孔圆不等大,对光反应消失,双侧巴宾斯基征阳性。复查头颅 CT 提示:左大脑及左侧丘脑多发病变,考虑脑梗死或脑炎,考虑再发脑梗死,请脑外科会诊暂不考虑脑疝形成,无手术

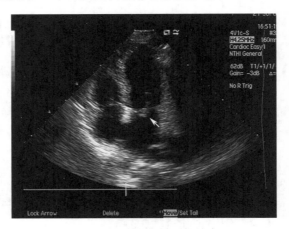

图 18-2 患者心脏彩超检查

二尖瓣前叶赘生物。

指征,继续抗感染等治疗,并加用脱水降颅内压、促醒药治疗。住院第 27 天,血氧饱和度不能维持,血压下降,心率加快,末梢循环差,考虑合并休克,转重症监护室行气管切开,配合呼吸机辅助呼吸,经升压、补充血容量等治疗后休克得以纠正。

住院第 33 天,利用自动化鉴定药敏检测仪明确血培养中的革兰氏阴性小杆菌为尿素放线杆菌。修改诊断:并发脑梗死的严重尿素放线杆菌感染性心内膜炎。血培养药敏试验示除复方磺胺甲噁唑外对多种抗生素敏感。复查腰椎穿刺:颅内压正常,脑脊液中白细胞及蛋白稍增高,脑脊液培养无细菌生长。据痰培养及药敏结果加用依诺沙星治疗。经住院治疗 40 余天后体温基本平稳,肺部感染逐步得以控制,意识障碍程度有所减轻,脱离呼吸机,配合高压氧舱治疗。

住院第 53 天复查心脏彩超示静息状态下心内结构及血流未见明显异常,停用美罗培南,拔出气管切开套管,并封管。

【预后】住院第 97 天,患者呈昏睡状,不能进食,查生命体征平稳,时有强哭强笑,呼之可以睁闭眼示之,不能言语,右上睑下垂,四肢肌张力高,强痛刺激时肢体有轻微反应,双侧病理征阳性。患者家属要求出院,到当地医院继续治疗。

【随访】出院 52 天后随访,患者神志清楚,精神较萎靡,仍不能自主进食、言语,查右上睑下垂,四肢痉挛性瘫痪,轻度肌肉萎缩。复查头颅 MRI 示:双侧大、小脑、脑干多发梗死、软化灶,脑萎缩;复查心脏彩超未见异常;复查血常规示贫血纠正。自体骨髓神经干细胞移植(4 次)等治疗后,患者可以自行进食,右上睑下垂好转,余神经系统缺损体征无明显变化。

【最后诊断】并发脑梗死的严重尿素放线杆菌感染性心内膜炎。

◁ 讨 论 ▷ ···•

感染性心内膜炎(infective endocarditis,IE)是由细菌等微生物感染心内膜所致,尤其易累及心瓣膜。IE 多发生在原有心瓣膜病、先天性心血管畸形或人工瓣膜置换术后,也可发生在正常心瓣膜上。感染性心内膜炎患者中约 20%~40% 会发生神经系统并发症,主要包括脑卒中、脑膜炎、脑脓肿等,其中发生卒中的患者中约 70% 为脑梗死、短暂性脑缺血发作(transient ischemic attack,TIA),30% 为脑出血[1,2]。虽然该患者既往无心脏病史,但心脏彩超提示二尖瓣前叶赘生物形成,血及骨髓培养均提示同一种细菌生长,以及发热、脑梗死等表现,按照美国杜克大学诊断 IE 的新标准[3],可明确诊断 IE。曾有文献报道[4]IE 患者血培养阳性率高达 60%,但随着抗生素的广泛应用,其阳性率明显下降。引起 IE 常见的细菌中以革兰氏阳性球菌最多见,但由尿素放线杆菌引起者鲜见报道[5]。

尿素放线杆菌是一种兼性厌氧革兰氏阴性杆菌,营养要求较高,在含血液的琼脂平板或巧克力平板上才能生长,但生长缓慢。它是一种少见的共生菌,在鼻炎、鼻窦炎及慢性气道疾病患者[6]和正常人体及动物的上呼吸道中都有存在。自从 1960 年首次发现尿素放线杆菌以来,报道感染尿素放线杆菌的病例不多,其中报道最多的是脑膜炎[5,7-9],其他较少见的有菌血症[9]、败血症[10]、腰肌脓肿[10]、肺炎[11]、化脓性关节炎[12]、骨髓感染[13]等。但引起感染性心内膜炎的鲜见报道,尤其是伴发脑梗死的更极为罕见。

根据以往报道的文献显示,一种细菌能否引起机体感染,取决于细菌的数量、毒力以及机体的抵抗力,尿素放线杆菌可被视为一种机会致病菌而引起比较严重的感染。报道的病例中多能找到引起患者全身免疫力下降的因素,有的患者嗜酒,有的患者年龄较大,有的患者伴有 HIV 感染、营养不良、慢性肝病、正在接受抗肿瘤坏死因子治疗的类风湿性关节炎等慢性疾病。另外,曾报道 1 例老年患者伴有瓦尔登斯特伦巨球蛋白血症,可能是导致对尿素放线杆菌易感的重要原因[5]。但值得一提的是,该患者为青年人,既没有养鸡、狗、猫等动物,也没有引起全身抵抗力下降的疾病史,推测可能与患者长期从事护理工作，生活作息不规律，从而导致患者抵抗力下降，最终导致尿素放线杆菌易感。

根据之前的临床报道，尿素放线杆菌对多种抗生素普遍敏感，尤其普遍地对所有的 β- 内酰胺类抗生素敏感，青霉素与阿莫西林似乎是最有效的治疗药物。本病例药敏试验提示除复方磺胺甲噁唑外对多种抗生素敏感，同文献报道。但尿素放线杆菌培养时生长缓慢，培养所需时间较长，如果等待培养及药敏试验结果出来后再根据结果选择用药，则势必延误治疗，造成不良的后果。因此，在有条件的情况下，且高度怀疑由本菌所致的感染，我们可以采用 16S rRNA 基因序列分析法[14]鉴别血液或脑脊液等样本中分离出的尿素放线杆菌。

目前尿素放线杆菌感染性心内膜炎所致脑梗死的报道罕见，因此我们没有发现由尿素放线杆菌感染性心内膜炎所致脑梗死有任何特异的临床表现或影像学特征。但结合本病例我们可以发现，尿素放线杆菌感染性心内膜炎患者心瓣膜上赘生物比较大，并发脑梗死时病情危重，且易反复引起脑梗死，经过治疗后可遗留有明显的神经功能缺损，预后不佳。推测其原因，考虑可能与尿素放线杆菌的毒素有关。

小　结

对于单纯以发热为表现的患者应努力做好以下要点。

1. 尽力寻找感染灶，明确病原微生物。

2. 对部分检出阳性率不高的检查，需在病程中多次复查，才可能获得阳性结果。

3. 使用抗生素治疗前进行血培养，部分已使用抗生素的非急性起病患者，若病情允许，可暂停抗生素治疗 2~7 天完善血培养。

（杨　娟　余昌胤　徐忠祥）

参考文献

［1］　中华医学会心血管病学分会. 成人感染性心内膜炎预防、诊断和治疗专家共识 [J]. 中华心血管病杂志, 2014, 42 (10): 806-816.

［2］　SILVER B, BEHROUZ R, SILLIMAN S. Bacterial endocarditis and cerebrovascular disease [J]. Curr Neurol Neurosci Rep, 2016, 16 (12): 104.

［3］　DURACK D T, LUKES A S, BRIGHT D K, et al. New criteria for diagnosis of infective endocarditis: utilization of specific echocardiographic findings [J]. Am J Med, 1994, 96 (3): 200-209.

［4］　王涣玲, 盛瑞媛. 感染性心内膜炎 70 例临床分析 [J]. 中华内科杂志, 2004, 43 (1): 33-36.

［5］　DE CASTRO N, PAVIE J, LAGRANGE-XéLOT M, et al. Severe actinobacillus ureae meningitis in an immunocompromised patient: report of one case and review of the literature [J]. Scand J Infect Dis, 2007, 39 (11-12): 1076-1079.

［6］　VAY C, RODRíGUEZ C, SADORIN R, et al. Actinobacillus ureae isolated from a patient with chronic bronchitis [J]. Enferm Infecc Microbiol Clin, 1995, 13 (9): 569-570.

［7］　KINGSLAND R C, GUSS D A. Actinobacillus ureae meningitis: case report and review of the literature [J]. J Emerg Med, 1995, 13 (5): 623.

［8］　KAKA S, LUNZ R, KLUGMAN K P. Actinobacillus (Pasteurella) ureae meningitis in a HIV-positive patient [J]. Diagn Microbiol Infect Dis, 1994, 20 (2): 105.

［9］　VERHAEGEN J, VERBRAEKEN H, CABUY A, et al. Actinobacillus (formerly Pasteurella) ureae meningitis and bacteraemia: report of a case and review of the literature [J]. J Infect, 1988, 17 (3): 249-253.

［10］ LEE W C, YOON H J. The first case of psoas muscle abscess and sepsis caused by Actinobacillus ureae in a chronic hepatitis B patient in Korea [J]. Infection & Chemotherapy, 2009, 41 (2): 95-98.

［11］ PEREZ JA, DE LA IGLESIA M, MENCHERO A. Pneumonia caused by Actinobacillus ureae [J]. Enferm Infecc Microbiol Clin, 2000, 18 (6): 296-297.

［12］ KAUR P P, DERK C T, CHATTERJI M, et al. Septic arthritis caused by Actinobacillus ureae in a patient with rheumatoid arthritis receiving anti-tumor necrosis factor-alpha therapy [J]. J Rheumatol, 2004, 31 (8): 1663-1665.

［13］ AVLAMI A, PAPALAMBROU C, TZIVRA M, et al. Bone marrow infection caused by Actinobacillus ureae in a rheumatoid arthritis patient [J]. J Infect, 1997, 35 (3): 298-299.

［14］ WHITELAW A C, SHANKLAND I M, ELISHA B G. Use of 16S rRNA sequencing for identification of actinobacillus ureae isolated from a cerebrospinal fluid sample [J]. J Clin Microbiol, 2002, 40 (2): 666-668.

案例 19

急性缺血性脑卒中 - 瓦伦贝格综合征

病例资料

患者,男,32 岁。因"言语不清伴行走不稳 3 小时"于 2020 年 8 月 25 日入院。

【现病史】患者 3 小时前打麻将时突发言语含混,讲话含糊、吐词不清。伴眩晕,恶心、呕吐胃内容物,行走不稳。无头痛、肢体无力、意识障碍,无耳鸣及听力下降,无抽搐及大小便失禁,无畏寒、发热。症状持续无缓解,遂至我院急诊就医,完善心电图、血常规、血生化、凝血功能均正常;头部 CT 平扫检查未见颅内出血及占位等病变,拟诊"急性缺血性脑卒中"收住院。自发病以来未进食,无大小便。

【既往史】既往有高血压病史、最高血压达 180/110mmHg,自诉未服药控制,具体不详;否认心脏病、糖尿病等病史;否认伤寒、结核、肝炎等传染病史;否认药物、食物过敏史;否认免疫性疾病病史;否认手术、外伤史;否认输血史。

【个人史】生长于贵州省遵义市,吸烟 20 余年、平均 40 支 /d,无长期酗酒史,否认毒物及放射性物质接触史。

【家族史】家庭其他成员均健康,否认遗传病史,无类似病史。

【体格检查】体温 36.7℃,脉搏 104 次 /min,呼吸 22 次 /min,血压 220/120mmHg,急性面容,全身皮肤无黄染及皮疹。双肺呼吸音清,未闻及干湿啰音,心率 104 次 /min,心律齐,各瓣膜听诊区未闻及杂音。腹软,未见胃肠型、蠕动波,腹壁静脉无曲张,全腹无肌紧张、未扪及包块。双下肢无水肿。神志清楚,反应可,对答切题,高级皮质功能正常,言语含混不清,双侧瞳孔等圆不等大,右侧瞳孔直径约 3.5mm、左侧瞳孔直径约 2.0mm、对光反应灵敏,左侧眼睑下垂、眼裂变小、眼球稍内陷;左侧软腭上抬稍受限,左侧咽反射消失,四肢肌力 5 级、肌张力正常,左侧指鼻试验欠稳准、左侧跟 - 膝 - 胫试验欠稳准,龙贝格征阳性。左颜面部及右侧肢体痛刺觉减退,双侧生理反射对称,左侧巴宾斯基征阳性。入院 NIHSS 评分:3 分。

【辅助检查】急诊心电图、血常规、血糖、血生化、凝血功能均正常;头部 CT 平扫检查未见颅内出血及占位等实质性病变(图 19-1)。

【入院诊断】①急性缺血性脑卒中;②高血压病 3 级很高危。

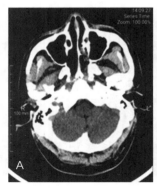 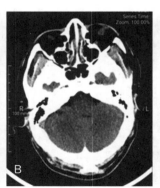 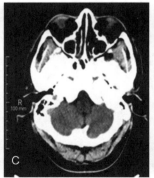 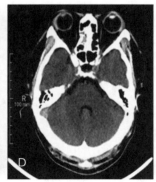

图 19-1　溶栓治疗前后头部横断面 CT 影像检查

A~B. 溶栓前延髓、脑桥、小脑半球未见出血灶,未见明显异常密度影及占位病变;
C~D. 溶栓后延髓、脑桥、小脑半球未见出血灶,未见明显异常密度影。

【诊疗经过】

1. 定位、定性诊断分析 眩晕、恶心、呕吐及眼震,定位:前庭神经核或小脑;Horner 征,定位:交感神经下行纤维;左侧软腭上抬受限,咽反射消失,定位:疑核、舌咽及迷走神经;左颜面部及右侧肢体痛刺觉减退,定位:三叉神经脊束核、脊髓丘脑侧束;左侧指鼻试验、左侧跟 - 膝 - 胫试验不稳,定位:小脑绳状体;综合定位:延髓背外侧部。32 岁男性患者,急性起病,有长期吸烟及血压高等动脉硬化的高危因素,有言语不清伴行走不稳的临床症状,有局灶性神经功能缺损的体征,排除类脑卒中发作,颅脑 CT 及 MRI 排除占位及颅内出血病变,定性:缺血性脑卒中。结合病史、体征及辅助检查等资料综合分析诊断:急性缺血性脑卒中 - 瓦伦贝格综合征。

2. 鉴别诊断 ①小脑出血:青年男性患者,有高血压病史,急性活动中起病,出现构音障碍、共济失调、眩晕、恶心、呕吐等症状,查体跟 - 膝 - 胫试验不准,龙贝格征阳性,但患者头部 CT 未见小脑实质出血;②脑栓塞:患者急性起病,有构音障碍,共济失调、眩晕、恶心、呕吐等症状,但患者症状逐渐加重、未瞬间达高峰,相关检查未见明显栓子来源;③瘤卒中:青年男性患者,有构音障碍,共济失调、眩晕、恶心、呕吐等症状,但患者无明显纳差、消瘦等恶病质表现,无肿瘤病史,颅脑 MRI 未见占位病变;④可逆性后部脑白质病变:青年男性患者,有长期大量吸烟及血压偏高病史,急性起病,有构音障碍,共济失调、眩晕、恶心、呕吐等症状,但患者症状逐渐加重,无明显脱水、肾功能衰竭等诱发因素,DSA 发现与梗死相关的责任血管;⑤症状性癫痫:青年男性患者,急性起病,病程重有构音障碍,共济失调、眩晕、恶心、呕吐,意识障碍及癫痫发作等症状,但患者既往否认颅脑外伤、肿瘤等病史,既往未出现类似发作史,脑电图检查未见癫痫样放电。

3. 初始诊疗 综合患者病史特点及体征,结合颅脑影像学检查结果、排除常见内科疾病引起的类卒中发作,符合"急性缺血性脑卒中"临床诊断。患者处于静脉溶栓时间窗内,有静脉溶栓治疗适应证,在排除相关禁忌证后遂向患者及其家属交代病情并签署静脉溶栓治疗知情同意书,拟进行静脉溶栓治疗,患者突然出现烦躁不安症状,并呕吐 2 次,均为胃内容物,血压升至 250/140mmHg,继而昏迷,伴小便失禁,出现全面强直 - 阵挛发作 2 次,考虑合并高血压脑病,立即以复方甘露醇 125ml 静脉全速滴注降低颅内压,呋塞米 20mg 静脉注射控制血压,约数分钟后血压降至 160/80mmHg,遂以阿替普酶 54mg 静脉溶栓治疗(5.4mg 在 1 分钟内静脉推注完毕,剩余的持续静脉滴注),阿替普酶使用 10 分钟后患者意识转清,且未再出现全面强直 - 阵挛发作,血压维持在 140~160/90~100mmHg;阿替普酶静脉溶栓 30 分钟后患者言语含混明显好转,1 小时后溶栓药物阿替普酶滴注完毕,患者症状与体征已完全恢复正常。溶栓治疗期间及治疗后未出现全身皮肤、黏膜瘀点瘀斑,无血尿等不良反应。次日复查头部 CT 未见颅内出血及再灌注损伤病灶(图 19-1)。继续服用阿司匹林 100mg/d 抗血小板聚集和阿托伐他汀 20mg/d 稳定血管内膜治疗,同时予以清除氧自由基,改善脑微循环,建立侧支循环,控制血压等治疗。

4. 进一步诊疗 积极完善相关检查,实验室检查除血清总胆固醇 5.83mmol/L 和低密度脂蛋白胆固醇 4.89mmol/L 增高外,其余指标(如血糖、同型半胱氨酸、抗核抗体谱、血管炎五项、抗心磷脂抗体、蛋白 S、蛋白 C、醛固酮、儿茶酚胺、肿瘤标志物等)均正常,动态心电图,经食管心脏彩超,腹部及泌尿系彩超,肾动脉彩超,胸部 CT,脑电图等均未见异常。颈动脉彩超提示双侧颈内动脉内膜增厚;头部 MRI 显示:延髓、左侧小脑半球散在小片状长 T_1、长 T_2 信号,FLAIR 及 DWI 像呈高信号、ADC 像呈低信号(图 19-2);头部 MRA 显示:左侧椎动脉未显影;遂进一步完善经股动脉 DSA 检查,结果显示血管路径良好,双侧颈内动脉起始部斑块形成,右椎动脉发育纤细,左椎动脉起始部重度狭窄(约 90%)(图 19-3)。继续予以阿司匹林抗血小板聚集、阿托伐他汀稳定血管内膜、改善微循环、建立侧支循环、控制血压等治疗。针对左椎动脉起始部重度狭窄,具有血管内治疗指征,积极向患者及家属交代病情,患者及家属同意行血管内介入治疗,先以氯吡格雷 75mg/d 联合阿司匹林 100mg/d 双抗治疗 1 周,后在局麻下行左侧椎动脉起始部支架植入治疗,术后 DSA 显示左侧椎动脉起始部狭窄血管开通良好、远端血管血流通畅(图 19-3)。

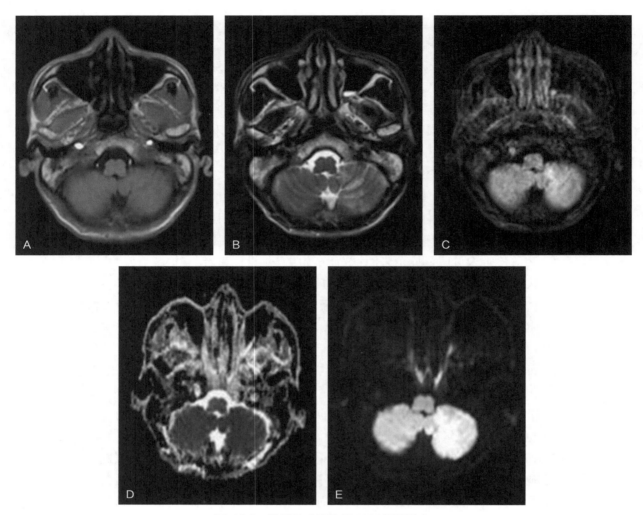

图 19-2　溶栓治疗后头部 MRI 影像检查

A. 横断面 T_1WI 显示延髓及左侧小脑半球多发散在长 T_1 信号；B. 横断面 T_2WI 显示延髓及左侧小脑半球多发散在长斑片样 T_2 信号；C. 横断面 FLAIR 成像显示延髓及左侧小脑半球多发散在高信号；D. 横断面 ADC 显示延髓及左侧小脑半球多发散在稍低信号；E. 横断面 DWI 显示延髓及左侧小脑半球多发散在高信号。

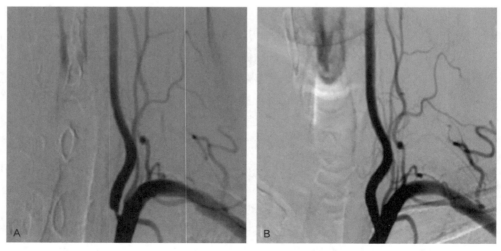

图 19-3　椎动脉支架植入术治疗前后头部 DSA 影像检查

A. 术前正位 DSA 显示左椎动脉起始部重度狭窄；

B. 术后正位 DSA 显示左椎动脉起始部血管狭窄明显改善，血流通畅。

【预后】患者共住院2周,出院时身体恢复良好,言语清楚,无肢体无力及麻木。嘱其戒烟,低盐、低脂饮食,监测血压变化,继续口服氯吡格雷、阿司匹林、阿托伐他汀及降血压药物,嘱患者双抗3周后改为单用阿司匹林,且联合阿托伐他汀予缺血性脑卒中二级预防。

【随访】3个月后随访:患者言语清楚,无行走不稳,无肢体无力、麻木,无吞咽困难、饮水呛咳,无眩晕、耳鸣;无大小便失禁。神志清楚,言语清楚,反应正常,高级皮层功能正常,脑神经检查无特殊异常,四肢肌力5级,四肢肌张力正常,无感觉障碍,生理反射存在,病理征阴性。NIHSS评分0分,mRS评分0分。12个月后随访:患者言语清楚,无行走不稳,无肢体无力、麻木,无吞咽困难、饮水呛咳,无眩晕、耳鸣;无大小便失禁。神志清楚,言语清楚,反应正常,高级皮层功能正常,脑神经检查无特殊异常,四肢肌力5级,四肢肌张力正常,无感觉障碍,生理反射存在,病理征阴性。NIHSS评分:0分,mRS评分:0分。总体预后良好,未遗留后遗症。

【最后诊断】①急性缺血性脑卒中-瓦伦贝格综合征;②高血压病3级很高危;③高血压脑病;④左椎动脉起始部支架植入术后。

讨 论

瓦伦贝格综合征(Wallenberg syndrome)亦称延髓背外侧综合征,1895年由Wallenberg[1]首先报告而得名,是急性缺血性脑卒中的特殊类型,多为小脑后下动脉、椎基底动脉、外侧延髓动脉血栓形成或栓塞引起的临床综合征[2,3]。既往认为瓦伦贝格综合征主要是由小脑后下动脉起始段闭塞所致,近年对其病因、发病机制、解剖学、病理学,以及影像学研究的不断深入,发现椎动脉起始部或中段狭窄、闭塞或栓塞是该病的主要病原[4,5]。小脑后下动脉是椎动脉的主要分支,椎动脉病变可直接影响小脑后下动脉供血,从而诱发延髓背外侧区域发生缺血坏死[6,7]。瓦伦贝格综合征的病因较为复杂,老年人以动脉粥样硬化为主,青年人则以动脉夹层或颅内动脉瘤多见,根据《中国急性缺血性脑卒中诊治指南2018》报告,我国目前的脑卒中发病呈逐渐年轻化趋势,与熬夜、长期大量吸烟、酗酒等不良生活习惯密切相关[8,9]。本文患者定性诊断考虑急性缺血性脑卒中,定位于后循环(左侧椎动脉血栓形成),该患者为青年脑卒中,积极完善相关检查寻找病因,除外了血液学,动脉夹层,心脏结构病变(心房颤动、卵圆孔未闭、心脏瓣膜病等),免疫及肿瘤等因素导致的卒中,综合病史特点,根据TOAST分型,考虑为大动脉粥样硬化型可能性大,该患者未作基因筛查及活检、不能排除特殊病因(如遗传、感染、动脉炎等)所致,也不能除外隐源性卒中。由于小脑后下动脉终末支延髓动脉是延髓背外侧区的供血动脉,典型瓦伦贝格综合征梗死灶以延髓背外侧部居多[10,11]。但在临床上,小脑后下动脉闭塞常导致延髓背外侧上、中或下部病变,其症状与体征并不典型[12];而椎动脉及其分支由于血管变异较大,由其供血的脑组织发生病变时,既可局限于延髓背外侧上、中及下部,也可波及丘脑及脑干其他部位,甚至可因丰富的侧支循环建立而不出现临床症状[13,14]。鉴于导致瓦伦贝格综合征的血管变异较大,而脑血管造影对细小分支血管显影不清,病因及发病机制较为复杂等,故需根据患者影像学、解剖学特点及相应危险因素综合判断发病机制[15,16]。本文患者梗死灶位于延髓下外侧部及小脑半球,而DSA检查未见小脑后下动脉病变,推测可能系椎动脉血栓形成直接影响了小脑后下动脉及其侧支循环的供血所致。故呈现不典型性瓦伦贝格综合征。

本文患者病程中还出现短暂性高血压,并伴恶心、呕吐、意识障碍及癫痫发作等高血压脑病的症状与体征;推测是由于血压过高影响脑血流自动调节能力,因过度灌注而引起的脑水肿及弥漫性头痛,伴随呕吐、意识障碍、精神错乱、昏迷、局灶性和/或全身抽搐等表现[17]。目前关于高血压脑病的发生机制共有两种假说[18-20]:一种认为系脑血管痉挛引起的脑组织缺血所致;另一种推论脑血管自动调节功能暂时受损致脑组织过度灌注、血脑屏障破坏、血管源性水肿是主要发病原因。大多数学者支持第二种假说。结合本文患者发病过程及临床表现,高血压脑病的诊断可以确立,经积极控制血压、脱水降低颅内压,阿替普酶静脉溶栓等治疗后症状消失,身体恢复正常。

本文病例为青年男性患者,呈急性病程,有长期吸烟史和血压偏高病史,以言语不清伴行走不稳为首发症状;入院后体格检查呈现构音障碍,共济失调,左侧眼睑下垂、眼裂变小、眼球稍内陷,左侧瞳孔变小等 Horner 综合征的体征;头部影像学检查提示延髓背外侧区及小脑半球缺血性脑卒中,符合瓦伦贝格综合征的诊断。溶栓治疗前患者出现短暂性急性血压急剧升高,伴恶心、呕吐,意识障碍及癫痫发作等高血压脑病症状,经降血压、脱水及阿替普酶静脉溶栓治疗后症状消失。后经 DSA 检查发现左侧椎动脉起始部重度狭窄(责任血管),考虑为左侧椎动脉血栓形成所致,有血管内治疗指征[21],积极行支架植入术后恢复良好。青年脑卒中与老年脑卒中的病因及临床表现有所不同,应注意鉴别。虽然青年脑卒中和老年脑卒中的主要病因都以大动脉粥样硬化最为常见,然而青年脑卒中病因更为复杂,常见病因有动脉夹层、心源性栓塞、动脉炎、血管炎、卵圆孔未闭、自身免疫等,其他少见病因(如口服避孕药、吸毒、偏头痛等)也较老年脑卒中常见,另外在个人习惯(吸烟、饮酒、熬夜等)方面更加突出;老年脑卒中仍以高血压、糖尿病、心脏疾病等大动脉粥样硬化为主,心源性栓塞及其他病因与青年脑卒中也有一定区别。临床表现方面,两者也有一定区别,如青年脑卒中以头痛、意识障碍较为常见,治疗后多数预后良好,少数遗留轻度神经功能残疾,而老年脑卒中则以偏瘫、失语、癫痫发作等常见,治疗后多数遗留中重度神经功能残疾等。目前有关以瓦伦贝格综合征合并高血压脑病作为首发症状的急性脑卒中病例鲜有文献报道,具体发病机制尚不清楚,可能与血栓形成致脑组织缺血、水肿引起的颅内高压有关,最终因脑自动调节功能失调而产生一系列临床症状。因此,对于急性脑卒中患者病程中出现意识障碍及癫痫发作等表现时,应考虑合并高血压脑病的可能,需根据临床症状、体征及相应辅助检查综合判断,避免漏诊或误诊。

小　结

1. 临床上出现急性起病的构音障碍及共济失调时应考虑急性脑卒中。

2. 缺血性脑卒中患者出现构音障碍,共济失调,恶心、呕吐,眩晕,眼球震颤,Horner 征等表现,头部 CT 或 MRI 提示延髓及小脑半球病变时,应考虑为瓦伦贝格综合征。

3. 缺血性脑卒中患者病程中突发血压增高,意识障碍及癫痫发作时,应考虑合并高血压脑病可能,应积极控制血压,若患者处于静脉溶栓时间窗内时,暂时性血压波动不能作为静脉溶栓的绝对禁忌证。

4. 瓦伦贝格综合征的病因筛查除关注小脑后下动脉外,还应重点关注椎动脉起始部有无狭窄、闭塞或栓塞的可能。

5. 青年脑卒中虽病因复杂,临床症状多样化,且病情重,若规范诊治,多数预后良好。

(王　建　杨　樟　罗　勇)

参考文献

[1]　PEARCE J M. Wallenberg's syndrome [J]. J Neurol Neurosurg Psychiatry, 2000, 68 (5): 570.

[2]　GASCA-GONZÁLEZ O O, PÉREZ-CRUZ J C, BALDONCINI M, et al. Neuroanatomical basis of Wallenberg syndrome [J]. Cir Cir, 2020, 88: 376-382.

［3］ PELLEGRINI F, INTERLANDI E, CUNA A, et al. Corneal involvement in Wallenberg syndrome: case report and litera-ture review [J]. Neuroophthalmology, 2019, 44: 54-58.

［4］ MIZUMOTO J. Central poststroke pain with Wallenberg syndrome [J]. Am J Med, 2020, 133: e11-12.

［5］ EMAMIKHAH M, SINA F, MOKHTARI M, et al. Wegener's granulomatosis presenting as Wallenberg syndrome: a case report [J]. J Stroke Cerebrovasc Dis, 2019, 28: e107-109.

［6］ 高文, 秦超, 邱小鹰, 等. Wallenberg 综合征病变血管与梗死部位的相关性 [J]. 中国老年学杂志, 2017, 37 (18): 4520-4521.

［7］ NAKAO M, OSHIMA F, MAENO Y, et al. Disruption of the obligatory swallowing sequence in patients with Wallen-berg syndrome [J]. Dysphagia, 2019, 34: 673-680.

［8］ 中华医学会神经病学分会, 中华医学会神经病学分会脑血管病学组. 中国急性缺血性脑卒中诊治指南 2018 [J]. 中华神经科杂志, 2018, 51 (9): 666-682.

［9］ OKS M, LI A, MAKARYUS M, et al. Sarcoidosis presenting as Wallenberg syndrome and panuveitis [J]. Respir Med Case Rep, 2018, 24: 16-18.

［10］ VERIN E, LEROI A M, MARIE J P. Restoration of normal swallowing function in Wallenberg syndrome by repetitive transcranial magnetic stimulation and surgery [J]. Ann Phys Rehabil Med, 2016, 59: 343-345.

［11］ SALERNO A, COTTER B V, WINTERS M E. The use of tissue plasminogen activator in the treatment of Wallenberg syndrome caused by vertebral artery dissection [J]. J Emerg Med, 2017, 52: 738-740.

［12］ Zhu J, Li J L, Liu Y M, et al. Unilateral headache with visual aura from a Wallenberg syndrome [J]. CNS Neurosci Ther, 2012, 18: 598-600.

［13］ 杨新光, 卢洋鹏, 高聪, 等. 15 例延髓梗死的临床表现及影像学特征分析 [J]. 中华神经医学杂志, 2016, 15 (8): 830-834.

［14］ DAS P, CHOPRA A, RAI A, et al. Late-onset recurrent mania as a manifestation of Wallenberg syndrome: a case report and review of the literature [J]. Bipolar Disord, 2015, 17: 677-682.

［15］ KATO S, TAKIKAWA M, ISHIHARA S, et al. Pathologic reappraisal of Wallenberg syndrome: a pathologic distribution study and analysis of literature [J]. Yonago Acta Med, 2014, 57: 1-14.

［16］ OAKLANDER A L. Neuropathic pruritus following Wallenberg syndrome [J]. Neurology, 2009, 73: 1605.

［17］ TAIEB G, RENARD D, JEANJEAN L, et al. Wallenberg syndrome and "neurotrophic" ulcerations [J]. Acta Neurol Belg, 2014, 114: 143-144.

［18］ YAO J. Advances in the study of hypertensive encephalopathy [J]. Journal of Neurology and Neurorehabilitation, 2011, 8: 100-101.

［19］ 张凌云, 付旷. 高血压脑病发病机制及相关 MRI 表现 [J]. 医学影像学杂志, 2014 (4): 603-606.

［20］ HERISSON F, ZHOU I, MAWET J, et al. Posterior reversible encephalopathy syndrome in stroke-prone spontaneously hypertensive rats on high-salt diet [J]. J Cereb Blood Flow Metab, 2019, 39: 1232-1246.

［21］ 中华医学会神经病学分会, 中华医学会神经病学分会脑血管病学组, 中华医学会神经病学分会神经血管介入协作组. 中国急性缺血性卒中早期血管内介入诊疗指南 2022 [J]. 中华神经科杂志, 2022, 55 (6): 565-580.

案例 20
急性缺血性脑卒中样发作福格特 - 小柳 - 原田综合征

> **病例资料**

患者,男,32 岁。因"双眼红痛视力下降伴间断头痛 6 个月,加重 1 天"于 2021 年 6 月 26 日入院。

【现病史】6 个月前因熬夜、连续多日大量饮酒后出现双眼球结膜充血、视力下降,左侧明显,无畏光流泪、分泌物增多,遂就诊于温州某眼视光医院诊断为"双眼葡萄膜炎",予醋酸泼尼松龙滴眼液、普拉洛芬滴眼液滴双眼抗炎,口服泼尼松片治疗,自诉后多次出现左侧间断能忍受头痛,出现意识丧失 1 次,说话感迟钝。1 天前突发剧烈头痛,表现为感全颅闷胀痛,无恶心、呕吐,无肢体抽搐、意识障碍,自诉服用止痛片后有所好转(具体不详);遂就诊于我院眼科门诊,以"双眼葡萄膜炎"收眼科住院治疗。

【既往史】患者既往高血压病史 6 年,最高血压 180/90mmHg,规律口服降血压药物(具体不详),自诉血压控制可;2 年前口腔溃疡频发。否认糖尿病、肿瘤等病史;否认伤寒、结核肝炎等传染病史;否认药物、食物过敏史;否认毒物及放射线接触史;否认手术、外伤史;否认输血史。

【个人史】吸烟史 10 年,20 支 /d,已戒 7 个月;无大量饮酒史。

【家族史】家庭其他成员均健康,否认遗传病史,无类似病史。

【体格检查】生命体征平稳。意识清楚,精神可,言语清,记忆力、定向力、理解判断力正常,生理反射存在,病理反射未引出。眼科专科检查:右眼:视力:戴镜 0.8,眼睑无红肿,结膜明显充血(图 20-1),巩膜表层见局限性、充血性结节样隆起,呈暗红色,压痛,角膜透明,角膜后的沉着物阴性,前房深度正常,房水清,双侧瞳孔圆,对光反射灵敏,晶状体轻混浊,玻璃体轻混浊。眼底网膜平复、红润。黄斑中心凹反光可见,视盘充血、边界不清,眼压 21mmHg,左眼:视力:戴镜 0.8,眼睑无红肿。结膜明显充血,巩膜表层见局限性、充血性结节样隆起,呈暗红色,压痛,角膜透明,角膜后的沉着物,前房深度正常,房水清,瞳孔圆,对光反射灵敏,晶状体轻混浊,玻璃体轻混浊,眼底网膜平复、红润。黄斑中心凹反光可见,视盘充血、边界不清,眼压 24mmHg。

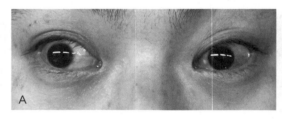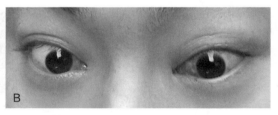

图 20-1　患者眼球外观表现

A. 双眼结膜所见,入院时患者双眼结膜充血,左侧为著;B. 患者出院时双眼结膜充血较前明显好转。

【辅助检查】颅脑 MRI 平扫＋增强:颅脑未见异常。荧光素眼底血管造影:双眼全葡萄膜炎(图 20-2)。

【入院诊断】双眼葡萄膜炎。

【诊疗经过】

1. **定位、定性诊断分析**　患者眼球结膜充血、视力下降,定位:双眼球;头痛,定位:脑膜、颅内痛阈结构;意识丧失,定位:大脑皮质、脑干网状系统;右侧肢体无力,定位:左侧中央前回,左侧皮质脊髓束;失语,定位:左侧额上回、左侧颞上回。定性:免疫相关。

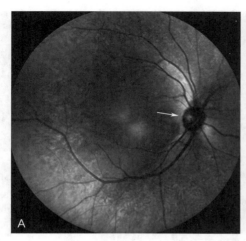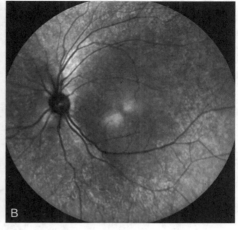

图 20-2 患者荧光素眼底血管造影（FFA）检查
FFA 显示双眼颞静脉视网膜毛细血管扩张，轻度荧光着染，
右眼轻度荧光渗漏，视盘边界不清（A. 左眼；B. 右眼）。

2. 鉴别诊断 ①急性脑梗死：青年男患者，突发失语、肢体无力，需与之鉴别，但行头部影像学检查未见梗死病灶、头颅 CTA 未见脑血管狭窄，CTP 显示无灌注降低，且经抗感染治疗后症状完全缓解，故除外；②病毒性脑炎：青年男患者，病程中有发热、头痛等表现，脑脊液检查提示蛋白、细胞增高，白细胞以淋巴细胞增高为主，需与之鉴别，但患者病前无受凉等前驱史，病程中无精神行为异常，癫痫发作等表现，行头部影像学检查未见病毒性脑炎典型改变，且患者合并葡萄膜炎，血液中病毒性检查阴性，经糖皮质激素治疗后症状好转，故除外；③急性闭角型青光眼：青年男患者，出现头痛、视力下降，需与之鉴别，但患者眼科检查发现眼底改变，FFA 显示双眼颞静脉视网膜毛细血管扩张，轻度荧光着染，右眼轻度荧光渗漏，视盘边界不清，且测眼压不高，同时患者病程中合并卒中样表现，故除外。

3. 初始诊疗 住院期间患者突发意识丧失，伴右侧肢体无力、不能言语，右侧肢体肌力 0 级，左侧肢体肌力 5 级。急查头颅 CT 提示：双侧基底节区、脑干腔隙性脑梗死及部分软化灶。双侧大脑脱髓鞘病变；头颈部 CTA：未见明显异常。考虑为急性脑梗死可能，予阿替普酶静脉溶栓治疗后症状及体征无明显好转。

4. 进一步诊疗 头颅 MRI：左大脑半球、右侧额岛叶皮层水肿（图 20-3）。头部 CTP：双侧大脑灌注无明显差异。行第 1 次腰椎穿刺：颅内压 180mmH$_2$O；白细胞计数：200×10^6/L，淋巴细胞 90%；脑脊液蛋白定量：673mg/L，考虑脑炎可能，转入神经内科进一步治疗。进一步查巨细胞病毒 DNA、抗中性粒细胞胞浆抗体、EB 病毒二项、病毒四项均未见异常，血清、脑脊液自身免疫性脑炎抗体（6 项）阴性，脑脊液病毒核酸（7 项）阴性。予阿昔洛韦抗病毒、地塞米松抗炎，10 天后复查腰椎穿刺：颅内压 110mmH$_2$O，白细胞计数：2×10^6/L，脑脊液蛋白定量 360mg/L；复查 MRI：左大脑半球、右侧额岛叶皮层水肿，与前次相比病变减轻，范围稍小，轮廓模糊。患者经激素治疗结膜充血（图 20-1）及局灶性神经功能损害体征好转后予出院，嘱泼尼松 20mg/ 次，每日 1 次，口服，逐渐减量。

【预后】 治疗后患者神志清楚，肢体肌力完全恢复，言语流利，视力有所恢复，预后较好。

【随访】 2 个月后因自行减量激素至停药，头痛及球结膜充血再发入院，经地塞米松抗炎治疗后症状缓解，院外遵医嘱缓慢减量激素。出院 4 个月后随访患者无头痛、肢体无力，言语流畅，左眼巩膜稍充血，复查头颅 MRI 示：颅脑未见异常，颅内病灶消失（图 20-4）。

【最后诊断】 急性缺血性脑卒中样发作福格特 - 小柳 - 原田综合征。

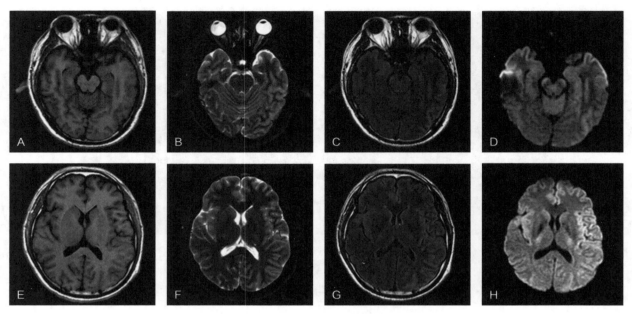

图 20-3　患者住院期间 MRI 检查

A、E. 横断面 T_1WI 左侧大脑半球、右侧额岛叶皮层稍增厚；B、F. 横断面 T_2WI 左侧大脑半球、右侧额岛叶皮层信号增高；
C、G. 横断面 FLAIR 上呈高信号；D、H. 横断面 DWI 左侧大脑半球、右侧额岛叶皮层高信号。

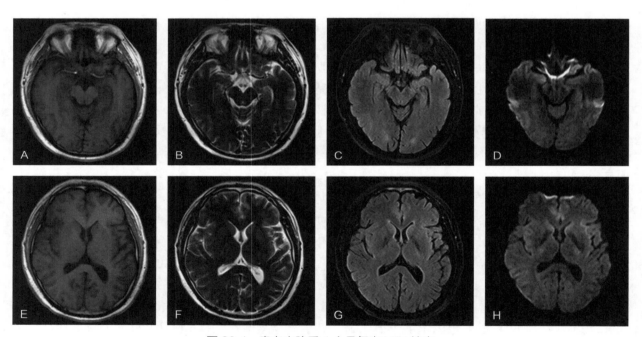

图 20-4　患者出院后 4 个月复查 MRI 检查

A、E. 横断面 T_1WI；B、F. 横断面 T2WI；C、G. 横断面 T_2-FLAIR；D、H. 横断面 DWI；脑实质区未见异常信号，灰白质分界
清楚，脑室大小正常，脑沟及脑池宽度正常，脑中线结构无偏移，脑干轮廓清楚。

◇ 讨　论 ◇ ───•

　　福格特 - 小柳 - 原田综合征（Vogt-Koyanagi-Harada syndrome，VKH syndrome）是一种罕见的特发
性、多系统、自身免疫性，以全葡萄膜炎伴渗出性视网膜脱离为特征的疾病，常伴有听觉、皮肤和中枢神

经系统水平上的眼外表现[1],眼外表现的频率和严重程度因患者的种族而异,在亚洲人群中更常见,也因治疗程度而异[2]。在杨培增的研究中,634 例中国 VKH 综合征患者眼外表现以神经系统最为多见(342 例,53.9%)[3]。

VKH 综合征的发病机制尚未明确,多数人认为是由针对富含黑色素细胞中的某种抗原产生的一种自身免疫 T 细胞介导的迟发型超敏反应,富含黑色素细胞的组织主要分布于葡萄膜、皮肤和中枢神经系统[4,5]。VKH 综合征好发于青壮年,发病率无性别差异,多见于黄种人,容易反复发作,病程常迁延数年或数十年。典型的病例在临床上很容易诊断,但多数患者由于神经系统及皮肤与毛发改变出现较晚而延误诊断。VKH 综合征没有一个确诊标准,但有几套诊断标准,包括美国葡萄膜炎协会标准、Sugiura 标准和 VKH 综合征诊断修订标准(Revised Diagnostic Criteria for VKH Disease,RDC),RDC 目前应用广泛,与其他两套标准相比具有较高的灵敏度和特异性。本例患者在住院期间突发右侧肢体偏瘫,影像学检查未见明显梗死灶,不能除外急性脑梗死,急诊予溶栓治疗,后复查头颅 MRI 未见梗死灶,可除外急性脑梗死,后据第一次入院时症状、体征及实验室检查提示脑炎,脑脊液检验结果排除细菌性脑炎、不能除外病毒性脑炎,且根据经验用抗病毒药物治疗不明原因脑膜炎患者;后脑脊液自身免疫性脑炎相关抗体 6 项、病毒性脑炎相关抗体 7 项结果显示均为阴性,进一步考虑 VKH 综合征,后询问病史及完善相关检验及检查后诊断为不完全 VKH 综合征:诊断标准如下:①病前无眼球外伤或手术史;②临床与实验室检查排除其他病因的葡萄膜炎;③双眼累及并具有 VKH 综合征的急性期或慢性期,眼前节或后节的表现;④有神经系统、耳部症状及脑脊液淋巴细胞增多;⑤皮肤、毛发改变。完全性 VKH 综合征:必须出现标准①~⑤表现;不完全性 VKH 综合征:至少出现标准①~③,结合④~⑤表现;可疑 VKH 综合征(单独出现眼部疾患):必须出现标准①~③表现[6]。本例 VKH 患者符合①~④标准,诊断:不完全 VKH 综合征。值得一提的是 RDC 认为对于没有任何眼外表现的患者不允许做出明确诊断,所以在患者第一次就诊时使用 RDC 可能会漏诊。因此,杨培增等认为有必要在中国 VKH 综合征患者的基础上制定另一套诊断标准,他们利用来自中国南方的 VKH 综合征患者和非 VKH 综合征葡萄膜炎患者的数据建立和评价一套 VKH 综合征的诊断标准(diagnostic criteria for VKH syndrome,DCV),考虑到地理因素对 VKH 综合征的潜在影响,另外一组来自中国北方的确诊为 VKH 综合征的患者和非 VKH 综合征葡萄膜炎患者的数据用于评估诊断标准,结果提示 DCV 与 RDC 相比诊断 VKH 综合征患者具有较高的灵敏性[3],需要更多的研究来确定这些标准是否也可以用于来自其他种族人群的 VKH 综合征患者。

VKH 综合征的临床病程分为四个阶段:前驱期(模拟期和病毒感染期)、急性葡萄膜期(双侧弥漫性全葡萄膜炎伴渗出性视网膜脱离)、恢复期(组织脱色)和慢性复发期(进一步的炎症发作和眼部并发症)[7]。前驱期以神经系统症状为主,其中脑膜体征和意识障碍在此期最常见,局灶性神经体征如脑神经麻痹、偏瘫、失语、横断性脊髓炎等很少发生,在病程后期可观察到皮肤改变,这些症状在急性葡萄膜炎发作前可持续 3~5 天,如果不及时采取治疗可持续数周。VKH 综合征的诊断标准中指出,超过 80% 的患者脑脊液存在淋巴细胞增多现象,并可能持续长达 8 周[8]。本例不完全 VKH 综合征患者以双眼葡萄膜炎为首发症状,后病程中出现神经系统中常见的意识障碍表现,少见的失语、肢体肌力下降等局灶性神经体征,且存在脑脊液淋巴细胞增多现象,但时间仅持续不到 10 天,未出现皮肤改变。

对于 VKH 综合征的治疗还没有标准指南,糖皮质激素是治疗的一线药物,及时全身糖皮质激素治疗可减少危及视力的眼部并发症,使视力得到良好恢复,但糖皮质激素存在大量的全身和眼部副作用,包括高血压、糖尿病、感染、骨质疏松、高脂血症、动脉粥样硬化、青光眼和白内障等[9]。考虑到部分患者长期抗炎的情况,为减少使用类固醇的风险,应考虑早期使用免疫调节治疗,免疫抑制剂如环孢素、甲氨蝶呤、硫唑嘌呤、霉酚酸盐和生物制剂最近被推荐为一线治疗[10]。近来有研究表明,阿达木单抗与糖皮质激素和免疫抑制剂联用能够降低糖皮质激素和免疫抑制剂的使用剂量,同时具有良好的有效性和安全性[11]。本例不完全性 VKH 综合征患者对糖皮质激素反应好,经过糖皮质激素治疗后葡萄膜炎、神经系统症状较前缓解。

小　结

1. 早期以眼部葡萄膜炎症状为主,出现脑梗死、脑炎样表现,临床上易与急性闭角型青光眼、后巩膜炎、脑卒中、病毒性脑炎等疾病相混淆。

2. 当出现急性局灶性神经功能损害神经体征多为急性脑梗死的表现,临床中常以常见病为首要考虑,但患者无脑血管疾病的高危因素,同时影像学与临床症状不相符,需警惕是否可能存在其他疾病,鉴别诊断的关键是脑脊液检验、眼底检查及仔细寻找细微的皮肤表现。

3. 早期诊断,及时、适当、充分的治疗是 VKH 综合征疾病管理中的关键步骤,延误诊断和不适当的治疗可能会延长疾病病程、增加视力损害和各种并发症。

（梁　涛　张　骏）

参考文献

［1］ YU D, KIM T U, CHANG M C. Delayed diagnosis of myelitis in a patient with Vogt-Koyanagi-Harada disease: a case report [J]. J Int Med Res, 2021, 49 (3). 1-5

［2］ HU Y, HU Y, XIAO Y, et al. Genetic landscape and autoimmunity of monocytes in developing Vogt-Koyanagi-Harada disease [J]. Proc Natl Acad Sci U S A, 2020, 117 (41): 25712-25721.

［3］ YANG P, ZHONG Y, DU L, et al. Development and evaluation of diagnostic criteria for Vogt-Koyanagi-Harada disease [J]. JAMA ophthalmology, 2018, 136 (9): 1025-1031.

［4］ PACHÓN-SUÁREZ D I, MAYORQUÍN RUIZ M, CONCHA-DEL-RÍO L E, et al. Ultrabiomicroscopic findings in acute uveitic, convalescent and chronic recurrent stage of Vogt-Koyanagi-Harada syndrome [J]. Ocul Immunol Inflamm, 2020, 28 (4): 626-631.

［5］ RADIC B, VUKOJEVIC N, PETELIN GADZE Z, et al. Vogt-Koyanagi-Harada syndrome: importance of early treatment [J]. Acta neurologica Belgica, 2020, 120 (5): 1217-1219.

［6］ 黄果, 杨培增. Vogt- 小柳原田综合征的治疗 [J]. 国际眼科杂志, 2017, 17 (6): 1082-1086.

［7］ MANETHOVA K, ERNEST J, HREVUS M. Vogt-Koyanagi-Harada syndrome (uveomeningoencephalitic syndrome)[J]. Eur J Ophthalmol, 2017, 27 (1): e5-e8.

［8］ SILPA-ARCHA S, SILPA-ARCHA N, PREBLE J M, et al. Vogt-Koyanagi-Harada syndrome: Perspectives for immunogenetics, multimodal imaging, and therapeutic options [J]. Autoimmun Rev, 2016, 15 (8): 809-819.

［9］ COUTO C, SCHLAEN A, FRICK M, et al. Adalimumab treatment in patients with Vogt-Koyanagi-Harada disease [J]. Ocul Immunol Inflamm, 2018, 26 (3): 485-489.

［10］ SHIVARAM S, NAGAPPA M, SESHAGIRI D V, et al. Vogt-Koyanagi-Harada ayndrome-a neurologist's perspective [J]. Ann Indian Acad Neurol, 2021, 24 (3): 405-409.

［11］ 桂衍超, 段梅, 管一鸣, 等. 阿达木单抗和糖皮质激素减量治疗 Vogt- 小柳原田综合征的疗效 [J]. 国际眼科杂志, 2022, 22 (12): 2068-2072.

第四篇
中枢神经系统脱髓鞘疾病

案例 21
同心圆性硬化

病例资料

患者,男,53 岁。因"反应迟钝、记忆力下降 1 个月"于 2010 年 6 月 10 日入院。

【现病史】1 个月前患者自感近记忆力逐渐下降,反应迟钝,沉默寡言,表情淡漠,无恶心、呕吐,无头痛及头昏,无肢体抽搐及意识障碍。今为进一步诊治,就诊门诊以"同心圆硬化"收入神经内科。自发病以来神志清楚,精神、睡眠、饮食差,大小便如常。

【既往史】曾因鼻外伤行手术,既往否认高血压、糖尿病、心脏疾病、肾病病史。无肝炎、结核、伤寒等传染病史,无药物过敏史,预防接种史不详。

【个人史】生长于贵州遵义,未到过其他疫区久居,否认放射线及毒物接触史,否认冶游史。

【家族史】否认高血压、糖尿病、肿瘤等疾病及遗传病史,否认类似病史。

【体格检查】体温 36.2℃,脉搏 58 次 /min,呼吸 20 次 /min,血压 128/69mmHg,神志清楚,查体合作,全身皮肤无黄染及皮疹,右下肺闻及少许啰音,心率 58 次 /min,心律齐,各瓣膜听诊区未闻及早搏及杂音;腹平软,无压痛、反跳痛及肌紧张。双下肢无水肿。神志清楚,双侧瞳孔等大等圆、直径约 3.0mm、直接和间接对光反射灵敏,脑膜刺激征阴性。双侧鼻唇沟对称,伸舌居中,四肢肌力、肌张力正常,全身刺痛觉感觉对称,无痛觉过敏及减退。生理反射存在,病理征未引出。

【辅助检查】头颅 MRI 示:双额叶、右顶叶白质区分别见团块状长 T_1、长 T_2 信号区,较大范围者约 41mm × 39mm,病变区见多个同心圆环状结构;考虑:同心圆硬化(图 21-1)。视觉诱发电位:左侧 P100 波潜伏期明显延长,波幅明显下降,波形改变,波宽明显增宽。右侧 P100 波潜伏期、波幅均正常,波形改变,波幅增宽。结果:左侧视觉诱发电位(visual evoked potential,VEP)中度异常。右侧 VEP 正常。头颅 CT:右侧额叶深部、双侧半卵圆中心见多发团块状稍低密度区,考虑:同心圆性硬化(图 21-2)。

【入院诊断】①同心圆性硬化;②高脂血症。

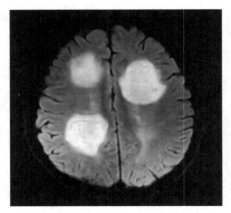

图 21-1　患者头颅 MRI 检查
T_2 像示双额叶、右顶叶白质区分别见团块状长 T_1,长 T_2 信号区,较大范围者约 41mm × 39mm,病变区见多个同心圆环状结构。

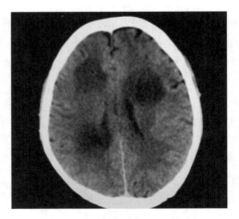

图 21-2　患者头颅 CT 检查
右侧额叶深部、双侧半卵圆中心见多发团块状稍低密度区。

【诊疗经过】

1. 定位、定性诊断分析　1个月前患者自感近记忆力逐渐下降,反应迟钝,沉默寡言,表情淡漠,头颅 MRI 示:双额叶、右顶叶白质区分别见团块状长 T_1,长 T_2 信号,定位:双额叶、右顶叶白质区。定性:同心圆性硬化。结合病史资料综合诊断:同心圆性硬化。

2. 鉴别诊断　①病毒性脑炎:中年男性,伴有记忆力及计算力下降,反应迟钝等,头颅 MRI 见双额叶、右顶叶白质区见团块状长 T_1、长 T_2 信号,但患者无头痛、头昏,无呕吐等高颅压表现,不支持;②脑转移瘤:头颅 CT 见右侧额叶深部、双侧半卵圆中心见多发团块状稍低密度区,但是无头痛、头昏,无呕吐等高颅压表现,故不考虑。

3. 治疗　入院后予以降血脂、激素等对症支持治疗。地塞米松 15mg,每日 1 次,静脉滴注;1 周后减量为地塞米松 10mg,每日 1 次,静脉滴注;第 2 周减量为地塞米松 5mg,每日 1 次,静脉滴注;第 3 周减量为泼尼松片 10mg,每日 1 次,口服;第 4 周减量为 5mg,每日 1 次;第 5 周停用;予赖氨酸注射液 3g,每日 1 次,静脉滴注;脑蛋白水解物 60mg,每日 1 次,静脉滴注等营养脑细胞治疗 1 个月后,能够回忆起自己的名字及住址,近记忆力较前好转(能回忆起看到的手表、中性笔、钥匙、手机)出院。

【预后】 2010 年 6 月 10 日离院时:能够回忆起自己的名字及住址,近记忆力较前好转,无头痛、头晕、畏寒;余查体无特殊。

【随访】 无。

【最后诊断】 同心圆性硬化。

讨 论

巴洛病(Balo disease)又称 Balo 病,同心圆性硬化(concentric sclerosis),是一种罕见的脱髓鞘疾病。1906 年,Marbug 首次描述了 Balo 同心圆性硬化;1928 年,匈牙利神经病理学家 Josef Baló 发表了一份报告,报告描述了一名患有右半身瘫痪,随后出现视神经炎的学生,在尸检中,他的脱髓鞘病变被描述为同心性轴周性脑炎[1]。Balo 同心圆性硬化是一种罕见的疾病,精确的患病率难以计算。Balo 同心圆性硬化的平均发病年龄为 34 岁(年龄 3~62 岁)[2],合并一系列病例的 MRI 数据显示,女性与男性的比例约为 2:1[3,4]。同心圆性硬化特征性地出现大脑白质中的离散同心圆分层病变,常描述为具有洋葱皮样或螺旋状。这种独特的外观有助于将其与传统多发性硬化症的脱髓鞘病变和肿瘤性脱髓鞘病变区分开来,这些脱髓鞘病变被定义为大于 2cm 的病变,通常为环形强化或开环强化,没有分层[5]。

该病的患者可表现为多发性硬化的典型局灶性症状,如局灶性无力、共济失调、感觉障碍或复视,Balo 病最常见的症状与脑内占位性病变相似,包括头痛、认知障碍、行为改变、缄默、尿失禁、癫痫发作、失语等[6,7]。临床上,Balo 病可被误诊为脑瘤,如多形性胶质母细胞瘤或原发性中枢神经系统淋巴瘤。其他鉴别诊断包括脑梗死、脑脓肿和肿瘤样脱髓鞘。肿瘤样脱髓鞘有时很难与 Balo 病相区分,后者可演变为肿瘤样病变的外观,尽管特征性的肿瘤样病变不具有 Balo 病的同心性特点。

MRI 影像技术的进步使 Balo 病患者在存活时就及时诊断[8,9]。Balo 病 MRI 的 T_1 加权像表现为交替的等信号和低信号的同心环,在 T_2 加权像表现为上高信号层围绕着高信号的"暴风眼",但也会呈现为其他形式的影像结构,包括马赛克样、玫瑰花环或康乃馨样等。其病理机制认为有巨噬细胞、小胶质细胞和缺血缺氧条件的参与。Balo 病的脱髓鞘可为一个至两个到几个交替的条带,病变的大小可以从不超过 1cm 到大部分大脑半球,可为多发性病灶或作为孤立性病灶。研究认为 Balo 病的磁共振成像可能提示了胆碱与 N- 乙酰天冬氨酸比值的增加[10,11]。

基于病例报道以及临床经验,认为糖皮质激素治疗为目前推荐的一线治疗;血浆置换是可能有效的二线治疗,因为这种治疗方法常常被用作更典型 Balo 病及肿瘤样脱髓鞘病变的补救治疗[12]。其他治疗方法如环磷酰胺、免疫球蛋白和免疫吸附等治疗也有相关个案报道。

小　结

1. 无明显诱因出现的记忆下降等认知功能下降患者，可考虑同心圆性硬化的诊断可能性。
2. MRI 是同心圆性硬化患者诊断和初步检查的首选。
3. 同心圆性硬化的个体化糖皮质激素治疗是推荐的一线治疗，血浆置换是可能有效的二线治疗。

（刘海军　罗　勇　徐　平）

参考文献

[1] BALO J. Encephalitis periaxialis concentrica [J]. Arch NeurPsych, 1928, 19 (2): 242-264.

[2] WALLNER B M, ROVIRA A, FILLIPP M, et al. Atypical idiopathic inflammatory demyelinating lesions: prognostic implications and relation to multiple sclerosis [J]. J Neurol, 2013, 260 (8): 2016-2022.

[3] CHAO D W, ZHANG K N, WU X M, et al. Balo's disease showing benign clinical course and co-existence with multiple sclerosis-like lesions in Chinese [J]. Mult Scler, 2008, 14 (3): 418-424.

[4] SEEWANN A, ENZINGER C, FILIPPI M, et al. MRI characteristics of atypical idiopathic inflammatory demyelinating lesions of the brain: A review of reported findings [J]. J Neurol, 2008, 255(1): 1-10.

[5] ALTINTAS A, PETEK B, ISIK N, et al. Clinical and radiological characteristics of tumefactive demyelinating lesions: follow-up study [J]. Mult Scler, 2012, 18 (10): 1448-1453.

[6] WEINSHENKER B G, MILLER D. Multiple sclerosis: one disease or many [J]. Frontiers in multiple sclerosis, 1999: 37-46.

[7] KARAARSLAN E, ALTINTAS A, SENOL U, et al. Baló's concentric sclerosis: clinical and radiologic features of five cases [J]. AJNR Am J Neuroradiol, 2001, 22 (7): 1362-1367.

[8] GARBERN J, SPENCE A M, ALVORD E C. Balo's concentric demyelination diagnosed premortem [J]. Neurology, 1986, 36 (12): 1610-1614.

[9] GHARAGOZLOO A M, POE L B, COLLINS G H. Antemortem diagnosis of Baló concentric sclerosis: correlative MR imaging and pathologic features [J]. Radiology, 1994, 191 (3): 817-819.

[10] KHIAT A, LESAGE J, BOULANGER Y. Quantitative MRS study of Baló's concentric sclerosis lesions [J]. Magn Reson Imaging, 2007, 25 (7): 1112-1115.

[11] BOLCAEN J, ACOU M, MERTENS K, et al. Structural and metabolic features of two different variants of multiple sclerosis: a PET/MRI study [J]. J Neuroimaging, 2013, 23 (3): 431-436.

[12] WEINSHENKER B G, O'BRIEN P C, PETTERSON T M, et al. A randomized trial of plasma exchange in acute central nervous system inflammatory demyelinating disease [J]. Ann Neurol, 1999, 46 (6): 878-886.

MOG 抗体相关脑炎

病例资料

患者,女,29 岁。因"头晕、行走不稳 2 天"于 2022 年 8 月 12 日入院。

【现病史】入院前 2 天,患者无明显诱因出现头晕,感视物旋转、视物重影,伴恶心,无呕吐,伴吟诗样语言,能理解他人言语,无找词困难及错语;偶有饮水呛咳;上肢尚能持物,能站立,但行走不稳,左右摇晃,需要扶持;无头痛,无耳鸣及听力减退,无胸痛、胸闷、心慌,无意识丧失、肢体抽搐及大小便障碍。于当地医院就诊,完善头颅 CT 未见责任病灶,经治疗(具体不详)症状逐渐加重,为进一步诊治遂来我院,急诊以"脑血管意外"收入我科。自发病以来精神、饮食尚可,睡眠欠佳。体重无明显变化。

【既往史】长期月经量多,每月 300~500ml,经期 7 天左右,周期 27 天,导致贫血,平时查血红蛋白 90g/L 左右。否认高血压,否认心脏病史,否认糖尿病,否认哮喘,否认精神疾病、免疫性疾病史,否认肝炎、结核、疟疾等传染病史,否认外伤手术史,否认输血史,否认食物、药物过敏史,预防接种史不详。

【个人史】出生于四川遂宁,无疫区居留史。无毒物接触史,无吸烟史,无嗜酒史,无冶游史。

【家族史】家庭成员健康,否认遗传病史,无类似病史。

【体格检查】体温 36.4℃,脉搏 85 次/min,呼吸 20 次/min,血压 100/62mmHg,面色苍白,双肺呼吸音清晰,未闻及干湿啰音,心率 85 次/min,心律齐,各瓣膜听诊区未闻及杂音;腹软,未见胃肠型、蠕动波,腹壁静脉无曲张,全腹无肌紧张、未扪及包块,双下肢无水肿。神志清楚,言语不清(吟诗样语言),对答切题,查体合作,理解力、计算力、时间、地点及人物定向力正常;双侧瞳孔等大等圆、直径约 3.0mm,对光反射灵敏,眼球各方向运动到位,向下、向左、向右可引出细小眼震;双侧额纹对称,双侧鼻唇沟对称,伸舌居中,软腭上抬正常,悬雍垂居中,咽反射正常,四肢肌力 5 级、肌张力正常,双侧针刺痛觉对称存在,深感觉正常,双侧腱反射对称,指鼻试验阴性,跟-膝-胫试验阴性,龙贝格征阳性,脑膜刺激征阴性,病理征阴性。

【辅助检查】新型冠状病毒感染核酸扩增试验阴性;血常规:血红蛋白 89g/L,血小板 332×10⁹/L;动脉血气分析:pH 7.38,PaCO₂ 37.3mmHg,PaO₂ 77mmHg,剩余碱(BE)−3.2mmol/L,HCO₃⁻ 21.5mmol/L,经皮动脉血氧饱和度(SpO₂)95%,乳酸(Lac)2.29mmol/L。肝功能、葡萄糖、血脂、肾功能、电解质、B 型脑钠肽、凝血功能未见异常。颅脑+胸部 CT:颅内未见确切脑血管意外征象;颅骨骨质未见明显异常;左肺下叶前内基底段见一实性结节影,直径约 0.3cm,边界清晰,多系炎性结节;纵隔内、双肺门及腋窝内未见肿大淋巴结;心影不大,心包未见积液,主动脉弓壁钙化,双侧胸膜未见增厚,胸腔未见积液。2022年 8 月 22 日入院神经内科后查:甲状腺功能 6 项:促甲状腺激素 6.25μIU/ml,抗甲状腺球蛋白抗体 8.06IU/ml;尿常规未见异常;乙肝阴性。

【入院诊断】①后循环梗死?②代谢性脑病?③小脑炎?

【诊疗经过】

1. 定位、定性诊断分析 患者眼球震颤,龙贝格征阳性,定位:小脑、脑干。起病急,既往除贫血外患者无其他基础疾病,定性:脑梗死、代谢性脑病、免疫相关性脑炎可能。

2. 鉴别诊断 ①脑干梗死:青年女性患者,起病急,有眼球震颤及小脑性共济失调表现,头颅 MRI 可见小脑及脑干对称性病变,但患者无脑神经损害表现,无意识障碍,CTA 未见责任血管病变;②代谢性脑病:颅内小脑脑干对称性病变,但患者无糖尿病、尿毒症、酗酒、素食等,相关代谢指标均正常;③自身免疫性脑炎:双侧脑干小脑对称性病变,但是自身免疫性脑炎全套均阴性;④脑肿瘤:颅后窝肿瘤可表现为头晕、行走不稳、反应迟钝,多伴有头痛、恶心呕吐甚至痫性发作,该患者无高颅压表现,且 MRI 增强未见强化。

3. 初始诊疗　患者入院后完善相关检查,叶酸、维生素 B_{12}、抗核抗体、抗核抗体谱、免疫球蛋白、类风湿因子、C 反应蛋白、抗环瓜氨酸肽抗体、感染性标志物均正常。右心声学造影、动态心电图、心脏彩超均正常。四肢神经传导速度提示正常。腰椎穿刺:颅内压正常,脑脊液常规:无色透明,无凝块,潘氏蛋白定性(−),白细胞 8×10^6/L;脑脊液生化:蛋白定量 0.59g/L;涂片未查见真菌孢子及菌丝,未查见细菌。自身免疫性脑炎 18 项:阴性,寡克隆带(−),线粒体脑肌病相关基因(−)。脱髓鞘疾病全套:AQP4(−),MOG(+)1:10,GFAP(−),MBP(−)。头颅 MRI:双侧小脑半球、脑干片状、小结节状长 T_1、长 T_2 信号影;FLAIR 序列呈高信号;DWI 未见异常信号;考虑:炎性病变可能性大,继发血管性病变待排。MRI 增强:脑实质未见确切异常强化灶。MRS:NAA 波峰降低,Cho 波峰稍增高;双侧小脑半球、脑干信号异常,考虑:炎性脱髓鞘改变? 其他? (图 22-1)。头颅 CTA:左侧颈总动脉起源于头臂干,右侧大脑前动脉较对侧稍纤细,左侧椎动脉管径偏细,头臂干分叉处内中膜局限性增厚(图 22-2)。结合影像学及实验室检查诊断:MOG 抗体相关脑炎。予以胞磷胆碱保护脑细胞,尼麦角林改善脑循环对症治疗病情无好转。

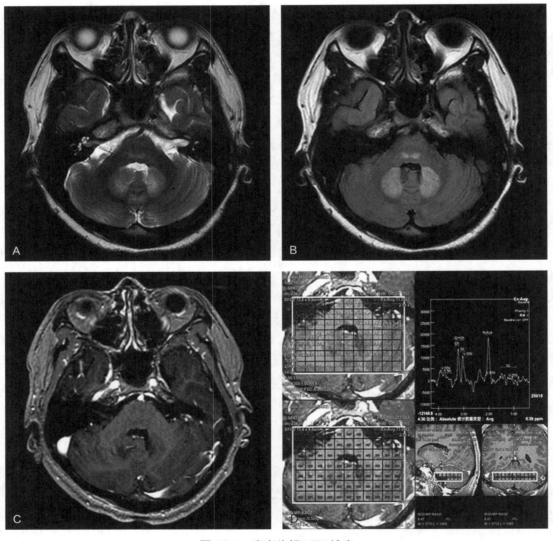

图 22-1　患者头颅 MRI 检查
A. T_2WI 双侧小脑半球、脑干片状、小结节长 T_2 信号影;B.FLAIR 双侧小脑半球、脑干片状、小结节高信号影;
C. 增强脑实质未见确切异常强化灶;D. MRS 示 NAA 波峰降低,Cho 波峰稍增高。

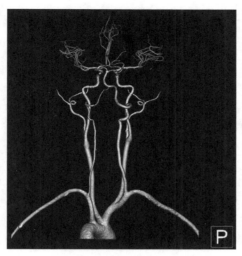

图 22-2　患者头颅 CTA 检查
左侧颈总动脉起源于头臂干，右侧大脑前动脉
较对侧稍纤细，左侧椎动脉管径偏细。

4. 进一步诊疗　予以甲泼尼龙 500mg，每日 1 次，静脉滴注冲击治疗，患者症状好转，激素冲击治疗第 3 天已可独立行走，吟诗样语言也逐渐好转，冲击治疗 5 天以后减量为 240mg，每日 1 次，静脉滴注；3 天后改为泼尼松 60mg/ 次，每日 1 次，口服。

【预后】2022 年 8 月 25 日出院时：头晕、行走不稳好转。查体：眼球震颤消失，语言正常，龙贝格征阴性，能走直线。

【随访】半年后随访，患者无头晕、行走不稳，言语清晰。

【最后诊断】MOG 抗体相关脑炎。

讨　论

髓鞘少突胶质细胞糖蛋白（myelin oligodendrocyte glycoprotein，MOG）是一种只在中枢神经系统（central nervous system，CNS）少突胶质细胞膜上表达的髓鞘蛋白，位于髓鞘最外层表面，在髓鞘构成中所占比例不足 0.05%。它由 218 个氨基酸组成，是免疫球蛋白超家族成员之一[1,2]。使用 CBA 法检测血清全段 MOG 抗体时发现，罕见于血清 AQP4 抗体阳性患者。目前研究认为 MOG 抗体相关疾病（myelin-oligodendrocyte glycoprotein antibody-associated disease，MOGAD）是一种独立的 CNS 炎性脱髓鞘疾病，不同于多发性硬化和 AQP4 阳性视神经脊髓炎谱系疾病（neuromyelitis optica spectrum disorder，NMOSD）[3]。2018 年，国际上提出了 MOG 抗体相关性脑脊髓炎的诊断和抗体检测专家共识，并建议把 MOG 抗体病定义为一种独立疾病谱。血清 MOG 抗体属于 IgG1 类抗体，与少突胶质细胞表面的 MOG 特异性结合，并释放髓鞘碱性蛋白（myelin basic protein，MBP）；可激活补体依赖的细胞毒作用，在相应 Th 细胞作用下启动炎性反应并引起淋巴细胞聚集，从而导致脱髓鞘。血清 MOG 抗体阳性的患者脑脊液中 GFAP 无明显升高，提示无星形胶质细胞损害。MOGAD 的临床表现与年龄相关，儿童多数为 ADEM 表现，而成人多表现为视神经炎、脊髓炎与脑干脑炎。脑干受累见于 30% 的 MOG 抗体病患者，脑干病变常伴视神经、脊髓和小脑受累，亦有孤立性脑干炎报道。脑干任何部位均可受累，以脑桥最为常见，其次是延髓、小脑脚和中脑。极后区综合征是 NMOSD 的核心临床特征之一，也同样见于 MOG 抗体病。临床上建议以血清 MOG 抗体作为诊断及监测的首选指标，血清 MOG 抗体滴度可能与复发相关，滴度越高复发率越高[4]。激素及 IVIg 冲击治疗有助于患者急性期神经功能恢复，对于激素依赖性复发患者可给予免疫抑制治疗。患者大多预后良好,但存在病程复发及致残风险[5-7]。

小　　结

1. MOG 抗体相关性脑炎大多没有极后区症状,而脑干小脑的病灶比较典型。

2. 抗体滴度达到 1 : 10 有临床意义,而且 MOG 抗体滴度可能与复发相关,滴度越高复发率越高。

3. MOG 对激素治疗敏感,大多预后良好。

（李琳琳　刘　衡　罗　勇）

参考文献

［1］ KAVEHEI O, HAMILTON T J, TRUONG N D, et al. Opportunities for electroceuticals in epilepsy [J]. Trends Pharmacol Sci, 2019, 40 (10): 735-746.

［2］ PHAM-DINH D, MATTEI M G, NUSSBAUM J L, et al. Myelin/oligodendrocyte glycoprotein is a member of a subset of the immunoglobulin superfamily encoded within the major histocompatibility complex [J]. Proc Natl Acad Sci U S A, 1993, 90 (17): 7990-7994.

［3］ 赵聪, 李柱一. 髓鞘少突胶质细胞糖蛋白抗体相关疾病研究进展 [J]. 中国神经免疫学和神经病学杂志, 2021, 28 (1): 71-74.

［4］ 周季, 吴晔. 抗髓鞘少突胶质细胞糖蛋白抗体与中枢神经系统免疫性脱髓鞘 [J]. 中华实用儿科临床杂志, 2018, 33 (24): 1918-1920.

［5］ WHITTAM D H, KARTHIKEAYAN V, GIBBONS E, et al. Treatment of MOG antibody associated disorders: results of an international survey [J]. J Neurol, 2020, 267 (12): 3565-3577.

［6］ 尹翮翔, 张遥, 徐雁, 等. MOG 抗体相关脑炎临床特点与预后分析 [J]. 中国神经免疫学和神经病学杂志, 2021, 28 (4): 288-292.

［7］ 董会卿. MOG 抗体介导的特发性炎性脱髓鞘疾病 [J]. 中国神经免疫学和神经病学杂志, 2017, 24 (2): 88-91.

案例 23

视神经脊髓炎谱系疾病合并肺癌

患者,女,42 岁。因"反复肢体麻木 10 年,加重半个月"于 2022 年 8 月 10 日入院。

【现病史】10 年前,患者无明显诱因出现肢体麻木,以双下肢为主,伴针刺样疼痛,感行走费力,无视物模糊,无大小便功能障碍,腰腹部无束带感,无饮水呛咳。当时就诊于当地医院考虑诊断"多发性硬化",予甲泼尼龙 1 000mg/d,静脉滴注冲击治疗后缓解出院。此后多次因肢体麻木、无力,伴视物模糊,反复就诊于当地医院予大剂量激素、营养神经等治疗后好转。半个月前肢体麻木、疼痛加重,伴视物模糊,无四肢抽搐,无呼吸困难,无意识障碍。就诊于当地予以营养神经、抗病毒等治疗后未见明显好转(未使用激素)。今为进一步诊治就诊于我院,门诊以"多发性硬化?"收入我科,自发病以来精神、饮食及睡眠可,近 1 年来排便困难,用开塞露后缓解,小便正常,体重无明显增减。

【既往史】2 年前发现"右肺结节"病史,无发热,无咳嗽、咳痰,无咳血,定期复查。否认高血压、糖尿病、肿瘤等病史;否认伤寒、结核、肝炎等传染病史;否认药物、食物过敏史;否认免疫性疾病病史;否认输血史。

【个人史】否认毒物及放射线接触史,无特殊嗜好。

【家族史】家庭其他成员均健康,否认遗传病史,无类似病史。

【体格检查】体温 36.2℃,脉搏 93 次/min,呼吸 20 次/min,血压 99/66mmHg。发育正常,神志清楚,双肺呼吸音清,未闻及明显干湿啰音及胸膜摩擦音;心率 93 次/min,心律齐,各瓣膜听诊区未闻及心脏杂音及心包摩擦音;腹软,全腹未及压痛、反跳痛及肌紧张;双下肢无水肿。言语流利,高级神经功能(记忆力、计算力、定向力、判断力等)查体未见明显异常,脑膜刺激征阴性。双侧瞳孔等大等圆、直径约 3mm、直接间接对光反射灵敏,双眼球向各方向活动到位,无眼震,双侧鼻唇沟对称。粗测双侧视力、听力正常,伸舌居中,示齿、口角不歪,转颈、耸肩有力,右侧肢体针刺觉减退,四肢肌肉无萎缩,四肢肌力 5 级,四肢肌张力无增强及减弱,生理反射存在,左侧巴宾斯基征可疑阳性。

【辅助检查】血常规、肝功能、肾功能、血脂、血糖、钾、氯正常;血清钠检测结果(表 23-1)。腰椎穿刺:颅内压 140mmH$_2$O,脑脊液常规、生化正常;血清水通道蛋白 4(aquaporin 4,AQP4)阳性(1:100);脑脊液 AQP4 阳性(1:10)。脑脊液 IgG- 寡克隆区带(oligoclonal band,OCB):血清和 CSF 均未见 OCB。肌电图及视觉诱发电位报告(2022 年 8 月 15 日):双眼视觉诱发电位异常:左眼 P100 波幅较右侧下降,双侧 P100 潜伏期延迟(图 23-1)。颅脑 MRI 平扫(2022 年 8 月 13 日):颅脑多发脱髓鞘病变,视交叉信号异常(图 23-2);颈胸腰椎 MRI 平扫(2022 年 8 月 13 日):颈胸腰段脊髓多发病灶(图 23-2)。胸部 CT 及病理结果:胸部 CT 提示右肺上叶尖段磨玻璃结节(大小 9mm×8mm),LU-RADS3L(图 23-3A);病理结果为右肺腺癌(彩图 23-3B)。病灶大小变化(表 23-2);胸部 CT(2019 年 9 月 23 日)提示右肺上叶磨玻璃样结节,直径 0.38cm;胸部 CT(2020 年 7 月 10 日)提示右肺上叶磨玻璃样结节,直径 0.6cm;胸部 CT(2021 年 1 月 25 日)提示右肺上叶磨玻璃结节 0.8cm。

【入院诊断】①视神经脊髓炎谱系疾病;②右肺结节;③电解质紊乱。

【诊疗经过】

1. **定位、定性诊断分析** 患者四肢麻木,视物模糊,右侧肢体针刺觉减退,左侧病理征可疑阳性。视觉诱发电位双眼视觉诱发电位异常,头颅磁共振检查视交叉信号异常,脊髓多发病变,定位:视神经、锥体束、脊髓病变。患者血清、脑脊液均为 AQP4 阳性,IgG- 寡克隆区带阴性,定性:中枢神经系统脱髓鞘。结合病史诊断考虑:视神经脊髓炎谱系疾病。

表 23-1 血钠检测结果

项目 (2022 年)	8月 10 日	8月 12 日	8月 13 日	8月 14 日	8月 16 日	8月 17 日	8月 19 日	8月 20 日	8月 22 日	8月 27 日	9月 6 日
$Na^+/(mmol \cdot L^{-1})$	123	130	125	127	135	131	137	135	133	136	140

表 23-2 肺结节大小变化

项目	2019 年	2020 年	2021 年	2022 年
肺结节大小 /cm	0.38	0.6	0.8	0.9

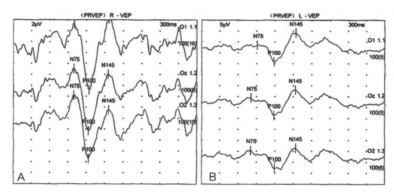

图 23-1 双眼视觉诱发电位检查
A. 右眼视觉诱发电位;B. 左眼视觉诱发电位。

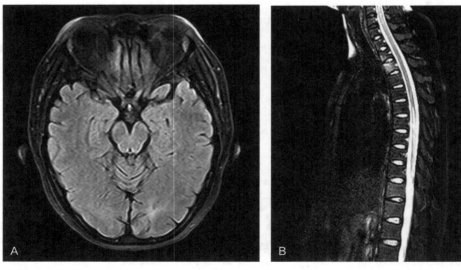

图 23-2 患者头颅 MRI+ 脊髓 MRI 检查
A. FLAIR 视交叉处呈稍高信号;B. 脊髓 MRI 颈段、胸段长节段长 T_2 高信号。

2. 鉴别诊断 ①多发性硬化(multiple sclerosis,MS):中年女性患者,病史长,呈复发 - 缓解型,伴四肢麻木,视物模糊,需警惕,但患者 OCB 阴性,脊髓磁共振检查提示长节段病变,且 AQP4 阳性故暂不考虑;②吉兰 - 巴雷综合征:患者四肢麻木,查体感觉减退,但患者病史较长,反复发作,且出现视神经受损表现,病前无感冒受凉史,脑脊液未见蛋白细胞分离,经头颅 MRI 及脊髓 MRI 异常,神经电生理检查不支持。

3. 初始诊疗　患者入院予营养神经、补钠纠正电解质紊乱、对症等治疗。仍出现反复低钠,其间予 10% 浓氯化钠 40ml 每日静脉滴注补钠治疗后仍低,经相关科室会诊:结合患者胸部 CT 提示磨玻璃结节,需考虑抗利尿激素不适当分泌综合征可能性大? 建议进一步请胸外科会诊。胸外科会诊:考虑早期肺癌可能性大,建议转科行手术治疗。因患者拟行手术治疗,故激素冲击治疗暂缓。于 2022 年 8 月 22 日转入胸外科,完善术前检查后 2022 年 9 月 1 日行"单孔胸腔镜下右上肺尖段切除术、肺癌根治术 + 胸腔闭式引流术",术中冰冻病理报告示:(右上肺尖段)原位腺癌,肺切缘及支气管残端均未见癌组织累积,送检(第 12 组、第 13 组)淋巴结(0/1、0/1)均未见癌组织转移。石蜡切片示:(右上肺尖段)微小浸润腺癌(彩图 23-3B),肺切缘及支气管残端均未见癌组织累及,送检(第 12 组、第 13 组)淋巴结(0/1、0/1)均未见癌组织转移。

【预后】术后多次复查电解质提示血钠恢复正常,肢体麻木、视物模糊未加重。神经系统查体:神志清楚,对答切题,言语清楚,高级神经功能查体未见明显异常,颈软,脑膜刺激征阴性。双侧瞳孔等大等圆、直径约 3mm、直接间接对光反射灵敏,双眼各向活动到位,粗测双侧视力、听力正常,右侧肢体针刺觉减退,四肢肌肉无萎缩,四肢肌力 5 级,病理征未引出。

【随访】出院后 3 个月后电话随访患者,肢体麻木、视物模糊较前明显缓解。门诊每隔 1 个月复查电解质无异常。

【最后诊断】①视神经脊髓炎谱系疾病;②右肺腺癌。

讨　论

视神经脊髓炎(neuromyelitis optica,NMO)是以视神经炎与脊髓横贯性损害为主要临床表现的进行性或反复发作的自身免疫性脱髓鞘疾病,随着对该病的不断认识,临床上发现它常合并大脑、间脑以及节后区损害等表现,并将该类疾病归同视神经脊髓炎谱系疾病(neuromyelitis optica spectrum disorders,NMOSD)[1]。研究报道,NMOSD 常合并其他自身免疫性疾病,如重症肌无力、干燥综合征、桥本甲状腺炎[2]等。而合并肿瘤的报道较少。

视神经脊髓炎谱系疾病是一组自身免疫介导的中枢神经系统炎性脱髓鞘疾病[3],具有高复发率、高致残率,好发于青中年人群,其中以女性多见。随着 Lennon 等[4]对水通道蛋白 4(aquaporin-4,AQP4)抗体的发现,临床上与 MS 得以区分。NMOSD 的诊断分 AQP4 阴性和 AQP4 阳性两组。NMOSD 的核心临床症状,除视神经炎、急性脊髓炎外,还包括顽固呃逆的极后区综合征、急性脑干综合征、嗜睡的间脑综合征、大脑综合征[3]。对于合并肿瘤的患者,称为副肿瘤性 NMOSDs。

副肿瘤性 NMOSDs 属于副肿瘤神经综合征(paraneoplastic neurological syndrome,PNS),是由恶性肿瘤组织影响远隔的组织及器官而并非肿瘤直接导致所产生的临床症状[5]。Piccotk[6]等人研究发现,部分 NMOSD 患者血清 AQP4 阳性,可能是机体本身对肿瘤的免疫反应。此外,Antoine 等[7]及 Muller 等[8]分别报道:部分肿瘤可表达 AQP4 抗体,其中以乳腺癌、畸胎瘤、胸腺瘤较常见,呼吸道肿瘤中以肺小细胞癌最多见,本例患者为肺腺癌,且合并反复低钠血症,在肿瘤病灶切除后血钠迅速恢复正常,考虑可能由肿瘤细胞分泌抗利尿激素导致异位抗利尿激素综合征(SIADH)所致。由于 AQP4 在视神经、脊髓胶质细胞、脑室旁室管膜上表达丰富[9],且在气道的上皮细胞也有表达。当肿瘤细胞攻击机体时,可通过胶质细胞产生 AQP4。除 AQP4 抗体外,副肿瘤抗体中抗 Hu 抗体,是一种以神经元核为靶抗原的多克隆 IgG 抗体[10],通过抗原抗体反应,导致以 T 细胞浸润为主的自身免疫反应的发生,进一步损害神经系统功能[11-13]。抗 Hu 抗体在 PNS 及其相关肿瘤的检测中具有较高的特异性(95%~100%)和敏感性(80% 以上)[14,15]。而据 Sillevis 等[16]报道,抗 Hu 抗体阳性的 PNS 患者,85% 的患者发现肿瘤,其中

77% 为肺癌。其他抗体如 Ri 抗体常见于乳腺癌、卵巢癌，抗 CV2（CRMP5）抗体常见胸腺瘤等[17]。对于肿瘤相关 PNS 的表现，可于肿瘤症状出现前后出现，也可与相应部位的肿瘤症状同时出现。如本例患者在 NMO 发病后数年，胸部 CT 发现肺结节，由此说明，AQP4 在发现肿瘤之前数年就可能存在[18]。部分患者肿瘤切除后仍会发生神经系统症状。这给临床医生的诊断及治疗带来了很大的难题。对于 PNS 的治疗，现尚无特殊的治疗手段，最主要包括对于原发肿瘤进行手术、放化疗以此清除相应的神经元抗体[19]，从而避免对神经系统的损伤，另一方面是对 PNS 的免疫治疗，如大剂量激素、免疫抑制剂（如硫唑嘌呤、环磷酰胺及他克莫司）等[20]。据 Candler 等[21]对 63 例 PNS 患者进行随访观察，发现对原发肿瘤的治疗能够显著改善 PNS 患者的预后。但是也有文献报道[22]，针对 PNS 进行免疫治疗，能够尽快稳定患者神经系统症状，并改善神经功能缺损。本例患者切除肿瘤后，暂未加用免疫抑制剂，低钠血症恢复正常，随访出院 2 个月后肢体麻木、视力模糊未复发，但需进行长期监测与随访，为临床医生的治疗积累更多经验，从而减少疾病给患者带来的痛苦。

小 结

1. 神经系统脱髓鞘疾病多发性硬化和视神经脊髓炎谱系疾病需要鉴别。
2. 视神经脊髓炎谱系疾病患者需长期随访，警惕是否由副肿瘤综合征引起。
3. 临床上出现反复低钠血症时，在补钠的同时需要积极寻找病因，尤其是合并肿瘤患者，需警惕 SIADH。

（杨小艳　余昌胤　刘　衡）

参考文献

［1］ HERWERTH M, KENET S, SCHIFFERER M, et al. A new form of axonal pathology in a spinal model of neuromyelitis optica [J]. Brain, 2022, 145 (5): 1726-1742.

［2］ 中国免疫学会神经免疫分会. 中国视神经脊髓炎谱系疾病诊断与治疗指南 (2021 版)[J]. 中国神经免疫学和神经病学杂志, 2021, 28 (6): 423-436.

［3］ WINGERCHUK D M, BANWELL B, BENNETT J L, et al. International consensus diagnostic criteria for neuromyelitis optica spectrum disorders [J]. Neurology, 2015, 85 (2): 177-189.

［4］ LENNON V A, WINGERCHUK D M, KRYZER T J, et al. A serum autoantibody marker of neuromyelitis optica: distinction from multiple sclerosis [J]. Lancet, 2004, 364 (9451): 2106-2112.

［5］ LEYPOLDT F, WANDINGER K P. Paraneoplastic neurological syndromes [J]. Clinical and experimental immunology, 2014, 175 (3): 336-348.

［6］ PITTOCK S J, LENNON V A. Aquaporin-4 autoantibodies in a paraneoplastic context [J]. Arch Neurol, 2008, 65 (5): 629-632.

［7］ ANTOINE J C, CAMDESSANCHE J P, ABSI L, et al. Devic disease and thymoma with anti-central nervous system and antithymus antibodies [J]. Neurology, 2004, 62 (6): 978-980.

［8］ MUELLER S, DUBAL D B, JOSEPHSON S A. A case of paraneoplastic myelopathy associated with the neuromyelitis optica antibody [J]. Nat Clin Pract Neurol, 2008, 4 (5): 284-288.

［9］ NIELSEN S, NAGELHUS E A, AMIRY-MOGHADDAM M, et al. Specialized membrane domains for water transport in glial cells: high-resolution immunogold cytochemistry of aquaporin-4 in rat brain [J]. J Neurosci, 1997, 17 (1): 171-180.

［10］ SENTIES-MADRID H, VEGA-BOADA F. Paraneoplastic syndromes associated with anti-Hu antibodies [J]. Isr Med

Assoc J, 2001, 3 (2): 94-103.

［11］ 王晔, 郑惠民, 谢惠君. 副癌神经综合征研究进展 [J]. 中风与神经疾病杂志, 1999 (5): 63-65.

［12］ 钱伟东, 路屹, 陈齐鸣. 副肿瘤性脑脊髓炎/ 感觉神经元病鞘内抗核抗体的合成 [J]. 中国医学科学院学报, 2000 (2): 196-198.

［13］ 杨扬, 罗林城, 游曼清, 等. 副肿瘤性边缘性脑炎 1 例并文献复习 [J]. 中国医药科学, 2020, 10 (20): 248-250.

［14］ DALMAU J, FURNEAUX H M, GRALLA R J, et al. Detection of the anti-Hu antibody in the serum of patients with small cell lung cancer—a quantitative western blot analysis [J]. Ann Neurol, 1990, 27 (5): 544-552.

［15］ MOLINUEVO J L, GRAUS F, SERRANO C, et al. Utility of anti-Hu antibodies in the diagnosis of paraneoplastic sensory neuropathy [J]. Ann Neurol, 1998, 44 (6): 976-980.

［16］ SILLEVIS S P, GREFKENS J, LEEUW B, et al. Survival and outcome in 73 anti-Hu positive patients with paraneo-plastic encephalomyelitis/sensory neuronopathy [J]. J Neurol, 2002, 249 (6): 745-753.

［17］ 刘琳琳, 刘冉. 神经系统副肿瘤综合征抗体 [J]. 国际神经病学神经外科学杂志, 2012, 39 (1): 4.

［18］ NISHIYAMA S, ITO T, MISU T, et al. A case of NMO seropositive for aquaporin-4 antibody more than 10 years before onset [J]. Neurology, 2009, 72 (22): 1960-1961.

［19］ VIACCOZ A, HONNORAT J. Paraneoplastic neurological syndromes: general treatment overview [J]. Curr Treat Options Neurol, 2013, 15 (2): 150-168.

［20］ KANNOTH S. Paraneoplastic neurologic syndrome: a practical approach [J]. Ann Indian Acad Neurol, 2012, 15 (1): 6-12.

［21］ CANDLER P M, HART P E, BARNETT M, et al. A follow up study of patients with paraneoplastic neurological disease in the United Kingdom [J]. J Neurol Neurosurg Psychiatry, 2004, 75 (10): 1411-1415.

［22］ SANDERS D B. Lambert-Eaton myasthenic syndrome: diagnosis and treatment [J]. Ann N Y Acad Sci, 2003, 998: 500-508.

自身免疫性胶质纤维酸性蛋白星形细胞病

> **病例资料**

患者,女,34 岁。因"发热半个月,尿潴留 6 天,意识障碍 1 天"于 2020 年 11 月 30 日入院。

【**现病史**】入院前半个月(2020 年 11 月 14 日)出现发热,最高体温 39.0℃,伴全身乏力、间断头昏。6 天前(2020 年 11 月 24 日)出现精神萎靡,伴排尿困难及双下肢无力、不能行走,于当地医院行腹部 B 超示左肾积水,右肾肾盂分离,双侧输尿管扩张,膀胱极度充盈,行腰椎穿刺:颅内压不详,脑脊液总细胞数 1 370×10^6/L,白细胞数 8×10^6/L,葡萄糖 1.64mmol/L,氯 107.5mmol/L,脑脊液蛋白 2.07g/L(表 24-1);长程脑电图监测:枕区未见 α 节律,见广泛不规则慢波活动,全头阵发 δ 频段中幅慢波,考虑"病毒性脑炎?、结核性脑膜炎?",予阿昔洛韦抗病毒及异烟肼、利福平、吡嗪酰胺、乙胺丁醇、左氧氟沙星抗结核等治疗。住院期间出现腹胀、便秘,全腹 + 盆腔 CT 示腹腔部分肠管扩张、积气,考虑不全性肠梗阻,并逐渐出现意识模糊,遂收入我科重症监护病房,发病以来精神、睡眠、饮食差,体重变化不详。

表 24-1　患者不同时间点脑脊液检查变化情况

项目	2020 年 11 月 25 日	2020 年 11 月 27 日	2020 年 12 月 3 日	2020 年 12 月 8 日	2020 年 12 月 23 日	2021 年 1 月 11 日	2021 年 1 月 19 日
颅内压 /(mmH$_2$O)	—	—	265	150	80	100	120
葡萄糖 /(mmol·L^{-1})	1.64	1.67	2.76	4.35	3.54	4.79	3.02
氯化物 /(mmol·L^{-1})	107.5	113.17	118.21	122.3	126.9	128.3	129.3
蛋白质定量 /(mg·L^{-1})	2 070	1 060	970	812	481	374	488
乳酸脱氢酶 /(U·L^{-1})	78	60	42	88	57	32	27
腺苷脱氨酶 /(U·L^{-1})	4.24	5.29	3.14	2.36	1.10	1.09	0.49
总细胞数 /L^{-1}	1 370	216	1 080	72	80	240	130
白细胞数 /L^{-1}	8	110	50	38	72	28	30
多个核细胞 /%	—	15	8		2	—	—
淋巴细胞 /%	—	85	92		98	—	—

注:"—"表示未检测到数据。

【**既往史**】2 个月前行"剖宫产",否认高血压、糖尿病、肿瘤等病史;否认伤寒、结核、肝炎等传染病史;否认药物、食物过敏史;否认毒物及放射性物质接触史;否认手术外伤史;否认输血史。

【**个人史**】无特殊。

【**家族史**】家庭其他成员均健康,否认遗传病史,无类似病史。

【**体格检查**】体温 37℃,脉搏 92 次 /min,呼吸 25 次 /min,血压 112/64mmHg,血氧饱和度 97%,精神萎靡,对答切题,查体欠合作,双肺呼吸音粗、闻及湿啰音;颈强直 3 横指,克尼格征及布鲁津斯基征阴性,双上肢肌力 4 级,双下肢肌力 0 级,肌张力减低,腹壁反射消失,四肢腱反射消失,病理征未引出。

【**辅助检查**】腹部 B 超(2020 年 11 月 24 日):左肾积水,右肾肾盂分离,双侧输尿管扩张;膀胱极度充盈:考虑尿潴留,宫腔少量积液,腹腔少量积液。上下腹部 + 盆腔 CT(2020 年 11 月 29 日):腹腔部分肠管扩张、积气,随诊,肝右叶钙化灶。视频脑电图(2020 年 11 月 27 日):异常脑电图,监测过程中枕区未见 α 节律,见广泛不规则慢波活动,全头阵发 δ 频段中幅慢波。尿常规、红细胞沉降率、C 反应蛋白、电解质、伤寒抗体 + 肥达试验均正常。胸部 CT(2020 年 11 月 30 日):双肺下叶坠积效应,肝右叶钙化灶或肝内胆管结石。头颅 CT:颅脑未见明确异常。电解质:氯 98.3mmol/L,肝功能:清蛋白 32.5g/L、前清蛋白 104mg/L,余未见明显异常。C 反应蛋白 82.60mg/L。血常规、肾功能、心肌酶、凝血功能等未见异常。

【入院诊断】①结核性脑脊髓膜炎? ②泌尿系感染;③左肾积水;④重度营养不良低蛋白血症;⑤电解质紊乱;⑥结核性腹膜炎? 肠梗阻?

【诊疗经过】

1. 定位、定性诊断分析　颈强直 3 横指,定位:脑膜;四肢无力,持续性尿便障碍、查体肌力下降,肌张力减低,腹壁反射消失,腱反射消失,定位:脊髓;脑电图提示广泛不规则慢波,定位:广泛大脑皮质;肌力下降,肌张力减低,腱反射消失,四肢神经功能传导提示所测双胫神经、右腓总神经 F 波未引出,双侧正中神经、右尺神经 F 波形稍弥散,定位:周围神经。结合头颅磁共振,综合定位:脑膜、大脑皮层、大脑、脊髓、周围神经。中年女性患者,生活在结核高发地区,急性起病,病程半个月,表现为发热、意识障碍及持续性尿便障碍,定性:感染、免疫相关。

2. 鉴别诊断　①视神经脊髓炎谱系疾病:中年女性患者,急性起病,有意识障碍、尿便障碍及查体存在感觉平面,但患者无视力障碍、恶心、呕吐等症状,脊髓磁共振未见长节段病灶,血清及脑脊液 AQP4-IgG 阴性;②抗髓鞘少突胶质细胞糖蛋白免疫球蛋白 G 抗体(anti-myelin oligodendrocyte glycoprotein-IgG,MOG-IgG)相关疾病(MOG-IgG associated disorders,MOGAD):中年女性患者,急性起病,有意识障碍、尿便障碍及查体存在感觉平面,但患者无视力障碍、恶心、呕吐等症状,脊髓磁共振病灶,血清及脑脊液 MOG-IgG 阴性;③多发性硬化:中年女性患者,急性起病,有意识障碍、尿便障碍及查体存在感觉平面,脑脊液 IgG 鞘合成率升高伴 IgG- 寡克隆区带阳性,且头颅磁共振提示颅内多发病灶,但头颅磁共振改变不符合多发性硬化典型表现。

3. 初始诊疗　入院后意识障碍加重,动脉血气分析提示 pH 7.325、$PaCO_2$ 80.1mmHg,予气管插管、呼吸机辅助通气。复查腰椎穿刺:脑脊液检查提示白细胞升高,以淋巴细胞升高为主,葡萄糖低、氯低、蛋白高(表 24-1),考虑 "结核性脑脊髓膜炎",予异烟肼、利福平、吡嗪酰胺片、盐酸乙胺丁醇片、左氧氟沙星及地塞米松、抗感染、营养支持等治疗 5 天,脱机成功。头颅磁平扫 + 增强 +DWI:双侧胼胝体、基底节区及放射冠区、背侧丘脑和下丘脑、中脑多发斑片状长 T_2 信号,边缘模糊,FLAIR 呈高信号,DWI 基底节区、胼胝体呈高信号,ADC 呈低信号,未见明显强化病变(图 24-1)。颈椎 MRI:颈 5 及颈 6 椎退行性变,颈 5/6 椎间盘后突出;胸腰椎 MRI 未见异常。脑脊液微生物二代测序:检测出人类(伽马)疱疹病毒第四型(4 条序列、置信度高),原核微生物未检测出,真核微生物未检出。脑脊液细菌、真菌培养阴性,脑脊液结核分枝杆菌核酸检测阴性。外周血 T-SPOT 阴性。抗核抗体:(1:100)阳性、(1:320)弱阳性。结合辅助检查,不排除病毒性脑脊髓膜炎、免疫介导的中枢神经系统病变,故加用阿昔洛韦(2020 年 12 月 7 日)抗病毒、甲泼尼龙 500mg/ 次,每日 1 次,静脉滴注治疗,甲泼尼龙 5 天后减半。复查视频脑电图:全脑各区见大量散在中波幅 4~7Hz 的 θ 波活动及较多 2~3Hz 的 δ 波,调幅差。(2020 年 12 月 14 日)检测血清 GFAP-IgG 1:32,脑脊液 GFAP-IgG 1:3.2(转染细胞法)(彩图 24-2)。血清及脑脊液 AQP4-IgG、MOG-IgG 阴性。血清及脑脊液自身免疫性脑炎相关抗体阴性(NMDAR-IgG、AMPAR-IgG、LGI1-IgG、CASPR2-IgG、GABABR-IgG、GABAAR-IgG、mGluR5-IgG、D2R-IgG、Neurexin3α-IgG、GAD65-IgG)(转染细胞法)及副肿瘤综合征相关抗体 14 项(Hu-IgG、Yo-IgG、Ri-IgG、CV2-IgG、Ma2-IgG 等)阴性,脑脊液 IgG 鞘合成率升高伴 IgG- 寡克隆区带阳性。四肢神经功能传导 + 诱发电位(SEP):所测双胫神经、右腓总神经 F 波未引出,双侧正中神经、右尺神经 F 波形稍弥散;双上肢 SEP:双侧刺激皮层电位分化欠佳,N20~P25 整合欠佳;双下肢 SEP:左侧刺激皮层电位分化欠佳,遂诊断为"自身免疫性胶质纤维酸性蛋白星形细胞病、结核性脑脊髓膜炎?",出院继续口服泼尼松及异烟肼、利福平、吡嗪酰胺、乙胺丁醇抗结核治疗。2021 年 1 月 10 日复查肝功能提示丙氨酸转氨酶(ALT)1 130U/L、天冬氨酸转氨酶(AST)634U/L,停用抗结核药物,继续泼尼松 10mg/ 次,1 天 1 次,口服治疗。2021 年 1 月 19 日复查脑脊液 GFAP-IgG 1:32,血清 GFAP-IgG 阴性(CBA 法)。

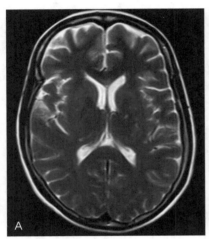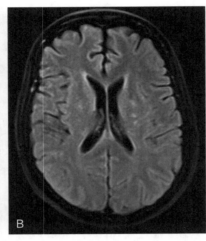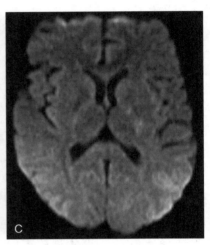

图 24-1　患者头颅 MRI 检查

A. T₂WI 双侧胼胝体、基底节区及放射冠区多发斑片状长 T₂ 信号,边缘模糊;

B. FLAIR 上呈高信号;C. DWI 基底节区、胼胝体呈高信号。

【预后】出院时患者神志清楚,无发热、头痛等,大小便能自控。神经系统查体:神志清楚,精神差,双上肢肌力 5⁻ 级,双上肢肱二头肌腱反射、肱三头肌腱反射亢进,双下肢肌力 3 级,双下肢腱反射减弱,腹壁反射消失,深感觉正常,病理征阴性。

【随访】随访至 2021 年 6 月 30 日,患者神志清楚,感双下肢乏力,大小便正常,日常生活能自理,复查脑电图提示正常范围脑电图,头颅 MRI 示颅脑未见异常。

【最后诊断】自身免疫性胶质纤维酸性蛋白星形细胞病。

◁ 讨　论 ▷━━━━━━━━━━━━━━━━━━━━━━━━━━━━━━━━━•

2016 年,梅奥医学中心的 Lennon 团队首次报道了两例与 GFAP-IgG 相关的脑脊髓膜炎,命名为自身免疫性胶质纤维酸性蛋白星形细胞病(autoimmune glial fibrillar acidic protein astrocytopathy),对激素治疗敏感及复发为主要特征[1,2],急性或亚急性起病,亚急性头痛最为常见,同时还可表现为意识障碍、进行性认知功能减退、共济失调、脊髓炎、视神经炎和排尿障碍等自主神经功能紊乱等表现[1]。使其容易被误诊为感染、变性、脱髓鞘、肿瘤等疾病。大多数患者都有炎症性脑脊液,伴有淋巴细胞为主的白细胞和蛋白升高,部分表现为脑脊液葡萄糖、氯低[3],易被误诊为结核性脑膜炎,在脑脊液微生物(微生物涂片、宏基因组微生物培养)未找结核分枝杆菌、细菌和真菌感染证据时,通常进行抗结核治疗。我们的患者生长在结核高发地区,院外进行了标准抗结核治疗,但病情进行性加重。进入我院后也进行抗结核及地塞米松治疗,CO₂ 潴留改善,去除机械通气,但四肢无力及尿便障碍无改善。除此之外,我们的患者还发现脑脊液 IgG 鞘内合成率、IgG- 寡克隆区带阳性,Fang 等人的研究发现也发现 21% 的患者 IgG- 寡克隆区带阳性、35% 患者 IgG 鞘内合成率[1]。

该病临床表现、脑脊液检查及磁共振表现缺乏特异性,诊断该病最敏感及最具特异性指标是脑脊液检测出 GFAP 抗体。GFAP 是一种中间丝Ⅲ类蛋白,主要表达于成熟星形胶质细胞细胞质内,对维持星形胶质细胞形态、提供血脑屏障的完整性和调节突触效能具有重要作用[4],人脑中 GFAP 存在 10 种不同异构体,分别是 GFAPα、β、δ、ζ、κ 等 10 种不同异构体,其中 GFAP-α 是在脑和脊髓表达的主要类型[5,6],GFAP-β 在周围神经的非髓鞘施万细胞中高度表达[7]。CSF 中抗 GFAP-α 的抗体是一种生物标志物,在大多数自身免疫性 GFAP 星形细胞瘤病例中表达[8]。但 GFAP 作为细胞内抗原,目前致病的机制尚不清楚。该患者宏基因检测到人类疱疹病毒第四型即 EB 病毒,考虑可能病毒感染后神经系统受损失,致使星形胶质细胞内 GFAP 暴露,产生 GFAP-IgG 致病。EB 病毒在人群中广泛存在,EB 病毒检测序列低,可能与外院进行抗病毒治疗有关,也不排除标本污染可能。目前已有感染报道单纯疱疹病毒感染后诱发自身免疫性 GFAP 星形细胞病[9]。GFAP 抗体的检测目前有基于组织法、细胞法和免疫印迹法,脑脊液中的 GFAP 抗体阳性率和滴度明显高于血清,我们的患者首次检测时血清 GFAP 抗体滴度高于脑脊液,复查时脑脊液滴度高于血清。血清和脑脊液中常伴随其他的自身抗体,如 NMDAR 抗体或其他自身免疫疾病相关的抗体[1],我们的患者血清抗核抗体阳性,也提示患者发病可能与免疫机制相关。

头颅磁共振病灶多,分布范围广,主要表现为软脑膜、脑室周围及脊髓中央部强化,50% 患者表现为垂直于脑室的脑白质血管样放射状强化,为本病特征性改变[1]。该患者双侧胼胝体、基底节区及放射冠区等多发病灶,但缺乏特征性改变,且首次检测血清 GFAP 抗体滴度高于脑脊液,早期不能够完全确诊,但患者激素冲击治疗效果好,同时复查血清 GFAP 抗体滴度低于脑脊液,在肝功能明显异常而停用抗结核药物,患者症状疾病恢复,颅内病灶消失,均支持本病诊断。既往报道本病对激素冲击治疗反应良好,部分患者可能复发[1,9]。该患者表现四肢瘫痪,神经电生理检测提示周围神经根受累,无明显蛋白-细胞分离现象。据报道 3%~8% 的患者出现周围神经受累[10],GFAP-β 在周围神经的非髓鞘施万细胞中高度表达[7],故周围神经亦可能成为免疫攻击潜在靶点,也不排除合并其他抗体可能。

目前,自身免疫性 GFAP 星形细胞病没有统一的诊断标准或共识,出现急性或亚急性起病,临床上表现为头痛、认知功能下降、精神异常等的脑膜炎、脑炎,尤其是自身免疫疾病或血清自身免疫学检查异常的患者,在排除病毒性脑炎等感染性和其他自身免疫性脑炎外,需考虑到自身免疫性 GFAP 星形细胞病。大多数自身免疫性 GFAP 星形细胞病患者对类固醇治疗反应良好,但有部分患者对激素不敏感;部分患者合并肿瘤,进行全身肿瘤筛查,定期随访。

小　结

1. 急性或亚急性起病,临床上表现为头痛、认知功能下降、精神异常等,伴或不伴脊髓症状患者,在排除病毒性脑炎和其他自身免疫性脑炎外,需考虑到自身免疫性胶质纤维酸性蛋白星形细胞病。

2. 自身免疫性胶质纤维酸性蛋白星形细胞病诊断成立后,给予大剂量激素治疗有效。

3. 需进行全身肿瘤筛查,定期随访。

（张　霞　姚本海　罗　勇）

参考文献

[1]　FANG B, MCKEON A, HINSON S R, et al. Autoimmune glial fibrillary acidic protein astrocytopathy: a novel meningo-

encephalomyelitis [J]. JAMA Neurology, 2016, 73 (11): 1297-1307.

［2］ FILANAGAN, EOIN P, HINSON, et al. Glial fibrillary acidic protein immunoglobulin G as biomarker of autoimmune astrocytopathy: analysis of 102 patients [J] Ann Neurol, 2017, 81 (2): 298-309.

［3］ HAN W, JEROME H, CHIN, et al. Autoimmune glial fibrillary acidic protein astroytopathy manifesting as subacute meningoencephalitis with descending myelitis: a case report [J]. BMC Neurology, 2020, 20 (1): 443-447.

［4］ FUCHS E, CLEVELAND D W. A structural scaffolding of intermediate filaments in health and disease [J]. Science, 1998, 279 (53): 514-519.

［5］ BRENER M, LAMPEL K, NAKATANI Y, et al. Characterization of human cDNA and genomic clones for glial fibrillary acidic protein [J]. Brain Res Mol Brain Res, 1990, 7 (4): 277-286.

［6］ YANG Z, WANG K. Glial fibrillary acidic protein: from intermediate filament assembly and gliosis to neurobiomarker [J]. Trends Neurosci, 2015, 38 (6): 364-374.

［7］ 马秋英, 乔志新, 王佳伟, 等. 中枢、周围及自主神经广泛受累的自身免疫性胶质纤维酸性蛋白星形细胞病一例 [J]. 中国神经免疫学和神经病学杂志, 2020, 27 (6): 484-485.

［8］ Galea E, Dupouey P, Feinstein D. Glial fibrillary acidic protein mRNA isotypes: expression in vitro and in vivo [J]. J Neurosci Res, 1995, 41 (4), 452-461.

［9］ LI J, YAN X, RAN H, et al. Autoimmune GFAP astrocytopathy after viral encephalitis: A case report [J]. Mult Scler Relat Disord, 2018, 21, 84-87.

［10］ FLANAGAN E, HINSON S, LENNON V. et al. Glial fibrillary acidic protein immunoglobulin G as biomarker of auto-immune astrocytopathy: analysis of 102 patients [J]. Ann Neurol, 2017, 81: 298-309.

第五篇

运动障碍性疾病

案例 25
帕金森高热综合征

病例资料

患者,男,78 岁。因"反复发热 2 天"于 2021 年 8 月 8 日入院。

【现病史】 2 天前感冒受凉后出现发热,最高体温达 40.6℃,伴畏寒、寒战、惊厥,自服"布洛芬混悬液"后体温可降至正常,但仍有反复发热,无咳嗽、咳痰、气促、呼吸困难,无头痛、呕吐,无腹痛、腹泻,无肢体无力、意识障碍。入院前 4 小时再次出现寒战、发热,最高体温 40℃,遂急诊入院,以"脓毒血症、肺部感染"收入我科。自发病以来精神、饮食、睡眠尚可,大便困难,小便正常,体重无明显减轻。

【既往史】 11 年前诊断"帕金森病",长期服用"盐酸金刚烷胺片 2 片/次,每日 2 次;盐酸苯海索片 2 片/次,每日 2 次"治疗;否认高血压、糖尿病、肿瘤等病史;否认伤寒、结核、肝炎等传染病史;否认药物、食物过敏史;否认毒物及放射性物质接触史;否认手术、外伤史;否认输血史。

【个人史】 否认烟酒嗜好。

【家族史】 家庭其他成员均健康,否认家族遗传病史。

【体格检查】 体温 39.1℃,余生命体征平稳,双肺呼吸音稍粗,双肺闻及少许湿啰音,心、腹查体未见异常。精神萎靡,面具脸,言语障碍,双侧瞳孔等大等圆、直径 2.5mm、对光反射迟钝,颈强直(违拗),四肢肌力因患者不配合不可查,四肢肌张力增高及静止性震颤,病理征未引出。

【辅助检查】 胸部 CT(2021 年 8 月 8 日):双肺间质性病变、纤维化,双肺肺炎,左侧冠状动脉钙化灶,双侧胸膜增厚。心电图(2021 年 8 月 9 日):窦性心动过速(心率>100 次/min)。头颅 CT(2021 年 8 月 11 日):双侧大脑白质少量脱髓鞘病变,脑萎缩。2021 年 8 月 10 日血常规检查结果见表 25-1。D- 二聚体 3.87μg/ml。电解质:钾 4.5mmol/L;钠 146mmol/L。肝功能:丙氨酸转氨酶 32U/L;天冬氨酸转氨酶 94U/L;清蛋白:35.2g/L。肾功能:肌酐 108μmol/L;尿素 11.8mmol/L。心肌酶谱结果见表 25-3。心肌梗死两项:肌红蛋白 1 297ng/ml;超敏肌钙蛋白 T 394.50ng/L。B 型脑钠肽前体 pro-BNP: 2 453pg/ml。C 反应蛋白、降钙素原、白介素 -6 结果见表 25-2。2021 年 8 月 11 日心肌酶谱结果见表 25-3。T 细胞亚群计数:总 T 淋巴细胞 29%;总 T 淋巴细胞绝对值 830μL;辅助性 T 细胞 14%;辅助性 T 细胞绝对值 411μL;抑制性 T 细胞 13%;抑制性 T 细胞绝对值 357μL。抗环瓜氨酸肽抗体<7U/ml。2021 年 8 月 13 日抗核抗体测定:(1:100)阴性,(1:320)阴性,(1:1 000)阴性;抗核抗体谱:抗 RNP 抗体、抗 SM 抗体、抗 SSA 抗体、抗 RO-52 抗体、抗 SSB 抗体、抗 SCL-70 抗体、抗 J0-1 抗体、抗 CENP B 抗体、抗 ds-DNA 抗体、抗组蛋白抗体、抗核小体抗体、抗核糖体 P 蛋白抗体、抗着丝点抗体均为阴性;病毒定量:巨细胞病毒 DNA 阴性;EB 病毒 DNA 阴性。2021 年 8 月 14 日心肌梗死两项:超敏肌钙蛋白 T 448.40ng/L;肌红蛋白 1 580ng/ml。肾功能:肌酐 73μmol/L;尿素 6.4mmol/L。心肌酶谱结果见表 25-3。2021 年 8 月 15 日心脏彩超:静息状态下左室弛张功能减低。四肢静脉彩超:双侧小腿肌间静脉血栓,双侧锁骨下静脉、腋静脉、肱静脉、尺静脉、桡静脉未见明显异常。2021 年 8 月 16 日血常规检查结果见表 25-1。凝血功能:凝血酶原时间活动度 136.2%;凝血酶原时间 10.10 秒。D- 二聚体 1.98μg/ml。肝功能:清蛋白 27.7g/L;天冬氨酸转氨酶 129U/L;丙氨酸转氨酶 73U/L。肾功能:肌酐 77μmol/L。电解质:钾 3.9mmol/L;钙 1.86mmol/L。心肌酶谱结果见表 25-3。降钙素原、白介素 -6、C 反应蛋白结果见表 25-2。2021 年 8 月 19 日血常规检查结果见表 25-1。凝血功能:凝血酶原时间活动度 119.5%;凝血酶原时间比值 0.91。

表 25-1　患者不同时间血常规检查结果

时间	次数	白细胞计数 / (×10⁹·L⁻¹)	中性粒细胞绝对值 /(×10⁹·L⁻¹)	中性粒细胞百分比	红细胞总数 /(×10¹²·L⁻¹)	血红蛋白 /(g·L⁻¹)	血小板总数 /(×10⁹·L⁻¹)
2021 年 8 月 10 日	1	12.36	10.51	85%	4.70	146	149
2021 年 8 月 16 日	2	6.70	4.82	72%	4.23	130	132
2021 年 8 月 19 日	3	8.79	7.21	82%	4.35	133	200

表 25-2　患者不同时间炎性介质检查结果

时间	C 反应蛋白 /(mg·L⁻¹)	白介素 -6/(pg·ml⁻¹)	降钙素原 /(ng·ml⁻¹)
2021 年 8 月 10 日	1.626		
2021 年 8 月 11 日		31.3	0.879
2021 年 8 月 13 日	1.621	7.8	0.323
2021 年 8 月 16 日	8.550	8.4	0.099

注:(空白)代表未测。

表 25-3　患者不同时间肌酶谱检查结果

时间	肌酸激酶 /(U·L⁻¹)	肌酸激酶同工酶 (U·L⁻¹)	乳酸脱氢酶 /(U·L⁻¹)	α- 羟丁酸脱氢酶 /(U·L⁻¹)
2021 年 8 月 10 日	2 469	43	579	394
2021 年 8 月 11 日	2 417	34	632	412
2021 年 8 月 13 日	9 710	55	720	400
2021 年 8 月 14 日	7 540	53	593	342
2021 年 8 月 16 日	2 410	32	429	296
2021 年 8 月 19 日	1 003	19	430	289

【入院诊断】①脓毒症;②双肺肺炎;③帕金森综合征。

【诊疗经过】

第一阶段(全科医学):予注射用美罗培南积极抗感染治疗,甲泼尼龙静脉滴注减轻炎症反应及止咳、化痰等治疗。住院期间仍有反复高热,最高体温达 40℃。因不除外中枢性高热,经我科会诊后予转科治疗(转科时间 2021 年 8 月 10 日)。

第二阶段(神经内科):继续予注射用美罗培南抗感染,同时予止咳、化痰等治疗及对症支持处理;针对帕金森综合征,调整治疗方案为:吡贝地尔缓释片 25mg/ 次,每日 3 次,口服;多巴丝肼片 0.062 5g/ 次,每日 3 次,口服;盐酸金刚烷胺片 0.2g/ 次,每日 3 次,口服;停用盐酸苯海索片,经上述处理后高热峰值逐渐下降,直至 2021 年 8 月 13 日体温恢复正常。

【预后】调整治疗方案后,于 2021 年 8 月 13 日体温恢复正常。

【随访】患者出院后规律口服吡贝地尔缓释片 25mg/ 次,每日 3 次,口服;多巴丝肼片 0.062 5g/ 次,每日 3 次,口服;盐酸金刚烷胺片 0.2g/ 次,每日 3 次,口服。随访 6 个月患者前述症状无再发迹象。

【最后诊断】①帕金森高热综合征;②帕金森病。

讨 论

帕金森病（Parkinson disease,PD）是一种慢性、进行性加重的运动障碍性疾病,通常在神经科门诊进行诊治。然而,在病程中晚期,因药物使用不当可能会出现 PD 相关的急性高热综合征,包括帕金森高热综合征（Parkinson hyperpyrexia syndrome,PHS）、异动高热综合征（dyskinesia hyperpyrexia syndrome,DHS）和 5- 羟色胺综合征（serotonin syndrome,SS）[1]。其中 PHS 是最早被认识的 PD 相关的急性高热综合征,1981 年由 Toru 等[2]首次报道。PHS 是以高热、自主神经功能障碍、意识水平改变、原 PD 症状急性加重和血清肌酸激酶（creatine kinase,CK）水平升高为主要临床表现的少见的可致死的帕金森病并发症之一。有研究报告,PHS 的发生率为 3.4%[3],多在中晚期 PD 患者中发生,大多数患者病程长达 4~10 年,"开期"（即帕金森病症状缓解）Hoehn-Yahr 分级多在 3~4 级。随着人口老龄化,帕金森病患病率的升高,抗帕金森病药使用的增加,PHS 得到了广泛关注。

PHS 也称为抗帕金森病药物撤药恶性综合征,常发生于停服或突然减量抗帕金森病药物后,包括左旋多巴、多巴胺受体激动剂等[4]。另外,食欲减退、吞咽障碍、服药依从性差、护理不当等各种原因导致药物摄入或吸收不足亦会引起 PHS[5]。感染是诱发 PHS 的第二大因素,可以是一个独立的诱发因素。此外,由于高热、脱水、饮水量减少所致的低血容量性高钠血症可能会改变下丘脑多巴胺能神经递质的代谢,是诱发 PHS 的罕见因素[6,7]。PD 症状的波动也可诱发 PHS,可能与"关期"（即帕金森病症状加重）多巴胺受体刺激减少或脱敏相关[8]。脑深部电刺激术（deep brain stimulator,DBS）可以增加壳核多巴胺的释放,DBS 术后患者多巴胺能药物的日常用量减少,当 DBS 发生故障时,脑内多巴胺含量不足,从而诱发 PHS[9]。然而有研究表明使用多巴胺能药物在短期内难以纠正 DBS 相关 PHS,揭示 DBS 相关 PHS 中多巴胺能药物可能在黑质环路的不同靶点发挥作用[10]。此外,感染诱发的 PHS 可能与炎症因子直接影响黑质多巴胺能神经递质传导相关。

PHS 的发病机制目前尚未明确,推测可能的发病机制如下:当多巴胺能药物摄入突然减少或中途停止时,PD 患者体内的多巴胺能物质迅速减少,而引起谷氨酸物质增多,乙酰胆碱作用迅速增强,导致肌张力增高及运动减少的症状加重[11]。晚期 PD 患者依赖药物对多巴胺能受体的刺激,多巴胺能药物的突然减少可能对多巴胺受体正常功能造成干扰,影响多巴胺能递质的传递作用,产生"戒断"反应[12]。

PHS 的临床表现包括高热（>38℃）、肌强直（有或没有震颤）、意识水平下降（意识混乱到昏迷）、自主神经功能紊乱（血压波动、心动过速、多汗、尿失禁）、构音障碍、吞咽困难等。高热是 PHS 最常见的症状,可以出现在 PHS 早期。肌强直通常是严重且全身性的,其他（如震颤、肌张力障碍和角弓反张等）也可出现在 PHS 病程中。血 CK 升高是 PHS 的实验室特征,CK 的数值从数百至数万不等。PHS 常合并白细胞增多、肝功能异常、代谢性酸中毒。急性肾功能衰竭、横纹肌溶解症、吸入性肺炎、深静脉血栓形成 / 肺血栓栓塞、弥散性血管内凝血、呼吸衰竭是 PHS 常见的并发症。

目前国内尚无统一的 PHS 诊断标准,可参考改良的 Levenson NMS 诊断标准[13]:主要表现:①发热;②帕金森病症状恶化;③血清 CK 升高。次要表现:①心动过速;②血压异常;③呼吸频率加快;④意识改变;⑤出汗异常;⑥白细胞增多。具备 3 个主要表现或具备 2 个主要表现同时伴有 4 个次要表现可以诊断 PHS。

早期识别是治疗 PHS 关键,及时恢复多巴胺能药物及去除诱因是治疗 PHS 的原则,大多数患者接受治疗数天至 2 周内能康复。重启多巴胺能药物是治疗 PHS 最有效的方法,对于不能口服治疗的患者,建议尽早经鼻胃管或静脉滴注,同时可根据病情加用多巴胺受体激动剂（如溴隐亭、普拉克索、罗匹尼罗、罗替戈汀透皮贴剂、阿扑吗啡等）。同时补液、降温等对症支持治疗对 PHS 的康复也至关重要。有严重并发症患者需在重症监护环境下管理患者,合并感染应用抗生素,合并呼吸衰竭应用机械通气,合并急性肾衰竭及时血液透析;可以使用丹曲洛林改善肌强直;用苯二氮䓬类药物改善肢体震颤。因 DBS 障碍导致的 PHS,应尽早恢复 DBS 正常运作。PHS 病死率为 4%。高龄、严重肌强直、严重迟缓、重度意识障碍及重症肺炎、弥散性血管内凝血、急性肾功能衰竭等严重并发症与不良预后相关。

本例患者既往有帕金森病史多年,规律服用金刚烷胺、苯海索治疗中,因反复高热就诊我院,经积极抗感染治疗后症状改善不明显,结合帕金森病症状恶化、血清肌酸激酶升高、心动过速、白细胞增多、肝肾功能异常,诊断为帕金森高热综合征,加用多巴胺能药物及抗生素等治疗数天后患者症状改善。与既往所报道不同的是本例患者虽有帕金森病史多年,但服用金刚烷胺、苯海索能控制其症状,并无多巴胺能药物停服史,本次出现高热等症状后重启多巴胺能药物治疗后症状得到改善,分析其原因可能是患者高龄、帕金森病史多年,在合并感染的情况下,中枢多巴胺的合成和释放急剧减少或多巴胺耗竭,导致中枢及外周多巴胺能神经元功能紊乱,乙酰胆碱作用亢进。

PHS 的临床表现不典型,在病情较轻时,肌强直症状并不严重,多数患者被误认为"脓毒症""多器官功能衰竭"等,从而延误患者诊治。本例的介绍旨在加深临床医师对 PHS 的印象,以期对该病早发现、早诊断、早治疗。

小　结

1. 当 PD 患者出现反复高热、原有 PD 症状突然加重,需追问抗帕金森病药物服用情况,尽早识别 PHS。
2. 尽早启动多巴胺能药物是治疗 PHS 最有效的方法。

（雷以会　张　骏）

参考文献

［1］PRASAD S, PAL P K. When time is of the essence: managing care in emergency situations in Parkinson's disease [J]. Parkinsonism Relat Disord, 2019, 59: 49-56.
［2］TORU M, MATSUDA O, et al. Neuroleptic malignant syndrome-like state following a withdrawal of antiparkinsonian drugs [J]. J Nerv Ment Dis, 1981, 169 (5): 324-327.
［3］HARADA T, MITSUOKA K, et al. Clinical features of malignant syndrome in Parkinson's disease and related neurological disorders [J]. Parkinsonism Relat Disord, 2003, 9 Suppl 1: S15-23.
［4］MAYEUX R, STERN Y, et al. Reappraisal of temporary levodopa withdrawal ("drug holiday") in Parkinson's disease [J]. N Engl J Med, 1985, 313 (12): 724-728.
［5］NEWMAN E J, GROSSET D G, et al. The parkinsonism-hyperpyrexia syndrome [J]. Neurocrit Care, 2009, 10 (1): 136-140.
［6］GAIG C, MARTI M J, et al. Parkinsonism-hyperpyrexia syndrome not related to antiparkinsonian treatment withdrawal during the 2003 summer heat wave [J]. J Neurol, 2005, 252 (9): 1116-1119.
［7］RYU H S, YANG S Y. A case of refractory hypernatremia in the setting of parkinsonism-hyperpyrexia syndrome [J]. Acta Neurol Belg, 2020, 120 (4): 989-991.
［8］PFEIFFER R F, SUCHA E L. "On-off"-induced lethal hyperthermia [J]. Mov Disord, 1989, 4 (4): 338-341.
［9］KIM J H, KWON T H, et al. Parkinsonism-hyperpyrexia syndrome after deep brain stimulation surgery: case report [J]. Neurosurgery, 2010, 66 (5): E1029.

［10］ARTUSI C A, MEROLA A, et al. Parkinsonism-hyperpyrexia syndrome and deep brain stimulation [J]. J Neurol., 2015, 262 (12): 2780-2782.

［11］董宁, 陈秋惠, 张颖, 等. 帕金森病相关恶性综合征的研究进展 [J]. 中国老年学杂志, 2013, 33 (14): 3527-3528.

［12］FIGA-TALAMANCA L, GUALANDI C, et al. Hyperthermia after discontinuance of levodopa and bromocriptine therapy：impaired dopamine receptors a possible cause [J]. Neurology, 1985, 35 (2): 258-261.

［13］LEVENSON J L. Neuroleptic malignant syndrome [J]. American Journal of Psychiatry, 1985, 142 (10): 1137-1145.

案例 26
进行性核上性麻痹

┌─ **病例资料** ───●

患者,男,66 岁。因"行动迟缓 9 个月"入院。

【现病史】9 个月前患者无明显诱因逐渐出现行动迟缓(下床、行走、转弯时明显),伴双下肢力弱,行走呈小碎步,时有起步、转弯及路过狭窄过道时出现双脚粘在地上的感觉,感头晕,无吞咽困难及饮水呛咳,无肢体不自主抖动,曾多次就诊于外院,未明确病因,病情进行性加重,时有摔倒在地。9 个月来共摔倒 3 次。

【既往史】自诉自幼口齿不清,近 5 个月症状加重,语言欠流利。否认"高血压、糖尿病、心脏病"病史。否认"脑梗死"病史。否认服用"氟桂利嗪、抗精神病、利血平"等药物病史。否认"头颅外伤、一氧化碳中毒、脑炎"等病史。否认接触"杀虫剂、除草剂"等有害农药病史。

【个人史】生长于贵州,饮酒 30 余年,约 250ml/d,已戒 6 年,偶有吸烟。

【家族史】家庭其他成员均健康,否认遗传病史,无类似病史。

【体格检查】卧位血压 114/80mmHg,立位血压 108/72mmHg。神志清楚,面部表情减少,查体合作,应答合理,口齿欠清,语言不流利,脑膜刺激征阴性,粗测听力、视力未见下降,眼球上视不完全,下视尚可,左右活动正常,双侧瞳孔等大等圆、直径约 3mm、对光反射灵敏,张口不受限,软腭上抬不受限,悬雍垂居中,咽反射存在,伸舌居中,四肢肌力 5 级,四肢肌张力呈齿轮样增高,左右对等,中轴肌张力明显增高,无静止性及姿势性震颤,双侧对指试验、轮替试验、握拳试验、足踏地试验稍差,共济运动正常,腱反射对称存在,病理征阴性,浅感觉深感觉皮层感觉对称存在,走路前倾,时有冻结步态,后拉试验阳性。UPDRS Ⅲ 评分:38 分。MMSE 评分:22 分。

【辅助检查】血常规、电解质、肝功能、肾功能、血脂、血糖、心肌酶、凝血功能均正常。乙肝五项阴性。HIV+RPR(快速血浆反应素环状卡片试验)+TPPA 示阴性。胸部平片:双下肺渗出性病变。头部动脉 CT 血管造影术(computed tomography angiography,CTA):左侧大脑前动脉细小,双侧大脑前动脉 A2 段部分共干,颅内其余动脉未见异常。颈部 CTA:未见异常。头颅 MRI:双大脑白质少量缺血灶,脑萎缩(图 26-1)。

【入院诊断】进行性核上性麻痹。

【诊疗经过】

1. 定位、定性诊断分析 患者行动迟缓,肌张力齿轮样增高,出现姿势步态异常,且有眼球活动障碍及吞咽困难、饮水呛咳,定位:锥体外系及锥体系。缓慢起病,进行性加重,定性:神经系统变性疾病。

2. 鉴别诊断 ①帕金森病:老年男性患者,慢性起病,出现行动迟缓,肌张力增高,但患者病情进展快,发病 1 年内出现眼球上视困难、反复跌倒,故暂不考虑;

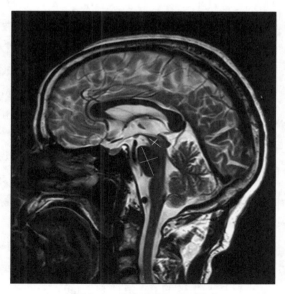

图 26-1 患者头颅 MRI 检查

蓝线为中脑的长轴及长轴垂直线,红线为脑桥的长轴及长轴垂直线,中脑和脑桥长轴的垂直线测量长度比值为 0.39 小于 0.52。

②多系统萎缩:老年男性患者,慢性起病,病情进展快,出现行动迟缓,肌张力增高,但患者无尿频、尿急及直立性低血压等自主神经功能紊乱情况,故暂不考虑;③继发性血管性帕金森综合征:老年男性,慢性起病,出现行动迟缓,肌张力增高,且早期出现冻结步态,但患者头颅 MRI 未提示基底节区腔隙性梗死灶,故暂不考虑;④路易体痴呆:老年男性患者,慢性起病,出现行动迟缓,肌张力增高,但患者运动症状出现 1 年内未出现明显认知功能障碍,故暂不考虑;⑤皮质基底节变性:老年男性患者,出现肌张力增高,但患者双侧起病,无异己征及失用现象,故暂不考虑;⑥肝豆状核变性:患者出现行动迟缓、肌张力增高,但患者起病较晚,且铜蓝蛋白正常,且无 K-F 环,头颅 MRI 未见豆状核变性,故暂不考虑。

3. 初始诊疗　患者,男,66 岁,缓慢起病。步态障碍较明显,主要表现为进行性冻结步态。双侧同时起病,四肢及中轴肌张力增高,以中轴增高为主。发病 1 年内出现眼球上视困难。发病 1 年内,共跌倒 3 次,姿势反射较差,后拉试验阳性。入院后行多巴胺负荷试验,改善率为 26%,对多巴胺制剂中度敏感,服用后症状好转。头颅 MRI 示中脑萎缩,中脑/脑桥为 0.39 小于 0.52。

4. 进一步诊疗　给予多巴丝肼片 0.125g,每日 4 次,口服,吡贝地尔缓释片 50mg,每日 2 次,口服。

【预后】患者感症状较前好转,行走缓慢较前改善,双侧摆臂较前协调,冻结步态较前减少,行走稳定性较前好转。

【随访】患者两年来多次复诊仍有行动迟缓及肌张力增高,对多巴丝肼片敏感度降低,冻结步态较前加重,且诉稍有吞咽困难、饮水呛咳。

【最后诊断】进行性核上性麻痹。

讨　论

进行性核上性麻痹(progressive supranuclear palsy,PSP)是一种少见的中枢神经系统变性疾病,1964 年 Steele、Richardson 及 Olszewski 详细描述了其临床病理特征[1],故又称为 Steele-Richardson-Olszewski 综合征或理查森综合征 PSP。PSP 的发病年龄一般为 50~70 岁,平均病程为 5~9 年,特征性的临床表现为垂直性核上性眼肌麻痹伴姿势不稳,易跌倒。PSP 的诊断仍以病理诊断为金标准,临床尚缺乏客观的生物学标志。2017 年国际运动障碍疾病协会将 PSP 的临床分型分为进行性核上性麻痹Richardson 综合征型(PSP-RS)、进行性核上性麻痹帕金森综合征型(PSP-P)、进行性核上性麻痹进展性冻结步态型(PSP-PGF)、进行性核上性麻痹皮质基底节综合征型(PSP-CBS)、进行性核上性麻痹言语障碍型(PSP-SL)、进行性核上性麻痹额叶症状型(PSP-F)和进行性核上性麻痹小脑共济失调型(PSP-C),其中最常见的典型临床表型是 PSP-RS,以垂直性核上性眼肌麻痹、姿势不稳伴早期跌倒为主要临床特征。根据诊断确信程度可分为确诊的、很可能的、可能的和提示性 PSP。本例患者以垂直性核上性眼肌麻痹、姿势不稳伴早期跌倒为首发症状,大约 2 年时间出现了饮水呛咳等假性延髓麻痹症状,且头颅 MRI 提示中脑萎缩,中脑和脑桥长轴的垂直线测量长度比值为 0.39,小于 0.52。符合 PSP 核心特征中的眼球运动障碍(O1)、姿势不稳(P2)且符合支持性特征的吞咽困难及头颅影像学检查的中脑萎缩。结合临床表现、查体及影像学检查结果,最终诊断为很可能的 PSP-RS。

PSP-RS 我国尚无确切的流行病学数据。2016 年,英国的一项流行病学研究显示,PSP-RS 的患病率约为(5~7)/10 万[2]。2016 年,来自日本的一项研究显示,PSP-RS 及其他变异型 PSP 的所有年龄段的总体患病率高达 18/10 万[3]。PSP 属于 tau 蛋白谱系疾病,其病因和发病机制尚不明确,神经细胞内大量 4 个重复区的 tau 蛋白(4R tau)过度聚集形成的神经原纤维缠结是该病的特征性病理改变。PSP发病与微管相关蛋白 tau(microtubule-associated protein tau,MAPT)基因密切相关,倒位基因多态性和单倍体 MAPT 多态性都可影响 PSP 的发病风险,GWAS 研究发现 *STX6*、*EIF2AK3* 和 *MOBP* 基因也是PSP 的风险基因[4]。最近又鉴定出 *SLCO1A2* 和 *DUSP10* 为 PSP 的两个新的易感基因[5]。既往研究表明,中脑萎缩程度与 PSP 疾病进展程度有关[6]。影像学检查对 PSP 诊断有重要临床价值,PSP 头颅 MRI 检查可见第三脑室和脚间池变宽,中脑萎缩、侧脑室扩大、外侧裂增宽,以及不同程度脑皮质萎缩,额叶萎缩显著。T2WI 正中矢状位可见中脑上缘平坦或凹陷,呈"蜂鸟征",这是该病的特异性表现。但该特异性表现多在病程中后期出现。其诊断 PSP 的特异性高,但灵敏度较低。T2WI 中脑和脑桥长轴垂直线比值<0.52 或中脑长轴垂直线<9.35mm 也为 PSP MRI 特异性表现之一[7]。PSP 尚无有效治疗方法,复方左旋多巴对多数 PSP 无效,仅对少部分 PSP 患者早期肌肉强直、震颤及动作迟缓有一定改善作用。且有效者症状改善持续时间较短。

小　结

1. 临床上出现行动迟缓、步态障碍,早期出现平衡障碍时不要优先考虑帕金森病。
2. 注意进行性核上性麻痹与其他帕金森综合征的不同之处。

(张 丽 张 骏)

参考文献

［1］ STEELE J C, RICHARDSON C, OLSZEWSKI J. Progressive supranuclear palsy. A heterogenous degeneration involving the brain stem, basal ganglia and cerebellum with vertical gaze and pseudobulbar palsy, nuchal dystonia and dementia [J]. Arch Neurol, 1964, 10: 333-359.

［2］ COYLE-GILCHRIST I T, DICK K M, PATTERSON K, et al. Prevalence, characteristics, and survival of frontotemporal lobar degeneration syndromes [J]. Neurology, 2016, 86 (18): 1736-1743.

［3］ TAKIGAWA H, KITAYAMA M, WADA-ISOE K, et al. Prevalence of progressive supranuclear palsy in Yonago: change throughout a decade [J]. Brain Behav, 2016, 6 (12): e00557.

［4］ HOGLINGER G U, MELHEM N M, DICKSON D W, et al. Identification of common variants influencing risk of the tauopathy progressive supranuclear palsy [J]. Nat Genet, 2011, 43 (7): 699-705.

［5］ SANCHEZ-CONTRERAS M Y, KOURI N, COOK C N, et al. Replication of progressive supranuclear palsy genome-wide association study identifies SLCO1A2 and DUSP10 as new susceptibility loci [J]. Mol Neurodegen, 2018, 13 (1): 37.

［6］ WHITWELL J L, XU J, MANDREKAR J, et al. Imaging measures predict progression in progressive supranuclear palsy [J]. Mov Disord, 2012, 27 (14): 1801-1804.

［7］ 中华医学会神经病学分会帕金森病及运动障碍学组, 中国医师协会神经内科医师分会帕金森病及运动障碍专业. 中国进行性核上性麻痹临床诊断标准 [J]. 中华神经科杂志, 2016, 49 (4): 272-276.

案例 27
PARKIN 基因新的复合杂合突变所致早发型帕金森病

患者,女,47 岁。因"行动迟缓、四肢不自主抖动 24 年"入院。

【现病史】24 年前患者无明显诱因逐渐出现右上肢行动迟缓,右上肢不自主抖动,静止时明显,后逐渐累及左侧肢体,15 年前就诊于遵义医学院附属医院,考虑"帕金森病"给予多巴丝肼片 62.5mg,每日 3 次,口服;盐酸苯海索片 1mg,每日 3 次,口服;起初症状较前改善,服用 2 年后疗效减退,故调整为多巴丝肼片 125mg,每日 3 次,口服;盐酸苯海索片 1mg,每日 3 次,口服。服药后出现姿势异常,躯体及肢体不自主活动,不影响平衡,未行特殊处理,2 年前出现服药后身体不自主活动明显,为进一步治疗,就诊于我院神经内科。

【既往史】否认高血压、糖尿病、肿瘤等病史;否认伤寒、结核、肝炎等传染病史;否认药物、食物过敏史;否认免疫性疾病病史;否认手术外伤史;否认输血史。否认服用"氟桂利嗪、抗精神病、利血平"等药物病史。否认"头颅外伤、一氧化碳中毒、脑炎"等病史。否认接触"杀虫剂、除草剂"等有害农药病史。

【个人史】生长于贵州省,无不良嗜好,否认毒物及放射性物质接触史。

【家族史】父母已故,患者妹妹,女,43 岁(Ⅱ-5,先证者 Ⅱ-3 之妹妹),自感肢体欠灵活 10 余年,只表现为单侧下肢活动不灵活。服用多巴丝肼片后症状改善,病情进展慢。目前服用多巴丝肼片 62.5mg,每日 2 次,口服;吡贝地尔缓释片 50mg,每日 1 次,口服;症状控制尚可,症状较其姐姐轻。

【体格检查】(先证者,Ⅱ-3)生命体征平稳,双肺呼吸音清,未闻及干湿啰音;心律齐,各瓣膜听诊区未闻及杂音;腹软,全腹无压痛、反跳痛及肌紧张,肝脾未及,双下肢无水肿。神志清楚,四肢静止及姿势性震颤,四肢肌张力齿轮样增高,服多巴丝肼片 1 小时出现异动,四肢肌力 5 级,腱反射正常,全身无感觉障碍,病理征阴性,共济运动正常。

(Ⅱ-5,先证者 Ⅱ-3 之妹妹)生命体征平稳,心肺腹检查未见明显阳性体征。神志清楚,四肢及中轴肌张力稍增高,无震颤,四肢肌力 5 级,腱反射对称存在,感觉正常,病理征阴性,共济运动正常。

【辅助检查】血常规、尿常规、大便常规、血生化、心电图、铜蓝蛋白均正常。头颅 MRI 未见异常。

【入院诊断】帕金森病。

【诊疗经过】

1. **定位、定性诊断分析** 行动迟缓,肌张力齿轮样增高,肢体震颤,定位:锥体外系。缓慢起病,进行性加重,头颅 MRI 正常,定性:神经系统变性疾病。

2. **鉴别诊断** ①肝豆状核变性:青年女性患者,起病年龄较小,且有肌张力增高、行动迟缓、震颤等锥体外系表现,但头颅 MRI 尾状核、豆状核未见对称性病变,且无肝肾功能损害、K-F 环;②肌张力障碍:青年女性患者,有肢体不自主活动,肌张力障碍,但患者不是以肌张力障碍为主,且存在震颤及行动迟缓,而且基因检测支持帕金森病。

3. **初始诊疗** 患者入院后予对 1 个汉族家庭 2 代的 5 名成员,即先证者妹妹、哥哥、先证者之女、先证者妹妹之子,详见家系(图 27-1)进行临床资料的收集和基因突变分析。使用靶区捕获和高通量测序筛选与 PD、震颤、脊髓小脑性共济失调和肌张力障碍相关的基因。应用多重连接依赖探针扩增(MLPA)法检测 *PARKIN* 基因外显子的重排和大缺失突变。家系中有 2 个成员临床表现确诊为帕金森病,2 个患者的临床表现具有明显的临床异质性。应用 MLPA 法在正常成员（Ⅱ-1）中检测到单个 exon 2 缺失突变,而在第三代正常成员（Ⅲ-5,Ⅲ-6）中检测到单个 exon 3 缺失突变。在 2 名患者（Ⅱ-3、Ⅱ-5）中发现存在 PARKIN 基因 exon 2 和 exon 3 的缺失突变,该杂合突变与该疾病在系谱中共分离,说明 2 名患者突变形式是 exon 2 缺失与 exon 3 缺失形成的复合杂合突变。未检测到与 PD、震颤、肌张力异常和其他运动障碍相关的一些基因的其他突变。尽管在这 2 个患者中均存在 PARKIN 基因中相同的复合杂合突变,她们的临床表现显示出一些相似性,例如早发、进展缓慢,对小剂量左旋多巴反应良好。但这两例患者的表型也存在一定差异。首先是首发症状不同:Ⅱ-5 表现为僵硬和运动缓慢,而 Ⅱ-3 的症状为震颤、肌张力障碍和运动缓慢。其次是:Ⅱ-3 病程早期出现下肢肌张力障碍和姿势不稳,Ⅱ-5 整个病程中未出现类似症状。另外 Ⅱ-3 患者的自主神经功能障碍症状多且更为明显。相比而言,Ⅱ-5 的自主神经功能几乎没有损害。最后,Ⅱ-3 的生活质量较差,Ⅱ-3 的 PDQ-39 评分为 16 分,Ⅱ-5 的 PDQ-39 评分为 4 分。同样,Ⅱ-3 的 UPDRS-Ⅲ、NMSS、HAMD 分值均较高。值得一提的是,Ⅱ-3 的情绪问题较明显,HAMD 评分为 20 分,可能提示存在抑郁症（表 27-1）。

表 27-1　两名早发型帕金森病患者的临床症状

临床特征	Ⅱ-3	Ⅱ-5
性别	女	女
发病年龄/岁	23	33
疾病持续时间/年	24	10
静息震颤	+	−
肌强直	+	+
运动缓慢	+	+
姿势不稳	+	−
"剂末现象"	+	−
"开期"/"关期"	+	−
自主神经功能障碍	+	−
快速动眼睡眠行为障碍	+	−
嗅觉障碍	+	−
起病时肌张力障碍	+	−
反射亢进	−	−
精神症状	+	−
对左旋多巴反应性	+	+
Hoehn-Yahr	2.5	1.5
UPDRS Ⅲ 分数	29	11
MMSE	25	25
HAMD	20	3
HAMA	9	1
PDQ39	16	4

注:"+"表示"存在",而"−"表示"不存在";UPDRS Ⅲ:帕金森病分级量表第三部分;NMSS:帕金森病非运动症状评分;MMSE:简易精神状态检查;HAMD:汉密尔顿抑郁量表;HAMA:汉密尔顿焦虑量表;PDQ39:帕金森病问卷。

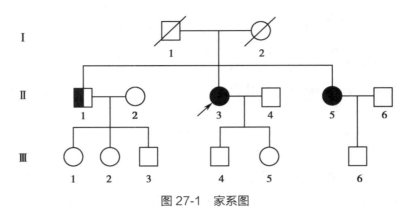

图 27-1　家系图

Ⅱ-3 为先证者；Ⅱ-5 为先证者妹妹；Ⅱ-1 为先证者哥哥；Ⅲ-5 为先证者女儿；Ⅲ-6 为先证者妹妹之子。

4. 进一步诊疗　入院后考虑先证者出现异动，将多巴丝肼片调整为 62.5mg，每日 3 次，口服；加用吡贝地尔缓释片 50mg，每日 2 次，口服；加用金刚烷胺 100mg，每日 2 次，口服；盐酸苯海索片 2mg，每日 2 次，口服；患者不自主运动逐渐改善。结合病史资料及基因检测综合征诊断：*PARKIN* 基因新的复合杂合突变所致早发型帕金森病。

【**预后**】先证者Ⅱ-3 及其妹长期服药中，先证者Ⅱ-3 症状较重，但较入院时好转，已无异动。其妹症状较轻，服药后症状控制好。

【**随访**】半年后随访：先证者Ⅱ-3 震颤、行动迟缓、肌张力高较前加重，但日常生活仍能自理，无明显认知障碍。其妹症状无明显进展。

【**最后诊断**】*PARKIN* 基因新的复合杂合突变所致早发型帕金森病。

讨　论

帕金森病（Parkinson disease，PD）是一种常见的神经系统退行性疾病，国外报道 60 岁以上人群患病率大约 1%，85 岁以上人群患病率 4%~5%[1]。在我国 65 岁以上人群的患病率为 1 700/10 万，并随年龄增长而升高。其中，早发型帕金森病（early-onset Parkinson disease，EOPD）（45 岁前发病）约占所有 PD 病例的 3.6%。PD 的发病是因各种原因导致多巴胺能神经元的进行性变性丢失所致，临床以肌强直、运动迟缓、静止性震颤和姿势不稳等运动症状及非运动症状为特征。帕金森病的发病机制目前尚不明确，可能与遗传因素、环境因素及衰老有关[2-3]。研究发现，在大约 3% 的帕金森病患者中可检测到遗传变异，而在早发型帕金森病中，这一比例可高达 77%。最近的研究已确定了 20 多个与常见 PD（尤其是 EOPD 病）相关的致病基因，如 *PARKIN*（PARK2）、*PINK1*（PARK6）、*DJ-1*（PARK7）、*LRRK2*（PARK8）[4]。其中，*PARK2* 的致病基因 *PARKIN* 基因的功能缺失突变约占家族性常染色体隐性 EOPD 病的 50%[5-6]。

PARKIN 基因包含 12 个外显子，跨度 1.3Mb，编码 465 个氨基酸[7]。由 *PARKIN* 基因突变的 PD 患者的临床表现相对不典型，具有发病早、进展慢，对左旋多巴治疗反应良好等特征。与原发性 PD 相比，临床易出现肌张力障碍等其他运动障碍症状[8]。因此，早期基因筛查和基因型—表型相关分析对这类患者的诊断和发病机制的研究具有重要意义。对于由 *PARKIN* 基因突变引起的常染色体隐性青少年帕金森病，已经在体外进行了一些基因治疗的相关研究，有望在临床治疗中用于帕金森病的治疗[9]。

PARKIN 基因位于 6q25.2q27 染色体上，其突变导致编码的蛋白功能丧失与多种疾病密切相关，特别是在帕金森病的发病机制中起重要作用。本病例中，我们在 1 个家系的两名患者（Ⅱ-3，Ⅱ-5）中发现了 exon 2 和 exon 3 的杂合缺失突变，由于父母已经去世，尚不清楚这两个缺失突变是来分别自父母还是其中一方。然后我们检测了家系中没有表现出临床症状的家族成员（Ⅱ-1、Ⅲ-5、Ⅲ-6），结果显示先证

者的哥哥（Ⅱ-1）只是携带 exon 2 的缺失突变，而第三代（Ⅲ-5、Ⅲ-6）的两个成员携带 exon 3 的缺失突变，提示患者 exon 2 和 exon 3 的杂合缺失突变分别来自父母，在 2 名患者中是一种复合杂合突变。这些证实了新的复合杂合突变的 PARKIN 基因是此 EOPD 家族的致病突变。

由 PARKIN 基因编码的 Parkin 蛋白由 465 个氨基酸组成，包括 N 端的一个 Ub 样（Ubl）结构域和四个环样结构域。作为 E3 泛素（Ub）连接酶，Parkin 与 E1（Ub 激活）和 E2（Ub 结合）共同参与蛋白酶体降解蛋白异常积累的泛素化。Parkin 功能障碍会损害线粒体的生物合成，导致线粒体功能降低，而受损线粒体的积累导致多巴胺能神经元变性。

PARKIN 基因突变在常染色体隐性遗传青少年帕金森综合征的发病机制中起重要作用。Kitada 于 1998 年首次报道了导致常染色体隐性帕金森综合征的 PARKIN 基因的缺失突变[10]。随后，描述了该基因的多种突变，包括错义突变、无义突变、截断、重复和移码。迄今为止，已经报道了 400 多种已知的 PARKIN 基因变异。这些突变可以以纯合、杂合和复合杂合状态存在。外显子重排，包括缺失和重复，占致病变异的 50% 以上。在这项研究中，我们筛选了先证者 Ⅱ-3 中 141 个先前报道的与帕金森病、震颤、肌张力障碍和其他运动障碍相关的基因的点突变和缺失突变，并鉴定了新的复合杂合性 PARKIN 基因突变，这些突变出现在这个家系的 2 名 EOPD 患者中。研究表明，1 个杂合缺失或重复还不至于导致发病，需要第 2 个突变[11]。然而，其他研究表明，该基因的杂合突变可能是帕金森病发展的危险因素[12,13]。本研究中报道的新的帕金森病蛋白复合杂合突变包括 exon 2 和 exon 3 的缺失，没有任何其他已知的帕金森病相关基因突变。

我们在这个病例中分析了家系成员，发现在没有症状的个体中也检测到了单个杂合突变，而由 PARKIN 基因 exon 2 和 exon 3 缺失组成的复合杂合突变，首次在 23 岁时患有 EOPD 的先证者（Ⅱ-3）中发现。相同的复合杂合突变携带者（Ⅱ-5）也有典型的帕金森症状，如静止性震颤、肌强直和运动迟缓，发病年龄 < 45 岁。在 Ⅱ-1、Ⅲ-5、Ⅲ-6 中检测到 PARKIN 基因 exon 2 或 exon 3 的单个杂合缺失突变，均无临床症状。

该病例首次报道了一个中国 EOPD 家系 PARKIN 基因 exon 2 和 exon 3 的复合杂合缺失突变。然而，这项研究有一些局限性。我们无法从先证者的父亲和母亲那里采集血样，其他家庭成员拒绝参与。我们将继续随访这个家庭的所有成员。

小　结

1. 早发型帕金森病患者可能与遗传有关。
2. PARKIN 基因突变所致帕金森病患者，其临床表现有相同点也有不同点。

（张　丽　冯占辉　张　骏）

参考文献

［1］ TYSNES O B, STORSTEIN A. Epidemiology of Parkinson's disease [J]. J Neural Transm (Vienna), 2017, 124 (8): 901-905.

［2］ SIMON D K, TANNER C M, BRUNDIN P. Parkinson disease epidemiology, pathology, genetics, and pathophysiology [J]. Clin Geriatr Med, 2020, 36 (1): 1-12.

［3］ ZHAO Y, QIN L, PAN H, et al. The role of genetics in Parkinson's disease: a large cohort study in Chinese mainland population [J]. Brain, 2020, 143 (7): 2220-2234.

［4］ BLAUWENDRAAT C, NALLS M A, SINGLETON A B. The genetic architecture of Parkinson's disease [J]. Lancet Neurol, 2020, 19 (2): 170-178.

［5］ LÜCKING C B, DÜRR A, BONIFATI V, et al. Association between early-onset Parkinson's disease and mutations in the parkin gene [J]. N Engl J Med, 2000, 342 (21): 1560-1567.

［6］ PERIQUET M, LATOUCHE M, LOHMANN E, et al. Parkin mutations are frequent in patients with isolated early-onset parkinsonism [J]. Brain, 2003, 126 (Pt 6): 1271-1278.

［7］ SHIMURA H, HATTORI N, SI K, et al. Familial Parkinson disease gene product, parkin, is a ubiquitin-protein ligase [J]. Nat Genet, 2000, 25 (3): 302-305.

［8］ GUO J F, ZHANG X W, NIE L L, et al. Mutation analysis of Parkin, PINK1 and DJ-1 genes in Chinese patients with sporadic early onset parkinsonism [J]. J Neurol, 2010, 257 (7): 1170-1175.

［9］ DUNHUI L I, MAY T AUNG-HTUT, KRISTIN A HAM, et al. A Splice Intervention Therapy for Autosomal Recessive Juvenile Parkinson's Disease Arising from Parkin Mutations [J]. Int J Mol Sci, 2020, 21 (19): 7282-7296.

［10］ KITADA T, ASAKAWA S, HATTORI N, et al. Mutations in the parkin gene cause autosomal recessive juvenile parkinsonism [J]. Nature, 1998, 392 (6676): 605-608.

［11］ KAY D M, STEVENS C F, HAMZA T H, et al. A comprehensive analysis of deletions, multiplications, and copy number variations inPARK2 [J]. Neurology, 2010, 75 (13): 1189-1194.

［12］ BRÜGGEMANN N, MITTERER M, LANTHALER A J, et al. Frequency of heterozygous Parkin mutations in healthy subjects: need for careful prospective follow-up examination of mutation carriers [J]. Parkinsonism Relat Disord, 2009, 15 (6): 425-429.

［13］ HUTTENLOCHER J, STEFANSSON H, STEINBERG S, et al. Heterozygote carriers for CNVs in PARK2 are at increased risk of Parkinson's disease [J]. Hum Mol Genet, 2015, 24 (19): 5637-5643.

第六篇
神经系统变性疾病

案例 28
神经元核内包涵体病

◁ 病例资料 ▷ ··•

患者,女,54 岁。因"行动迟缓 4 年,小便失禁 2 年,吞咽困难 1 周"于 2018 年 4 月 21 日入院。

【现病史】4 年前无明显诱因出现四肢抖动,以静止及持物时均出现,伴尿急,无尿痛,偶有尿失禁,伴行动迟缓,行走费力(行走较长路程后感觉双下肢无力明显),无行走不稳,无明显头痛、头晕,无吞咽困难、饮水呛咳,日常生活能自理,同期出现精神行为异常,表现为幻听、幻视及被害妄想,辱骂及伤人行为,过分注意自己的打扮。2 年前无明显诱因出现反复腹痛、呕吐,就诊我院消化内科予相关治疗后症状无明显缓解,行头部 MRI 示:双大脑白质、胼胝体广泛变性,考虑中毒、感染或代谢性疾病,脑萎缩,脑电图示:重度异常脑电图,怀疑感染中毒性脑病,并转入我科考虑多系统萎缩。住院期间尿失禁加重,解小便不能自主控制,并予营养神经、抗感染等对症支持治疗后症状无明显缓解;出院后未规律诊治,逐渐出现四肢无力,需在家人帮助下短程行走,生活不能自理,伴记忆力下降及性格改变,易激惹,无幻觉、胡言乱语等;1 周前安静中突发左侧肢体无力,伴饮水呛咳、吞咽困难,吐词不清,精神萎靡,无头晕、头痛,偶有单声咳嗽,咳少量白色黏液痰,为求进一步诊治,急诊以"神志淡漠原因"收入院。自发病以来精神、饮食、睡眠欠佳,大便如常,留置导尿中,自 3 年前一直体型消瘦,体重最轻时近 30kg,近期体重无明显减轻。

【既往史】自幼出现尿急,严重时尿失禁,多次留置导尿;40 余年前有肺结核病史;10 余年前行胆囊切除术;3 年前发现血压升高,最高值达 180/100mmHg,未服用降血压药治疗;10 余年前反复发作性右侧颞部胀痛,影响夜间睡眠,未诊治;2 年前我院眼科考虑:①双眼青光眼;②视神经萎缩;③双眼白内障。予药物治疗后逐渐视力下降,现患者双眼失明。3 年前院外胃镜显示:①胃溃疡;②慢性胃炎。

【个人史】长期大量饮酒史,已戒酒数年,否认吸烟,否认粉尘、毒物及放射性物质接触史。右利手。

【家族史】其姐姐有帕金森综合征(具体不详),弟弟有尿毒症病史(具体不详)。

【体格检查】体温 37.1℃,脉搏 130 次/min,呼吸 20 次/min,卧位血压 129/81mmHg,坐位血压 155/93mmHg,右利手,营养差,体型消瘦,听诊双肺呼吸音粗,腹软,腹部压痛,肠鸣音 5 次/min。嗜睡,精神萎靡,查体不合作,吐词不清,计算力、定向力、判断力、理解力查体不合作,颈强直 4 横指,双眼角膜混浊,双侧瞳孔等圆不等大、右眼瞳孔 4mm、左眼瞳孔 3.5mm、双侧瞳孔直接和间接对光反射消失,左侧鼻唇沟变浅,伸舌左偏,左上肢肌力 3 级,左下肢肌力 3⁻ 级,右侧肢体肌力 4 级,左侧肢体肌张力增高,余肢体肌张力正常,四肢肌肉萎缩,四肢腱反射消失,生理反射存在,右侧肢体可见姿势性及静止性震颤,共济运动查体不合作,痛觉查体不合作,病理反射未引出。

【辅助检查】头部 MRI(2016 年 8 月 12 日)示:双侧大脑白质、胼胝体广泛变性,考虑中毒、感染或代谢性疾病,脑萎缩(图 28-1)。脑电图(2016 年 8 月 12 日)示:重度异常脑电图。长程视频脑电图示:异常脑电图,背景活动减慢。全腹部 CT 示:胆囊未见确切显影,盆腔少量积液。泌尿系造影示:膀胱多发憩室,不排除合并其他病变,盆腔静脉石或钙化灶。

【入院诊断】颅内病变性质待查。

【诊疗经过】

1. 定位、定性诊断分析　患者四肢震颤、行动迟缓、肢体肌张力高、行走费力,定位:椎体外系;精神行为异常,脑电图异常,定位:大脑皮质;小便失禁,定位:自主神经;颈强,定位:脑膜;双侧瞳孔不等大,光反应消失,定位:光反射通路;左侧鼻唇沟浅、伸舌左偏,左侧肢体肌力差,定位:上运动神经元;右侧肢体肌力差,定位:左侧锥体束;吞咽困难,定位:中枢或周围,四肢腱反射消失;定位:周围神经;结合病史综合征定位:大脑皮质、锥体外系、椎体系、周围神经、自主神经。中年女性患者,慢性进展性病程,主要表现为高级神经功能障碍、帕金森病样症状、人格改变,头颅 MRI 和脑电图结果,定性:中毒? 感染? 代谢? 神经变性? 。

2. 鉴别诊断　①代谢性脑病:患者病程长,既往有长期大量饮酒,反复腹痛、呕吐、营养差,可能存在维生素及营养缺乏;②中毒性脑病:缓慢起病,病情进展缓慢,病变范围广泛,但病史中无毒物接触史,否认吸毒史,无中毒证据;③中枢神经系统肿瘤:中年女性,慢性进展性病程,病程中有明显消瘦的恶病质表现,但是影像学上占位效应不明显,可进一步行 MRS 检查。

3. 初始诊疗　血常规、电解质、血脂、血糖、凝血功能、抗核抗体、抗核抗体谱、心肌梗死两项均正常;HIV+HBV+RPR 均阴性;心肌酶:乳酸脱氢酶 289U/L、α- 羟丁酸脱氢酶 194U/L;甲状腺功能全套:TSH 0.323μIU/ml;D-D 聚体:0.22ng/ml;BNP:119.9pg/ml;女性肿瘤相关抗原:人绒毛膜促性腺激素 6.4mIU/ml。

头部 CT(2018 年 4 月 21 日)示:双侧大脑白质区、双侧基底节区、丘脑、胼胝体密度减低,考虑中毒、感染或代谢性疾病、脱髓鞘病变,脑萎缩;胸部 CT 示:右侧上叶增殖灶、纤维化;肾上腺 CT 示:双肾上腺未见明显异常;腹主动脉造影示:腹主动脉未见异常。头部 MRI(2018 年 4 月 25 日)平扫+MRI 增强 +DWI+MRS 示:双侧大脑白质病变,脑萎缩。与 2016 年 8 月比较病变范围稍增大,右侧大脑脑膜多发结节(图 28-1)。头部 MRA(2018 年 4 月 27 日)右侧颈动脉窦区少许钙化、非钙化斑块,管腔未见狭窄;右侧颈内动脉前膝段、池段及左侧颈内动脉前膝段钙化斑块,管腔狭窄;右侧椎动脉及大脑前动脉明显较左侧细,部分层面未显示,考虑发育异常;左侧椎动脉大脑前动脉优势;右侧大脑后动脉多发狭窄。颈椎 MRI 示:颈椎退行性变。妇科彩超示:盆腔积液。常规脑电图示:中度异常脑电图。腹部 B 超示:未见异常。肌电图(2018 年 5 月 4 日)示:多发性周围神经损害(脱髓鞘改变为主)。本拟进一步行腰椎穿刺及皮肤活检检查,但患者家属拒绝。

4. 进一步诊疗　治疗上予奥拉西坦注射液、营养支持等对症治疗。

【预后】症状无明显改善,2018 年 5 月 6 日出院,回当地医院继续治疗。

【随访】出院后多次电话随访因无人接听而失访。

【最后诊断】神经元核内包涵体病可能性大。

◁ **讨　论** ▷ --•

1968 年,Lindenberg 首次描述了神经元核内包涵体病(neuronal intranuclear inclusion disease,NIID)[1],是一种散发的或常染色体显性遗传的神经退行性疾病,其特征是在中枢和末梢神经系统、皮肤和内脏器官的细胞中出现嗜酸性、泛素和 p62 阳性核内包涵体[2-4],因此而得名。NIID 的临床表现具有高度异质性和多样性,包括进行性认知障碍、震颤、可逆性脑炎发作、小脑性共济失调、帕金森综合征、周围神经病变、自主神经障碍、癫痫发作、肌无力、视力障碍等[5];头部 DWI 的典型表现显示沿皮髓交界处分布的高信号[6];NOTCH2NLC 基因 5' 非翻译区域(UTR)GGC 重复扩增[7,8],并产生一种聚甘氨酸的新型 uN2CpolyG 蛋白与其发病机制相关[9]。根据发病年龄,NIID 可分为婴儿型、青少年型和成人型[10]。在成人型中,大部分病例的发病年龄集中在 60~70 岁[11]。本病例的起病年龄 50 岁,符合成人型神经元核内包涵体病的起病年龄。

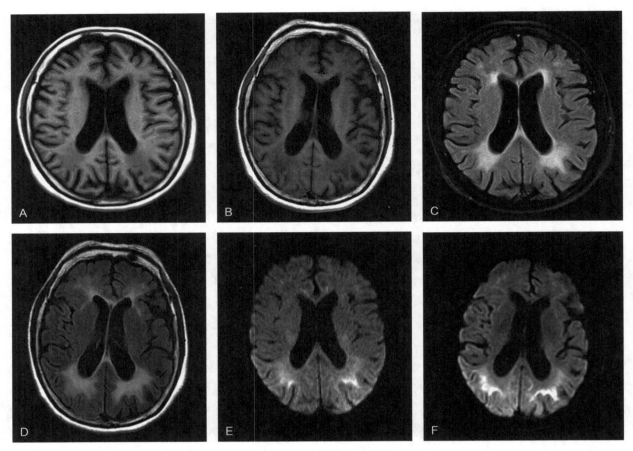

图 28-1　患者头颅 MRI 检查

A. 2016 年 8 月 12 日头颅 MRI T_1WI 序列示脑沟及脑池轻度增宽；B. 2018 年 4 月 25 日头颅 MRI T_1WI 序列示脑沟及脑池增宽，且脑萎缩程度较 2016 年稍加重；C. 2016 年 8 月 12 日头颅 MRI FLARE 序列示双侧脑室周围白质病变；D. 2018 年 4 月 25 日头颅 MRI T_2WI 序列示双侧脑室周围白质病变，且范围较 2016 年稍增大；E. 2016 年 8 月 12 日头颅 MRI DWI 序列示双侧沿皮髓交界处高信号；F. 2018 年 4 月 25 日头颅 MRI DWI 序列示双侧沿皮髓交界处高信号，且较 2016 年比较范围稍增大。

NIID 最近被发现是成人发病的非血管性脑白质病的最常见原因[12]。由于 NIID 可累及中枢、外周、自主神经系统出现神经系统相关症状和体征，还可累及神经系统外组织和器官，出现一些非特异性症状，使其临床表现高度异质性和多样化。认知障碍是 40 岁以上的散发性成人型 NIID 和家族性 NIID 患者最突出的初始症状，语言和执行功能障碍在这些类型的患者中最为突出。帕金森病样症状是 NIID 另一种常见和典型的症状[7]，主要表现为静止性震颤、僵硬、行走困难、动作笨拙、共济失调。伴有帕金森病样症状的患者，往往对多巴胺制剂治疗反应性良好，且容易出现多巴胺诱导的症状波动。异常行为和情绪障碍是 NIID 的一种容易被忽视，但重要的临床表现[6]。患者可以出现不同程度的冷漠、易怒、抑郁、焦虑、成瘾和冲动行为，如果出现在发病初期，很容易被患者忽视。由于 NIID 可以累及周围神经系统，患者可以出现肢体无力症状，一般从下肢远端开始，逐渐累及咽喉和面部，查体可见四肢腱反射减弱或消失，肌电图及神经功能传导检查可提示神经传导速度及波幅下降，提示周围神经损伤[6]。发作性脑病具有很强的诊断提示价值[13]，表现为突发的意识障碍、意识淡漠、谵妄、精神症状、虚弱、癫痫发作。部分成年型 NIID 患者还可以表现为显著的自主神经功能障碍，出现不明原因的尿潴留或尿失禁，其他自主神经功能障碍包括双侧瞳孔缩小、胃肠道功能紊乱、体位性低血压、心律失常、性功能障碍等，其中瞳孔缩小和神经源性膀胱是非常常见的自主神经功能障碍症状[14]。非神经系统的症状和体征使 NIID 的临床表现更加复杂，诊断更加困难。嗜酸性包涵体出现在神经系统外组织，可出现不同的症状，如干咳、肺结节和间质改变（呼吸系统）；心肌炎、早发性冠状动脉粥样硬化和非特异性心电图异常表现（循环系统）；肾功能不全、蛋白尿、肾活检发现嗜酸性核内包涵体、膀胱功能障碍（泌尿系统）；恶心呕吐、便秘、贲门失迟缓症、肠假性梗阻等（消化系统）。非神经系统症状的出现大多早于神经系统相关症状，本例患者在出现神经系统症状前数年，即出现尿失禁症状，后因反复严重呕吐症状，反复就诊于消化内科，其非神经系统症状掩盖了其对神经系统症状的关注和重视，直到行头部 MRI 发现严重脑白质病变，才考虑到神经系统疾病的可能。因此对于一些不明原因的排尿障碍、恶心呕吐、视力障碍且合并严重非血管性脑白质病变的患者应警惕 NIID 可能。

NIID 的头颅 MRI 有特征性表现：① DWI 沿皮髓质交界区曲线状分布的高信号是该病的特异性影像学表现[6]，也称作皮质下绸带征（subcortical lace sign）。DWI 高信号局限于皮髓交界区，随着疾病进展逐渐在额、顶、颞、枕叶皮层扩展，但是即使在后期也不会深入到脑白质，可以作为诊断标记物，但是无该影像学表现也不能除外 NIID。② T2 FLARE 显示双侧小脑半球内侧对称性片状高信号，冠状位近似"蝶翼状"或"H"形改变[15]，部分病例于小脑中脚出现斑片状高信号[12]。③ NIID 患者随病程进展 T2 FLARE 高信号可由胼胝体压部向前逐渐累及整个胼胝体[16]。④对于有脑炎样发作症状的患者急性期会出现局限性弥散受限或皮层强化的局灶性脑水肿表现。

在家族性和散发性 NIID 中发现 *NOTCH2NLC* 基因 5'UTR 区的 GGC 异常重复扩增，该 GGC 重复序列位于一个较短的上游开放阅读框（uORF）中，并产生一种具有扩增的聚甘氨酸的新型 uN2CpolyG 蛋白，这种新型 uN2CpolyG 蛋白与 P62 及泛素阳性聚集物结合，然而其与 NIID 的发病机制的关系有待进一步研究。皮肤活检有助于 NIID 的诊断，建议取外踝 10cm 处、3mm 厚皮肤活检进行病理诊断，取至真皮层及皮下脂肪组织，以便观察到汗腺细胞、成纤维细胞及脂肪细胞中的核内包涵体。光镜下汗腺细胞、成纤维细胞及脂肪细胞中可见核内嗜酸性透明包涵体，呈圆形，直径为 1.5~10μm，位于核仁附近[6]。免疫组化染色核内包涵体呈泛素及泛素相关蛋白，如 NUB1（NEDD8 ultimate buster 1）、小泛素修饰物 -1（small ubiquitin modifier-1，SUMO-1）、小泛素修饰物 -2（small ubiquitin modifier-2，SUMO-2）和 P62 均阳性。本病例从临床表现及影像学表现上高度怀疑 NIID，但是遗憾的是没能进一步完善皮肤活检及基因检测明确诊断。

NIID 易与脆性 X 相关震颤 / 共济失调综合征（fragile X-associated tremor/ataxia syndrome，FXTAS）混淆，其临床症状和病理学表现与 NIID 类似，且影像学上亦可出现 DWI 上的皮髓交界区高信号[17]，脆性 X 染色体智力缺陷 1 号（fragile X retardation-1，*FMR1*）基因 CGG 扩增可确诊 FXTAS。NIID 还需与克雅病相鉴别，克雅病在 DWI 上皮层病灶呈特征性"花边样"高信号，可伴随尾状核及壳核的对称性高信号。其他神经退行性疾病，如多系统萎缩、脊髓小脑共济失调、进行性核上性麻痹等，都有帕金森病样症状，容易与 NIID 混淆，DWI 上皮髓质交界区的高信号可以将其与上述疾病区分开来。

目前，NIID 尚无有效治疗方法，但对于周围神经受累、痴呆、帕金森病样症状，对症用药可以缓解某些症状发展。现阶段尚需要进一步研究及更多的病例分析。

NIID 是一种罕见的，进展缓慢的多系统受累的神经退行性疾病，临床具有高度异质性，易误诊。NIID 的诊断可以从临床症状、典型的 MRI 信号、神经元核内包涵体形成的病理改变及基因检测来辅助诊断。痴呆、帕金森病样症状、人格改变的临床表现三联征是 NIID 的特征样症状；头部 DWI 皮髓交界区高信号是诊断 NIID 的特异性指标；皮肤或其他组织活检中发现神经元核内包涵体是其病理学特征。满足上述标准的患者可诊断为临床高度可疑的 NIID，需要进一步行基因检测，满足 *NOTCH2NLC* 基因中 5'UTR 区 GGC 异常重复扩增，可以确诊 NIID。

小　结

1. NIID 是一种罕见的，进展缓慢的多系统受累的神经退行性疾病，临床表现具有高度异质性，易误诊。

　　2. 可以从临床症状、典型的 MRI 信号、神经元核内包涵体形成的病理改变及基因检测来辅助诊断。

　　3. 目前尚无有效治疗方法。

（刘 玫　庹进梅　徐祖才）

参考文献

［1］ LINDENBERG R, RUBINSTEIN L J, HERMAN M M, et al. A light and electron microscopy study of an unusual widespread nuclear inclusion body disease. A possible residuum of an old herpesvirus infection [J]. Acta neuropathologica, 1968, 10 (1): 54-73.

［2］ SONE J, TANAKA F, KOIKE H, et al. Skin biopsy is useful for the antemortem diagnosis of neuronal intranuclear inclusion disease [J]. Neurology, 2011, 76 (16): 1372-1376.

［3］ SONE J, HISHIKAWA N, KOIKE H, et al. Neuronal intranuclear hyaline inclusion disease showing motor-sensory and autonomic neuropathy [J]. Neurology, 2005, 65 (10): 1538-1543.

［4］ SUNG J H, RAMIREZ-LASSEPAS M, Mastri A R, et al. An unusual degenerative disorder of neurons associated with a novel intranuclear hyaline inclusion (neuronal intranuclear hyaline inclusion disease). A clinicopathological study of a case [J]. Journal of neuropathology and experimental neurology, 1980, 39 (2): 107-130.

［5］ NAKAMURA N, TSUNODA K, MITSUTAKE A, et al. Clinical characteristics of neuronal intranuclear inclusion disease-related retinopathy with CGG repeat expansions in the NOTCH2NLC gene [J]. Investigative ophthalmology and visual science, 2020, 61 (11): 27.

［6］ SONE J, MORI K, INAGAKI T, et al. Clinicopathological features of adult-onset neuronal intranuclear inclusion disease [J]. Brain, 2016, 139 (Pt 12): 3170-3186.

［7］ TIAN Y, WANG J L, HUANG W, et al. Expansion of human-specific GGC repeat in neuronal intranuclear inclusion disease-related disorders [J]. American journal of human genetics, 2019, 105 (1): 166-176.

［8］ ISHIURA H, SHIBATA S, YOSHIMURA J, et al. Noncoding CGG repeat expansions in neuronal intranuclear inclusion disease, oculopharyngodistal myopathy and an overlapping disease [J]. Nature genetics, 2019, 51 (8): 1222-1232.

［9］ BOIVIN M, DENG J, PFISTER V, et al. Translation of GGC repeat expansions into a toxic polyglycine protein in NIID defines a novel class of human genetic disorders: the polyG diseases [J]. Neuron, 2021, 109 (11): 1825-1835.

［10］ TAKAHASHI-FUJIGASAKI J. Neuronal intranuclear hyaline inclusion disease [J]. Neuropathology, 2003, 23 (4): 351-359.

［11］ MUNOZ-GARCIA D, LUDWIN S K. Adult-onset neuronal intranuclear hyaline inclusion disease [J]. Neurology, 1986, 36 (6): 785-790.

［12］ LIU Y H, CHOU Y T, CHANG F P, et al. Neuronal intranuclear inclusion disease in patients with adult-onset non-vascular leukoencephalopathy [J]. Brain, 2022, 145 (9): 3010-3021.

［13］ WANG Y, YI Y H, LI X B, et al. Sporadic adult-onset neuronal intranuclear inclusion disease: a case report [J]. Zhonghua nei ke za zhi, 2019, 58 (8): 606-608.

［14］ CHEN H, LU L, WANG B, et al. Re-defining the clinicopathological spectrum of neuronal intranuclear inclusion disease [J]. Annals of clinical and translational neurology, 2020, 7 (10): 1930-1941.

［15］ SUGIYAMA A, SATO N, KIMURA Y, et al. MR imaging features of the cerebellum in adult-onset neuronal intranuclear inclusion disease: 8 cases [J]. American journal of neuroradiology, 2017, 38 (11): 2100-2104.

［16］ ABE K, FUJITA M. Over 10 — years MRI observation of a patient with neuronal intranuclear inclusion disease [J]. BMJ case reports, 2017, 2017: bcr2016218790.

［17］ PADILHA I G, NUNES R H, SCORTEGAGNA F A, et al. MR imaging features of adult-onset neuronal intranuclear inclusion disease may be indistinguishable from fragile X-associated tremor/ataxia syndrome [J]. AJNR Am J Neuroradiol, 2018, 39 (9): E100-e101.

案例 29

脊髓小脑性共济失调 3 型

病例资料

患者,男,46 岁。因"行走不稳 10 余年,加重半年"于 2019 年 8 月 21 日入院。

【现病史】患者 10 年前无明显诱因出现行走不稳、走路摇晃、犹如醉酒步态,时常跌倒,后逐渐出现双手笨拙、持物欠灵活,日常事物完成明显受限,双手意向性震颤,以接近物体时症状最明显。伴构音障碍,讲话含糊不清。无头晕、头痛;无眩晕、耳鸣;无黑矇、晕厥;无恶心、呕吐;无意识障碍;无抽搐及大小便失禁。曾就诊于北京某三甲医院,基因检测明确诊断为"SCA3",具体诊疗不详,予对症治疗 1 个月后症状无明显好转出院,遂自行停药。后病情逐渐进展,半年前无明显诱因出现病情明显加重,伴双下肢无力、以左下肢为主、行走明显受限,伴肌肉疼痛。记忆力及反应力明显减退,为进一步治疗门诊以"SCA3"收入我科。发病以来精神一般、饮食可、睡眠欠佳,大小便正常,无明显体重减轻。

【既往史】既往身体健康;否认心脏病、糖尿病等病史;否认伤寒、结核、肝炎等传染病史;否认药物、食物过敏史;否认免疫性疾病病史;否认手术外伤史;否认输血史。

【个人史】生长于贵州省遵义市,吸烟 20 余年,每日 20 支,无酗酒史。否认毒物及放射性物质接触史。

【家族史】有明显家族遗传倾向:其舅舅、母亲、大哥、二哥均患有该疾病。

【体格检查】体温 36.5℃,脉搏 82 次/min,呼吸 20 次/min,血压 130/78mmHg,神志清楚,体格检查合作,应答合理,言语含糊,记忆力及计算力明显减退,粗侧嗅觉、视力正常,无眼睑下垂,双眼裂对称,眼球轻度突出,双眼球活动自如,无复视,双侧瞳孔等大等圆、直径约 3mm、对光反射灵敏,双面部痛温、触觉正常,角膜反射、下颌反射正常,双侧额纹对称、鼻唇沟无变浅、口角无歪斜,示齿正常、鼓腮不漏气,无听力下降及耳鸣,右视可见水平眼震,双软腭抬举不受限,悬雍垂无偏斜,咽反射双侧对称,转颈及耸肩对称有力,舌肌无萎缩及震颤,伸舌居中,双下肢肌肉轻度萎缩,四肢肌力及肌张力正常,未见不自主运动,轮替缓慢、指鼻不准、跟 - 膝 - 胫试验阳性,睁眼及闭眼站立不稳,小脑步态,左膝关节以下浅感觉减退,双下肢腱反射减弱,双侧巴宾斯基征阳性。

【辅助检查】血常规、肝肾功、电解质均未见异常。心电图:正常心电图。头颅 MRI 示:双侧小脑轻度萎缩(图 29-1)。先证者 2 个侄女外院 SCA 基因检测结果提示有 1 人异常。

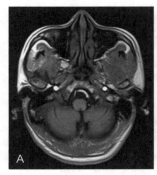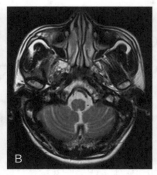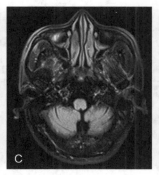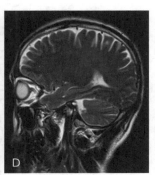

图 29-1 脊髓小脑性共济失调 3 型先证者颅脑 MRI 检查

A. 为先证者轴位 T₁ 加权像; B. 为先证者轴位 T₂ 加权像; C. 为先证者轴位 FLAIR 像;
D. 为先证者失状 T₁ 加权位像,可见小脑轻度萎缩。

【入院诊断】脊髓小脑性共济失调 3 型。

【诊疗经过】

1. 定位、定性诊断分析   患者有行走不稳、走路摇晃、双手笨拙、持物欠灵活、双手意向性震颤、构音障碍,查体有双下肢肌肉萎缩,轮替缓慢、指鼻不准、跟 - 膝 - 胫试验阳性,睁眼及闭眼站立不稳,小脑步态,左膝关节以下浅感觉减退,双下肢腱反射减弱,双侧巴宾斯基征阳性,定位:小脑及脊髓。46 岁男患者,有明显家族遗传史,缓慢起病,逐渐进展,以小脑性共济失调,构音障碍,锥体束征等为主要表现,颅脑 MRI 提示小脑萎缩,定性:神经系统变性疾病。结合病史、体征及辅查等资料综合分析诊断:脊髓小脑性共济失调 3 型。

2. 鉴别诊断   ①小脑出血:46 岁男性患者,有行走不稳、构音障碍、共济失调、震颤的临床症状,查体跟 - 膝 - 胫试验不准,龙贝格征阳性,但患者头部 CT 未见小脑实质出血;②脊髓亚急性联合变性:46 岁男性患者,隐匿起病,慢性病程,有行走不稳、构音障碍、共济失调等的临床症状,查体跟 - 膝 - 胫试验不准,龙贝格征阳性,双侧巴宾斯基征阳性,但患者既往无饮食结构紊乱,血清叶酸、B_{12} 正常,脊髓 MRI 未见后索及侧索病变;③痉挛性截瘫:46 岁男性患者,隐匿起病,慢性病程,有行走不稳、构音障碍、共济失调及震颤等的临床症状,查体跟 - 膝 - 胫试验不准,龙贝格征阳性,双侧巴宾斯基征阳性,但患者无明显肢体无力、四肢肌张力不高,脊髓 MRI 未见明显异常;④青年型帕金森病:46 岁男性患者,隐匿起病,慢性病程,有行走不稳、构音障碍及震颤等的临床症状,患者四肢肌张力不高,颅脑 MRI 未见黑质病变;⑤进行性核上性麻痹:46 岁男性患者,隐匿起病,慢性病程,有行走不稳、构音障碍及震颤等的临床症状,患者无明显跌倒发作,查体无垂直性眼球震颤,颅脑 MRI 未见中脑病变;⑥皮质基底节变性:46 岁男性患者,隐匿起病,慢性病程,有行走不稳、构音障碍、共济失调及震颤等的临床症状,患者无明显认知障碍,无执行功能障碍,无皮质感觉障碍,颅脑 MRI 未见明显额颞部脑萎缩;⑦路易体痴呆:46 岁男性患者,隐匿起病,慢性病程,有行走不稳、构音障碍、共济失调及震颤等的临床症状,患者无明显认知障碍及视空间障碍,无波动性视幻觉,颅脑 MRI 未见明显额颞顶部脑萎缩。

3. 初步诊疗   综合患者病史,体征,以及外院基因检测结果,入院诊断为 SCA3。仔细进行家族遗传疾病筛查,家系调查发现:患者家系中共有 12 人患该疾病(图 29-2)。家系第 1 代女患者 66 岁、72 岁去世,男患者 69 岁去世,死因不详。第 2 代女患者 46 岁起病,男患者 52 岁起病,目前均已死亡。第 3 代发病年龄为(36.5 ± 1.7)岁。第 4 代发病年龄为(29.5 ± 1.5)岁,4 代的子女目前未出现发病者,未作基因筛查。

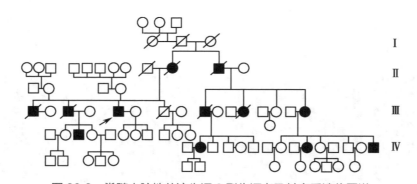

图 29-2   脊髓小脑性共济失调 3 型先证者及其家系遗传图谱

□ 正常男性   ○ 正常女性   ■ 男性患者   ● 女性患者   ↗ 先证者   ╱ 已逝死者

4. 进一步诊疗   治疗上予以健脑、营养神经、止痛,小脑电刺激,双下肢脉冲电刺激等对症治疗。积极治疗 10 天后患者仍感行走不稳,记忆力、反应力及双下肢无力及肌肉疼痛较前无明显缓解,遂自行出院。

【预后】患者出院时仍感行走不稳,记忆力、反应力及双下肢无力及肌肉疼痛较前无明显缓解。嘱院外继续服用营养神经药物、继续予以针灸、理疗等康复治疗。

【随访】3个月后随访:患者言语含糊,行走不稳较前加重,不敢独立行走、行走时需家人搀扶,记忆力、反应力无明显缓解。神志清楚,言语含糊,反应可,高级皮层功能正常,脑神经检查无特殊异常,四肢肌力5级,四肢肌张力正常,轮替缓慢、指鼻不准、跟-膝-胫试验阳性,睁眼及闭眼站立不稳,小脑步态,双下肢腱反射减弱,双侧巴宾斯基征阳性。12个月后随访:患者言语含糊、讲话音量低,行走不稳较前明显加重,行走时需家人搀扶,记忆力、反应力较前加重。神志清楚,言语含糊,反应可,高级皮层功能正常,脑神经检查无特殊异常,四肢肌力5级,四肢肌张力稍增高,轮替缓慢、指鼻不准、跟-膝-胫试验阳性,龙贝格征阳性,双下肢腱反射减弱,双侧巴宾斯基征性。严重影响日常生活,总体预后差。

【最后诊断】脊髓小脑性共济失调3型。

讨　论

脊髓小脑性共济失调(spinocerebellar ataxia,SCA)是一种神经系统变性疾病,具有家族遗传性,其发病率为(3~5)/10万,迄今为止已发现该病有40余种亚型,全球各亚型分布存在地区和种族差异[1-3]。脊髓小脑性共济失调3型(spinocerebellar ataxia type 3,SCA3)也称为马查多-约瑟夫病(Machado-Joseph disease,MJD),是一种常染色体显性遗传病,是SCA的一个亚型,主要累及小脑及其传入传出连接纤维,常在成年起病,平均年龄在30~50岁,缓慢进展,临床症状多样,包括小脑共济失调、帕金森综合征、肌张力障碍、下运动神经元疾病、肌张力障碍等,部分患者还表现为一些非运动症状,如睡眠、情绪障碍、疼痛、痉挛、自主神经紊乱、认知障碍、精神症状、嗅觉减退等,各亚型临床症状可相似亦可重叠,同一家系同一类型表现也不尽相同,很容易给SCA3的诊断造成困扰[4,5]。目前基因检测成为区分各亚型的主要检测手段[6]。本例患者以典型的小脑性共济失调起病,与多数典型患者类似,发病年龄逐代提前,有遗传早现。SCA3部分患者在颅脑MRI上可见到小脑或脑干萎缩征象,也可出现颅脑影像学完全正常的现象[7,8]。对于SCA3的发病机制,研究认为致病基因ATXN3位于染色体14q32.1,编码ataxin-3/MJDp,基因突变导致CAG重复扩增致蛋白质代谢紊乱而致病;CAG重复次数正常时在12~41次,SCA患者的CAG重复次数多数大于60次[9,10],中国人群的CAG重复数目为13~49次,大于50次时即为扩增异常,发病年龄越早、扩增次数越多、病情往往越重[11,12],然而,到目前为止该病的具体损伤机制仍不清楚。

本家系先证者,男,46岁,缓慢起病,逐渐进展,以小脑性共济失调,构音障碍,锥体束征等为主要表现,颅脑MRI提示小脑萎缩,有明显家族遗传病史,该家系其他患病者除临床表现、疾病进展有相似之处外,起病年龄逐渐提前,男女均有发病,基因检测提示CAG扩增次数大于60,符合SCA3的诊断。该病目前尚无有效治疗办法,基因检测有助于早期诊断及SCA类型鉴别,可为症状前诊断、产前诊断及基因治疗提供依据和可靠数据。随着人类对该疾病机制研究的不断深入,随着基因治疗、细胞治疗等新兴治疗方式的不断出现,必将为该疾病治疗拓展新视野、提供新思路,更有效的治疗靶点也会被陆续发现。相信在不久的将来,人类对该类疾病定能找到更好的治疗办法,为患者带来福音。

小　结

1. 隐匿起病,慢性病程,临床症状以行走不稳、构音障碍及共济失调为主要临床症状时,应考虑神经系统变性疾病。

2. 当患者出现行走不稳、构音障碍、共济失调等表现，MRI 提示颅脑或脊髓萎缩，且有阳性家族史，应考虑遗传性脊髓小脑性共济失调可能。

3. 脊髓小脑性共济失调 3 型系一组因基因突变 CAG 重复扩增导致的蛋白质代谢紊乱性疾病。因此，一旦诊断，应常规进行家族成员基因检测。

4. 脊髓小脑性共济失调是一组神经系统遗传变性疾病，目前尚无特异性药物治疗，主要以对症支持为主，多数预后不良。

（王 建　罗 忠　罗 勇）

参考文献

［1］ MCLOUGHLIN H S, MOORE L R, PAULSON H L. Pathogenesis of SCA3 and implications for other polyglutamine diseases [J]. Neurobiol Dis, 2020, 134: 104635.

［2］ 王俊岭, 沈璐, 雷立芳, 等. 中国大陆脊髓小脑性共济失调家系和散发病例的最新基因突变分析 (英文)[J]. 中南大学学报 (医学版), 2011, 36 (6): 482-489.

［3］ WAN N, CHEN Z, WAN L, et al. Genetic etiology of a Chinese ataxia cohort: expanding the mutational spectrum of hereditary ataxias [J]. Parkinsonism Relat Disord, 2021, 89: 120-127.

［4］ REZENDE T J R, DE PAIVA J L R, MARTINEZ A R M, et al. Structural signature of SCA3: from presymptomatic to late disease stages [J]. Ann Neurol, 2018, 84 (3): 401-408.

［5］ 沈隽逸, 刘晓黎, 黄啸君, 等. 187 例脊髓小脑性共济失调 3 型患者的临床表型与遗传学特点. 中华神经医学杂志, 2017, 16 (4): 407-411.

［6］ LI X, LIU H, FISCHHABER P L, et al. Toward therapeutic targets for SCA3: insight into the role of Machado-Joseph disease protein ataxin-3 in misfolded proteins clearance [J]. Prog Neurobiol, 2015, 132: 34-58.

［7］ KOURKOUTA E, WEIJ R, GONZÁLEZ-BARRIGA A, et al. Suppression of mutant protein expression in SCA3 and SCA1 mice using a CAG repeat-targeting antisense oligonucleotide [J]. Mol Ther Nucleic Acids, 2019, 17: 601-614.

［8］ STEFANESCU M R, DOHNALEK M, MADERWALD S, et al. Structural and functional MRI abnormalities of cerebellar cortex and nuclei in SCA3, SCA6 and friedreich's ataxia [J]. Brain, 2015, 138 (Pt 5): 1182-1197.

［9］ WIATR K, PIASECKI P, MARCZAK Ł, et al. Altered levels of proteins and phosphoproteins, in the absence of early causative transcriptional changes, shape the molecular pathogenesis in the brain of young presymptomatic ki91 SCA3/MJD mouse [J]. Mol Neurobiol, 2019, 56 (12): 8168-8202.

［10］ SCHÖLS L, REIMOLD M, SEIDEL K, et al. No parkinsonism in SCA2 and SCA3 despite severe neurodegeneration of the dopaminergic substantia nigra [J]. Brain, 2015, 138 (Pt11): 3316-3326.

［11］ GAN S R, NI W, DONG Y, et al. Population genetics and new insight into range of CAG repeats of spinocerebellar ataxia type 3 in the han Chinese population [J]. PLoS One, 2015, 10 (8): e0134405.

［12］ 陈晨, 赵学潮, 孔祥东. 一个脊髓小脑共济失调 3 型家系的基因动态变异检测及分析 [J]. 中华医学遗传学杂志, 2020, 37 (12): 1364-1367.

案例 30
VCP 突变致肌萎缩侧索硬化

> **病例资料**

患者,男,23 岁。因"饮水呛咳、吞咽困难,四肢无力 2 个月"于 2018 年 2 月 12 日入院。

【现病史】2 个月前无明显诱因出现饮水呛咳、吞咽困难,只能进少许半流质饮食;讲话时吐词不清、言语含混;四肢无力,以双上肢明显,表现为双手持物欠灵活、穿衣受限、双上肢不能平举,逐渐波及双下肢,出现步态不稳,上楼梯费力。曾就诊于当地医院,行颅脑 CT 检查示小脑半球低密度影,颅脑 MRI 示双侧小脑半球软化灶(未提供影像学图片)。给予对症治疗(方案不详)后患者症状无缓解。发病以来精神、饮食、睡眠可。体重减轻约 16kg。

【既往史】患者 8 岁时因外伤致双眼失明(具体不详);否认高血压、糖尿病、肿瘤等病史;否认伤寒、结核、肝炎等传染病史;否认药物、食物过敏史;否认免疫性疾病病史;否认手术史;否认输血史。

【个人史】生长于贵州湄潭,无不良嗜好,否认毒物及放射性物质接触史。

【家族史】家庭其他成员均健康,否认遗传病史,无类似病史。

【体格检查】体温 36.6℃,脉搏 68 次 /min,呼吸 18 次 /min,血压 116/74mmHg,神志清楚,急性面容,全身皮肤无黄染及皮疹,双肺呼吸音清,未闻及干湿啰音,心率 68 次 /min,心律齐,各瓣膜听诊区未闻及杂音;腹软,未见胃肠型、蠕动波,腹壁静脉无曲张,全腹无肌紧张、未扪及包块,双下肢无水肿。神志清楚,对答切题,言语含糊,反应力、定向力、记忆力、计算力正常,双眼球内陷,双眼失明,无光感,左侧鼻唇沟稍变浅,伸舌居中,咽反射减弱,颈软,四肢肌肉均有不同程度萎缩,双上肢肌力 3 级,双下肢肌力 4 级,四肢肌张力正常,右下肢膝反射、踝反射亢进,右侧巴宾斯基征阳性,脑膜刺激征阴性。

【辅助检查】血常规、电解质、肝肾功能、心肌酶、肌钙蛋白、甲状腺功能、肿瘤标志物、凝血功能检查未见异常。脑脊液压力正常,脑脊液常规、生化正常。自身免疫相关抗体、副肿瘤综合征抗体均未见异常。神经肌电图(electroneuromyography,EMG)检查结果显示四肢神经源性损害,以左下肢和右上肢明显,感觉系统正常。

【入院诊断】肌萎缩硬化可能性大。

【诊疗经过】

1. **定位、定性诊断分析** 患者饮水呛咳、吞咽困难,咽反射减弱,定位:脑干;四肢无力,四肢肌肉均有不同程度萎缩,双上肢肌力 3 级,双下肢肌力 4 级,定位:下运动神经元;右下肢膝反射、踝反射亢进,右侧巴宾斯基征阳性,定位:上运动神经元。23 岁男患者,隐匿起病,慢性病程,排除代谢、感染、中毒等因素,定性:神经系统变性疾病。结合病史、体征及辅助检查等资料综合分析诊断:肌萎缩侧索硬化。

2. **鉴别诊断** ①吉兰 - 巴雷综合征:青年男性患者,有饮水呛咳、吞咽困难四肢无力的临床症状,有四肢肌力减弱的体征,腰椎穿刺脑脊液未见蛋白 - 细胞分离现象,肌电图未见 F 波异常;②多灶性运动神经病:青年男性患者,亚急性起病,有饮水呛咳、吞咽困难及四肢无力的临床症状,有四肢肌力减弱的体征,但患者除有下运动神经元损害外,也合并上运动神经元损害,神经节苷脂抗体阴性,常规治疗无效;③重症肌无力全身型:青年男性患者,有饮水呛咳、吞咽困难、四肢无力的临床症状,有四肢肌力减弱的体征,无眼睑下垂,无晨轻暮重,肌电图提示神经源性损害;④低钾型周期性瘫痪:青年男性患者,有饮水呛咳、吞咽困难等咽喉肌麻痹及四肢无力的临床症状,有四肢肌力减弱的体征,血清钾离子正常,对症补钾治疗后症状无好转；⑤脑干脑炎：患者有饮水呛咳、吞咽困难四肢无力的临床症状，无畏寒、发热，无抽搐，无意识障碍，颅脑 MRI 未见脑干炎性病变，脑脊液未见异常；⑥脑干肿瘤：患者隐匿起病，慢性病程，有饮水呛咳、吞咽困难四肢无力的临床症状，发病来体重减轻，头颅 MRI 未见脑干占位病变；⑦自身免疫性脑炎：患者有饮水呛咳、吞咽困难及四肢无力的临床症状，无畏寒、发热，无意识障碍，无抽搐，无行为及认知障碍，颅脑 MRI 未见颅内多发脑实质病变，自身免疫性脑炎抗体阴性；⑧副肿瘤综合征：患者隐匿起病，慢性病程，有饮水呛咳、吞咽困难四肢无力的临床症状，发病来体重减轻，但患者无明显纳差等恶病质表现，相关检查未见肿瘤的依据，副肿瘤综合征抗体阴性；⑨后循环脑卒中：患者有饮水呛咳、吞咽困难及四肢无力的临床症状，但患者起病隐匿，颅脑 MRI 未见后循环梗死及出血灶。

3. 初步诊疗　入院后完善头颅 CT 示右侧小脑半球病变，左侧小脑半球局部脑沟增宽或软化灶可能；头颅 MRI 示双侧小脑半球软化灶，双侧大脑半球脱髓鞘病变，轻度脑萎缩改变（彩图 30-1）。积极予改善微循环、营养神经、针灸、理疗等治疗。

4. 进一步诊疗　住院期间患者症状逐渐加重，4 天后复查肌电图（electromyogram，EMG）结果示广泛脊髓前角运动神经元损害，脑干运动神经元损害可能；体感诱发电位检查示合并中枢体感通路受损病变。进一步完善基因测序，基因测序结果显示患者含缬酪肽蛋白（valosin-containing protein，*VCP*）基因异常，c.266G>A（编码区第 266 号核苷酸由 G 变为 A）杂合核苷酸变异，该变异导致了第 89 号氨基酸由 Arg 变为 Gln（p.Arg89Gln），考虑为致病性错义突变（图 30-2）。患者父母及其弟弟均未见该位点异常变异。患者住院 2 周症状无明显改善，后自动出院。

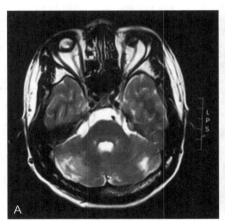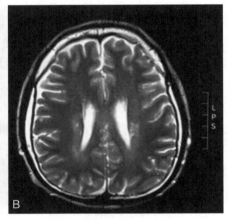

图 30-2　患者头颅 MRI 检查
T₂WI 显示双侧小脑及双侧半球多发斑片状长 T₂ 信号。

【预后】　出院时仍感饮水呛咳、吞咽困难及四肢无力，双上肢持物不稳，在家人搀扶下可行走，可进少许流质饮食，伴饮水呛咳。意识清楚，对答切题，言语含糊，高级皮层功能正常，双眼球内陷，双眼失明，无光感，左侧鼻唇沟稍变浅，伸舌居中，咽反射减弱，颈软，四肢肌肉均有不同程度萎缩，双上肢肌力 3 级，双下肢肌力 4⁻ 级，四肢肌张力正常，右下肢膝反射、踝反射亢进，右侧巴宾斯基征阳性，脑膜刺激征阴性。

【随访】　6 个月后随访：患者饮水呛咳、吞咽困难症状逐渐加重，吞咽明显费力，已于当地医院留置鼻饲管。四肢无力较前加重，双上肢持物困难，双下肢行走不能。神志清楚，对答切题，构音障碍，高级皮层功能正常，双眼球内陷，双眼失明，无光感，左侧鼻唇沟稍变浅，伸舌居中，咽反射减弱，四肢肌肉明显萎缩，双上肢近端肌力 3⁻ 级、远端肌力 2 级、远端握力差，双下肢肌力近端 4 级、远端 3 级，右侧肢体肌张力稍增高，右下肢膝反射、踝反射亢进，右侧巴宾斯基征阳性，脑膜刺激征阴性。

【最后诊断】 *VCP* 突变致肌萎缩侧索硬化。

讨　论

肌萎缩侧索硬化（amyotrophic lateral sclerosis，ALS）是一种以上、下运动神经元损害为特征的慢性、进行性神经变性疾病。临床主要表现为进行性的肌无力、肌萎缩，逐渐进展，感觉系统和括约肌功能一般不受累。该病于 1869 年被法国神经病学家 Jean-Martin Charcot 首次报道，临床罕见，年发病率为（0.50~1.76）/10 万，分为家族性和散发性；VCP 基因突变是其病因之一；目前尚无有效治疗方法，患者平均生存期为 3~5 年[1]。本例患者为青年男性，亚急性起病，临床表现为饮水呛咳、吞咽困难、四肢无力，具有上、下运动神经元损害表现的体征，EMG 检查示典型的神经源性损害，感觉系统未受累，头颅 MRI 提示双侧小脑半球及双侧大脑半球长 T_2 斑片状信号，病灶主要分布在白质区域，考虑为运动神经损害可能，支持存在上运动神经元损害的证据，基因测序结果提示 VCP 杂合错义致病性突变，综合临床及实验室检查结果诊断为 VCP 突变所致的 ALS。

遗传学研究发现了许多与 ALS 相关的遗传因素，这些因素最终可导致 ALS 运动神经元的退化[2,3]。VCP 基因突变约占家族性 ALS 的 1%~2%，散发性<1%。VCP 是一种广泛表达的且具有多种细胞 ATP 酶活性的多功能成员，参与多个泛素依赖的细胞内过程[4]。研究表明，在 VCP 突变中，常染色体显性、杂合性错义变异与一组表型（也称为多系统蛋白病）有关，其中包括包涵体肌炎（inclusion body myositis，IBM）、早发型 Paget 骨病（Paget disease of bone，PDB）、肌萎缩性脊髓侧索硬化 14 型伴额颞叶痴呆（amyotrophic lateral sclerosis type 14 and frontotemporal dementia，ALS-FTD），统称为 IBMPFD[5,6]。有研究证实，VCP 蛋白是泛素自噬体成熟的关键蛋白，而交互响应 DNA 结合蛋白（TAR DNA binding protein-43，TDP-43）是泛素包涵体的主要组成部分，细胞内 TDP-43 蛋白的异常集聚会导致细胞毒性从而介导 VCP 突变[7-9]。因此，目前认为 VCP 的错义突变会导致构象改变，最终导致细胞内弥漫性的泛素包涵体和 TDP-43 蛋白沉积。这可能是引起 IBMPFD 类疾病的发病机制。关于 VCP 基因突变可引起 ALS 早已被证实，而本例患者存在 VCP 基因 c.266G>A 位点错义突变，既往尚未见报道。该位点突变是否具有致病性，本研究小组拟进一步对该位点进行细胞功能及表型验证。

小　结

1. ALS 是一种以上、下运动神经元损害为特征的慢性进行性神经变性疾病。

2. 当患者隐匿起病，同时合并有上、下运动神经元损害的临床症状和体征时，应考虑 ALS。

3. 对于 ALS 的病因，除考虑散发病例外，还应关注遗传因素，遗传因素中除筛查常见的遗传基因如 SOD-1 外，也需关注罕见基因如 VCP 基因，完善家族成员基因检测有助于家族遗传性 ALS 的诊断。

4. ALS 治疗上目前尚无延缓疾病进展的药物，除对症支持外，也需关注患者的社会及心理健康。

（王　建　冯占辉　徐祖才）

参考文献

［1］　GOUTMAN S A, HARDIMAN O, AL-CHALABI A, et al. Recent advances in the diagnosis and prognosis of amyotrophic lateral sclerosis [J]. Lancet Neurol, 2022, 21 (5): 480-493.

［2］ TÜRK M, SCHRÖDER R, KHULLER K, et al. Genetic analysis of VCP and WASH complex genes in a German cohort of sporadic ALS-FTD patients [J]. Neurobiol Aging, 2017, 56: 213. e1-213. e5.

［3］ 中华医学会神经病学分会肌电图与临床神经电生理学组, 中华医学会神经病学分会神经肌肉病学组. 中国肌萎缩侧索硬化诊断和治疗指南 [J]. 中华神经科杂志, 2012, 45 (7): 531-533.

［4］ JOHNSON J O, MANDRIOLI J, BENATAR M, et al. Exome sequencing reveals VCP mutations as a cause of familial ALS [J]. Neuron, 2010, 68 (5): 857-864.

［5］ ABRAHAO A, ABATH N O, KOK F, et al. One family, one gene and three phenotypes: a novel VCP (valosin-containing protein) mutation associated with myopathy with rimmed vacuoles, amyotrophic lateral sclerosis and frontotemporal dementia [J]. J Neurol Sci, 2016, 368: 352-358.

［6］ 万珂, 周霞, 谢新欣, 等. 额颞叶痴呆合并肌萎缩侧索硬化的临床及遗传学特点: 一例报道并文献复习 [J]. 中华神经科杂志, 2019, 52 (3): 202-208.

［7］ TSAI M J, HSU C Y, SHEU C C. Amyotrophic lateral sclerosis [J]. N Engl J Med, 2017, 377 (16): 1602.

［8］ 邹漳钰. 肌萎缩侧索硬化的遗传学和基础研究 [D]. 北京: 北京协和医学院, 2013.

［9］ 王涛. FUS 促进 VCP 的 SUMO 化修饰和六聚体形成, 从而作为应激反应参与 ER 相关的蛋白降解途径 (ERAD) [D]. 北京: 中国科学院大学, 2014.

案例 31
面部起病的感觉运动神经元病

> 病例资料

患者,女,36岁。因"进行性头面部麻木9年,面部肌肉萎缩6年"于2016年4月1日入院。

【现病史】9年前患者无明显诱因出现进行性头面部麻木,最初表现为右侧下口唇麻木,不能感觉到下唇上有物体,随后麻木部位进行扩大,8年前出现右侧面部麻木,同时合并温度觉减退;6年前开始发现右侧颞部肌肉萎缩及咀嚼无力,合并眼睛受刺激后视物模糊;4年前累及右侧咬肌,伴有流涎,起初为夜间睡眠中流涎,后逐渐坐位时出现流涎;3年前麻木感累及右侧额部及耳前颞部;2年前麻木症状开始累及左侧面部,同时合并左侧颞咬肌萎缩,且逐渐出现吐词不清;3个月前开始出现张口时向右侧偏斜,间歇性出现吞咽困难(以干硬食物为主),饮水呛咳不明显,整个病程中无肢体活动障碍,无缓解-复发表现。先后就诊于多家医院就诊无果,为进一步诊治就诊于门诊,门诊以"三叉神经麻痹待查"收入院。自发病以来精神、饮食、睡眠尚可,大小便如常。体重近期无明显增减。

【既往史】患者既往有可疑双侧中耳炎病史;否认高血压、冠心病及糖尿病病史;否认传染病史;否认食物、药物过敏史;否认手术外伤史。否认输血史。

【个人史】生长于贵州省遵义市,否认吸烟史及饮酒史,否认疫水接触史,否认疫区久居史,否认放射性物质及化学毒物接触史。

【婚育史】已婚,23岁结婚,配偶健在。育有1子,子女体健。

【家族史】家庭其他成员均健康,否认遗传病史,无类似病史。

【体格检查】体温36.3℃,脉搏62次/min,呼吸20次/min,血压120/72mmHg,查体合作,全身皮肤无黄染及皮疹,双肺部呼吸音清,未闻及干湿啰音。心率62次/min,心律齐,各瓣膜听诊区未闻及早搏及杂音;腹平软,无压痛、反跳痛及肌紧张。双下肢无水肿。神志清楚,对答切题,吐词含糊,查体合作。双侧瞳孔等大等圆、直径约3.0mm、直接和间接对光反射灵敏,双侧眼球运动到位,眼球震颤阴性,双侧角膜反射减弱,双侧颞、咬肌萎缩,右侧咀嚼无力;双侧额纹对称,鼓腮无漏气,咽反射正常,伸舌居中。四肢肌力及肌张力正常,双侧面部、前额部及耳前颞部痛温觉减退,右侧较左侧明显(其中靠近鼻侧面部痛温觉及触觉消失),余部位深、浅感觉未见异常。双侧肱二头肌反射3$^+$级,双侧肱三头肌反射2$^+$级、双侧桡反射2$^+$级,双侧膝反射3$^+$级,左侧踝反射3$^+$级,右侧踝反射4$^+$级。病理反射未引出。

【辅助检查】头部MRI+三叉神经高分辨MRI(2016年3月16日):右侧翼内、外肌、咬肌T$_1$、T$_2$信号增强,咬肌萎缩变细,左侧咬肌稍变细。右侧三叉神经起始部与邻近小血管紧贴(图31-1)。头颈部CTA未见异常。纯音听阈及声阻抗未见异常。肌电图示:双侧面神经传导速度正常;左侧咬肌肌电图正常;右侧咬肌插入电位消失,病理性电静息,无主运动单位电位;右侧三叉神经传入通路电活动差。上肢体感诱发电位示:颈髓神经传导时间正常,各皮质电活动正常。脑干听觉诱发电位示:左侧脑桥上段、右侧脑桥电活动差,听觉诱发电位双侧视觉传导通路电活动正常。肱二头肌肌活检未见异常。血常规、电解质、肝功能、肾功能、血糖等未见异常。

【入院诊断】双侧三叉神经麻痹待查:①脑干病变待查;②三叉神经周围病变待查。

【诊疗经过】

1. **定位、定性诊断分析** 患者呈隐匿起病,主要表现为双侧三叉神经支配区域感觉运动障碍及核上性舌瘫,病程逐渐进展,由一侧开始,逐渐累及对侧。定位:脑桥内部、双侧三叉神经核、皮质脑干束、皮质脊髓束损害。36 岁女性,隐匿起病,慢性病程,排除代谢,感染,中毒等因素,定性:神经系统变性疾病。结合病史、体征及辅查等资料综合诊断:感觉运动神经元病。

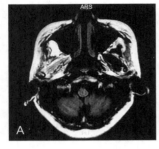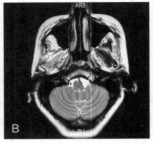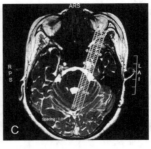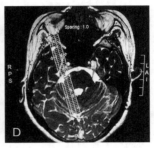

图 31-1　头部 MRI+ 三叉神经高分辨 MRI 检查

A~D:右侧翼内、外肌、咬肌 T_1、T_2 信号增强,咬肌萎缩变细,左侧咬肌稍变细;
高分辨三叉神经平扫示右侧三叉神经起始部与邻近小血管紧贴。

2. 鉴别诊断　①吉兰 - 巴雷综合征:中年女性患者,有头面部麻木伴双侧颞部肌肉萎缩及咀嚼无力的临床症状,有四肢深反射活跃及亢进的体征,肌电图未见 F 波异常,不支持;②多发性硬化:中年女性,缓慢起病,以进行性双侧对称性感觉减退为主要表现,但患者主要表现为三叉神经受损,未累及其他部位,且目前影像学不支持该诊断;③副肿瘤综合征:患者隐匿起病,慢性病程,有头面部麻木伴双侧颞部肌肉萎缩及咀嚼无力的临床症状,病来体重无减轻,但患者无明显纳差等恶病质表现,相关检查未见肿瘤的依据。

3. 治疗　入院后予甲钴胺分散片、维生素 B_1 营养神经治疗。

【预后】患者共住院 20 天,出院时仍感口周、双侧颊黏膜不适,不能感觉到食物在口腔内的具体位置,诉咀嚼无力,上下齿不能对合,出院后继续予甲钴胺分散片(弥可保)营养神经治疗。

【随访】患者出院后未再随诊。

【最后诊断】面部起病的感觉运动神经元病。

讨　论

面部起病的感觉运动神经元病(facial onset sensory motor neuronopathy,FOSMN)是一种独特的神经退行性疾病,以三叉神经支配区域的感觉障碍起病,随后累及头皮、颈部、上肢及躯干,同时伴有吞咽困难、构音障碍、肌肉无力、肌肉萎缩、肌束颤动等运动障碍[1,2]。FOSMN 可能是肌萎缩侧索硬化(amyotrophic lateral sclerosis,ALS)的一种亚型,由不可逆的疾病进展引起,对免疫治疗缺乏反应,病理特点是 TAR DNA 结合蛋白 43(TDP-43)在神经系统中沉积[3,4]。该病相对罕见,病因及发病机制尚不明确,考虑到可能存在重复报道,该病较为少见,至 2015 年全世界共有近 30 例报告[5],其中 Broad[5]报道了最新诊断的 6 例患者均为男性,首发症状均为三叉神经支配区感觉和运动障碍,随后逐渐累及头颈部、躯干上部、肩部、上肢等。FOSMN 感觉和运动症状提示其病变在脑干的三叉神经核团中,即三叉神经感觉主核、三叉神经运动核、三叉神经脊束核和三叉神经脊髓束。

FOSMN 的特点之一是没有角膜反射或角膜反射减弱[6],轻轻刺激角膜后导致非自愿和自愿的眨眼。角膜反射由三叉神经眼支鼻睫支的传入纤维和面神经颞支的传出纤维介导。本患者有双侧角膜反射减弱、张口下颌偏向右侧、分离样感觉障碍、咀嚼肌无力,与上述定位相符。国内唐一麟[7]曾经报道过一例并对 2012 年以前的文献进行综述,近 3 年来国外又有 2 篇文献对该病进行了报道(表 31-1)。

表 31-1　27 例文献报道面部起病的感觉运动神经元病患者及本患者临床资料特征总结

临床资料	文献资料[1-5]	本例
起病年龄 / 岁	39~72[1-5]	36
病程 / 年	1. 5~>10	9
性别	男 / 女：19/8 例	女
以三叉神经感觉障碍首发起病 / 例	27	1
延髓性麻痹 / 例	25[1-5]	1
上运动神经元受损体征 / 例	3[1,3]	0
肌无力 / 例	26	1
瞬目反射异常 / 例	27	1
肌电图及诱发电位异常 / 例	27	1
激素治疗 / 例	4[1]	未使用
静脉滴注免疫球蛋白 / 例	14[1,3-5]（1 例部分改善[1]，1 例好转[5]）	未使用
血浆置换 / 例	2（1 例部分改善[1]）	未使用

　　从上述文献可总结出该病主要特点为以三叉神经损害为首发症状，多数有延髓性麻痹、下运动神经元损害体征，瞬目反射、肌电图、诱发电位有损害提示，上运动神经元损害较少出现。在尸检研究结果显示三叉神经脊束核和三叉神经脊髓束内神经元丢失和胶质细胞增生，并第Ⅴ、Ⅶ、Ⅸ、Ⅹ、Ⅻ对脑神经均受累，上下肢受累的可出现脊髓前角、后根神经节显著萎缩。病理学证据提示可在患者三叉神经核内检测到 TDP-43 蛋白[8,9]。遗传分析表明，可在患者检测到突变杂合子 *D90A-SOD1* 即超氧化物歧化酶杂合子 *D90A* 突变相关的基因 *SOD1*，这一研究结果支持目前仍是病因不明的和免疫介导学说这一假设，但从目前报道来看应用免疫治疗疗效仍不确定，由此 FOSMN 是一种原发性退行性疾病，可将 FOSMN 看作是运动神经元病（motor neuron disease，MND）的一种变异型，拓宽了运动神经元疾病谱。

小　结

　　1. FOSMN 是一种罕见的神经退行性疾病，以三叉神经支配区域的感觉障碍起病，继而出现下运动神经元损害的神经变性疾病。

　　2. 疾病隐匿起病，同时合并有三叉神经及下运动神经元损害的临床症状和体征时，应考虑 FOSMN。

　　3. FOSMN 目前尚无特异性治疗药物，主要以营养神经治疗为主。

（刘海军　徐　平　余昌胤）

参考文献

［ 1 ］　VUCIC S. Facial onset sensory motor neuronopathy (FOSMN) syndrome: an unusual amyotrophic lateral sclerosis phenotype？[J]. J Neurol Neurosurg Psychiatry, 2014, 85 (9): 951.

［ 2 ］　VUCIC S, TIAN D, CHONG P S, et al. Facial onset sensory and motor neuronopathy (FOSMN syndrome): a novel syndrome in neurology [J]. Brain, 2006, 129 (Pt 12): 3384-3390.

［3］ ZISO B, WILLIAMS T L, WALTERS R J, et al. Facial Onset Sensory and Motor Neuronopathy: Further Evidence for a TDP-43 Proteinopathy [J]. Case Rep Neurol, 2015, 7 (1): 95-100.

［4］ ROSSOR A M, JAUNMUKTANE Z, ROSSOR M N, et al. TDP43 pathology in the brain, spinal cord, and dorsal root ganglia of a patient with FOSMN [J]. Neurology, 2019, 92 (9): e951-e956.

［5］ BROAD R, LEIGH P N. Recognising facial onset sensory motor neuronopathy syndrome: insight from six new cases [J]. Pract Neurol, 2015, 15 (4): 293-297.

［6］ ELEONORA D B, ANDREA R, VITTORIO M, et al. Heterozygous D90A-SOD1 mutation in a patient with facial onset sensory motor neuronopathy (FOSMN) syndrome: a bridge to amyotrophic lateral sclerosis [J]. J Neurol Neurosurg Psychiatry, 2014, 85 (9): 1009-1011.

［7］ 唐一麟, 朱雯华, 乔凯, 等. 面部起病的感觉运动神经元病一例 [J]. 中华神经科杂志, 2013, 46 (10): 715-716.

［8］ SONODA K, SASAKI K, TATEISHI T, et al. TAR DNA-binding protein 43 pathology in a case clinically diagnosed with facial-onset sensory and motor neuronopathy syndrome: an autopsied case report and a review of the literature [J]. J Neurol Sci, 2013, 332 (1-2): 148-153.

［9］ KNOPP M, VAGHELA N N, SHANMUGAM S V, et al. Facial onset sensory motor neuronopathy: an immunoglobulin-responsive case [J]. J Clin Neuromuscul Dis, 2013, 14 (4): 176-179.

第七篇

周围神经与肌肉疾病

案例 32
Isaacs 综合征

◇ 病例资料 ◇ ···●

患者,女,39 岁。因"腰痛伴全身肌肉颤搐 1 个月"于 2020 年 9 月 10 日入院。

【现病史】1 个月前患者无明显诱因出现腰痛,放射致左侧臀部及左下肢,同时出现全身肌肉不自主颤搐、多汗,双下肢为主、呈持续性(左下肢重),双上肢、面部及腰腹部呈游走性、阵发性颤搐,入睡后肌肉活动不消失,无肢体麻木、无力,无行走不稳,无头昏、头痛,无意识障碍,无精神行为异常,曾就诊于外院,本拟住院治疗,但因预约时间长,故暂口服药物治疗(具体不详),后感腰痛较前好转,但肌肉颤搐情况无明显改善。今为进一步诊治,门诊以"肌肉颤搐原因"收入院,发病以来精神、睡眠欠佳,饮食尚可,大小便如常,近期体重未见明显增减。

【既往史】1 年前体检发现血压偏高,最高血压 150/80mmHg,未重视,未服药控制及监测血压,否认糖尿病、冠心病等慢性病史;否认肝炎、结核、伤寒等传染病史;否认重大外伤、手术及输血史。

【个人史】生长于贵州省余庆县,无不良嗜好,否认毒物、放射性物质接触史。

【家族史】家庭其他成员均健康,否认遗传病史,无类似病史。

【体格检查】体温 36.0℃,脉搏 102 次/min,呼吸 20 次/min,血压 85/60mmHg,血氧饱和度 98%,发育正常,营养中等,神志清楚,查体合作,对答切题,步入病房。头颅五官未见明显异常。双肺呼吸音清,未闻及干湿啰音及胸膜摩擦音;心率 102 次/min,心律齐,各瓣膜听诊区未闻及心脏杂音及心包摩擦音,腹软,全腹无压痛、反跳痛及肌紧张;双下肢无水肿。左下肢肉眼可见肌肉不自主颤搐,呈持续性,局部皮温不高。对答切题,吐词清晰,高级神经功能检查未见明显异常,脑膜刺激征阴性,额纹对称,双侧瞳孔等圆等大、直径约 3.0mm、直接和间接对光反射灵敏,双侧鼻唇沟对称,伸舌居中,咽反射正常,转颈、耸肩未见异常,四肢肌力及肌张力正常,四肢无感觉障碍,深、浅反射正常,共济运动未见异常,生理反射存在,病理反射未引出。

【辅助检查】甲状腺功能五项(外院 2020 年 9 月 1 日):未见明显异常。肌电图(外院 2020 年 9 月 1 日):静止时可见 2~3Hz 不规则震颤电位。颈椎 CT(外院 2020 年 9 月 1 日):颈椎轻度骨质增生。脑电图(外院 2020 年 9 月 1 日):未见明显异常。腰椎 MRI(外院 2020 年 8 月 23 日):腰椎退行性变,L3/4、L4/5 椎间盘膨出。双下肢血管:右下肢静脉未见异常,左侧小腿肌间静脉曲张。

【入院诊断】1)肌束震颤原因:①脊髓损害可能;②电解质紊乱;③自主神经功能紊乱可能;④周围神经病可能。2)腰椎退行性变。3)病理性肌痉挛。

【诊疗经过】

1. 定位、定性诊断分析 患者有全身肌肉不自主颤搐,双下肢为主、呈持续性(左下肢重),双上肢、面部及腰腹部呈游走性、阵发性颤搐,入睡后肌肉活动不消失,伴肌痛、麻木等,有多汗等自主神经功能紊乱症状,定位:周围神经系统。肌电图检查在四肢及躯干肌可见颤搐电位,周围神经运动传导(MCV)、F 波可见后放电,皮肤交感反应(SSR)异常,提示有周围神经兴奋性异常增高及自主神经功能受损,定性:自身免疫性可能性大。

2. 鉴别诊断 ①莫旺综合征:患者有全身肌肉不自主颤搐,伴自主神经功能异常,出现多汗等症状,且肌电图提示周围神经兴奋性增高,但患者无幻觉、谵妄、精神错乱、记忆力减退、意识模糊和癫痫发作等中枢神经系统症状;②僵人综合征:患者有肌肉抽动,但无明显外部刺激引起肌肉僵硬表现,且入睡后肌肉活动不消失,肌电图提示周围神经兴奋性异常增高,且膜稳定剂治疗有效,故可除外;③强直性肌肉疾病:该患有肌肉抽动,但无活动僵硬,握拳后不能立即松开等典型强直性肌病表现,且肌电图检查未见特征性肌强直放电,故可排除。

3. 初始诊疗　患者入院后予加巴喷丁 0.3g/ 次,每日 3 次,口服,同时予镇痛、营养神经等辅助对症治疗,但症状缓解不明显;根据患者临床症状、体征不排除结缔组织病或其他中枢神经系统疾病,进一步查抗核抗体及抗核抗体谱,结果均为阴性;腰椎 MRI 提示:腰 5 椎体水平椎管内病变;腰椎退行性变。颈胸腰脊髓 MRI: 未见异常;胸部 CT 未见异常,心电图:ST-T 改变。住院期间查电解质:钙 2.16mmol/L;25- 羟基维生素 D: 12.62ng/ml;根据患者病史及辅助检查结果,不排除低钙抽搐及自主神经功能紊乱可能,予积极补钙等治疗后患者症状未缓解,故排除低钙抽搐诊断。2020 年 9 月 16 日肌电图检查在双趾短伸肌、踇外展肌、腓肠肌、拇短展肌、桡侧腕屈肌、右小指展肌及腰 5 脊旁肌可见颤搐电位,二联多见;所测各周围运动神经传导速度(motor nerve conduction velocity,MNCV)、F 波可见后放电,感觉神经传导速度(sensory nerve conduction velocity,SNCV)大致正常范围;四肢皮肤交感反应(sympathetic skin response,SSR)检测均未能明确引出波形;双正中神经及胫神经躯体感觉诱发电位(somatosensory evoked potential,SEP)未见异常;结论:①四肢肌及腰脊旁肌可见颤搐放电(提示周围神经兴奋性异常增高);② SSR 异常(考虑自主神经受累)。腰椎穿刺(2020 年 9 月 16 日):颅内压 160mmH_2O;脑脊液蛋白定量 468mg/L;潘氏试验(±);脑脊液抗酸染色:未找到抗酸杆菌;甲状旁腺激素未见异常。送检副肿瘤相关疾病抗体及遗传性肌肉疾病基因检测积极寻找原发病灶,结果显示:副肿瘤相关抗体阴性;强直性肌营养不良基因突变动态检测阴性。针对患者有肌肉颤搐病史及特征电生理表现,相关检查排除其他中枢神经系统及免疫系统疾病后,结合患者病史特点及辅助检查明确诊断: Isaacs 综合征。

4. 进一步诊疗　加巴喷丁治疗后,患者症状缓解不明显,更换丙戊酸钠缓释片 500mg/ 次,每日 2 次,口服,患者肌肉震颤症状明显缓解后出院。

【预后】患者出院时上肢及背部肌肉颤搐改善较明显,无明显疼痛及麻木症状,双下肢仍可见肌肉颤搐,但幅度及频率较前明显改善,神经系统查体无特殊。嘱患者定期复查血常规及肝功能。

【随访】1 个月后随访:患者自诉平时基本无肌肉颤搐,偶尔情绪激动时稍有轻微发作,但情绪平复后自行缓解。3 个月后随访:患者诉大概 1 个月时,自觉病情稳定,便自行停用药物,数天后感觉上述症状有轻微发作,随后继续口服药物,症状稳定缓解。

【最后诊断】Isaacs 综合征。

讨 论

Isaacs 综合征也称神经性肌强直(neuromyotonia,NMT),是一种罕见的周围神经起源的、周围神经兴奋性增高的临床综合征,主要表现为肌肉颤搐、肌肉痉挛、肌肉僵硬以及多汗等。1961 年,Hyam Isaacs 首次报道,同时证明其病变发生在运动神经轴突末端[1]。1965 年 Mertens 和 Zschocke 首先使用 "神经性肌强直" 这一术语描述了以四肢、躯干和延髓肌持续性肌肉收缩的患者及其肌电图特点[2],以强调持续性肌肉活动是神经性来源。另外 Vucic 等[3]研究者证实 NMT 周围神经高兴奋的发病过程中,没有中枢神经参与。Mertens 等[4],发现肌肉放松迟缓源于周围神经而非肌肉本身,且有其他研究者行多次病理结果证实该病肌肉无特殊表现,不同于先天性肌强直等肌源性疾病。

有研究认为该病可发生于任何年龄,中青年男性多见[5],但 Hart 等[1]指出 Isaacs 综合征起病年龄在 40 岁左右,且男性好发,男女比约 2:1。有学者报道了 Isaacs 综合征泌尿系统的表现有尿潴留、尿失禁、排尿延迟等[6]。目前 Isaacs 综合征潜在病因及发病机制目前尚不完全清楚,认为可能与自身免疫、副肿瘤因子及遗传因素等有关[5]。①自身免疫性:与多种自身免疫性疾病有关,比如重症肌无力、胸腺瘤、慢性肾上腺皮质功能减退症、桥本甲状腺炎、吉兰 - 巴雷综合征（Guillain-Barré syndrome，GBS）结缔组织疾病等[4]。其中重症肌无力最常见，约 14%~20% 的 Isaacs 综合征患者合并重症肌无力[5-7]。Isaacs 综合征若与 GBS 相关，则提示可能是免疫介导的周围神经损伤[8]。近年研究认为，自身免疫机制在该类疾病的病理生理学中占重要地位，主要通过干扰电压门控钾通道（VGKC）复合物的功能而致病[9,10]。而 VGKC 主要表达于中枢和外周神经系统神经元细胞膜、轴突和神经末梢上。②副肿瘤性：恶性肿瘤患者合并 Isaacs 综合征，可能是肿瘤抗原引发自身免疫反应并与神经元电压门控离子通道抗体产生交叉反应所致[4]。与其相关的恶性肿瘤包括胸腺瘤、肺癌、霍奇金淋巴瘤、浆细胞瘤、卵巢癌和膀胱癌等[4,11]。③遗传性及其他：Zimoń 等[12]认为该病与染色体基因突变有关。除此之外，该病与非免疫介导的疾病也有关，比如有关于铅和银等金属中毒和其他毒素相关的病例报告[4-5]。与 Isaacs 综合征相关的疾病，见表 32-1。

表 32-1　Isaacs 综合征临床相关疾病[4]

自身抗体介导或自身免疫相关
副肿瘤性
胸腺瘤伴或不伴有重症肌无力；小细胞肺癌；淋巴瘤（霍奇金淋巴瘤）；浆细胞瘤。
与其他免疫相关性疾病相关
重症肌无力（不伴胸腺瘤）；糖尿病（胰岛素或非胰岛素依赖）；慢性炎症性脱髓鞘性神经病（chronic inflammatory demyelinating polyradiculoneuropathy，CIDP）；吉兰 - 巴雷综合征（GBS）；Addison 病；淀粉样变性（与副蛋白血症相关的）；乳糜泻；恶性贫血；甲状腺功能亢进，甲状腺功能减低；青霉胺诱导的类风湿病；类风湿关节炎；系统性红斑狼疮；系统性硬化症；白癜风。
非免疫介导
脊髓前角细胞变性（运动神经元病的一部分）；药物：金，奥沙利铂；遗传性：遗传性神经病，Schwartz-Jampel 综合征，发作性共济失调 1 型，电压门控的钾通道（KCNA1）基因突变；特发性周围神经病；感染：葡萄球菌感染；毒素：除草剂，杀虫剂，甲苯，乙醇，蛇毒（响尾蛇）。

Isaacs 综合征的诊断主要依靠临床特征和电生理检查进行诊断，其临床特征主要包括肌肉抽搐、痉挛和僵硬、运动迟缓、肌颤搐、肌肉肥大（主要是小腿肌肉和前臂）、构音障碍、吞咽困难及自主神经功能障碍，如多汗[1,13]。多汗症和肌肉肥大，亦被认为是持续肌纤维放电和肌肉活动增高的结果[4]。肉眼可见或可触摸到的肌颤搐是 Isaacs 综合征中最具特征性症状，表现为波浪起伏的肌肉活动，形成皮肤下肌肉蠕虫移动样外观，常发生于四肢[14]，且睡眠、静息状态、麻醉时肌肉颤搐不会消失。感觉表现较罕见，但可有发作性感觉异常或放电样感觉、神经性疼痛，可能是由于外周感觉神经过度兴奋所致，而非存在周围神经病变[15]。Isaacs 综合征的神经电生理表现包括运动神经传导（electromyography，MCV）及 F 波测定时可见 M 波和 F 波后放电；针极肌电图可见神经性肌强直放电和肌纤维颤搐放电，二联、三联或多联电位，束颤电位等，这些可能自发发生或通过肌肉收缩引起[16]。在肢体远端肌肉中行肌电图（EMG）检查阳性率增高[17]。Isaacs 综合征临床上比较少见，它表现在肌肉，但源于神经，是周围神经兴奋性增高的一组临床综合征，肌电图的特征性表现可为疾病的诊断提供可靠的证据。

脑脊液（cerebrospinal fluid，CSF）检查并不是诊断 Isaacs 综合征的必备条件，也无特异性，但可用来排除其他相关疾病。可能出现寡克隆带或总蛋白的轻度至中度增高[9]。该患 CSF 检查提示脑脊液蛋白定量偏高，可能与上述因素有关。此外，患者有腰痛放射至臀部及下肢考虑与腰椎疾病有关，建议专科治疗。

Isaacs 综合征病因未明确或暂未找到病因时，以对症治疗为主，若合并有肿瘤或与免疫因素相关时，应尽可能切除肿瘤及免疫调节治疗。对症治疗时卡马西平、苯妥英钠及加巴喷丁被认为有效[5,18]。本例患者有持续肌肉颤搐、疼痛、多汗等表现，肌电图检查可见颤搐放电，呈二联多见，运动传导及 F 波可见后放电,符合 Isaacs 综合征电生理特点,外送副肿瘤相关疾病抗体及遗传性肌肉疾病基因检测均为阴性,目前暂未发现肿瘤或免疫相关因素,予膜稳定剂治疗有效,故当出现肌肉抽搐、痉挛和僵硬、运动迟缓、肌颤搐及自主神经功能障碍时,需警惕该病。大部分病例用药后可迅速缓解,部分病例能恢复正常活动,但停药后又出现症状,再用亦有效,该患有典型停药后复发征兆。有学者指出 Isaacs 综合征目前无法治愈,长期预后尚不确定[19]。

Isaacs 综合征疗效主要通过患者临床症状的改善来评估。电生理检查可以用作次要评估,在大多数情况下,对症治疗或免疫调节治疗后,肌电图检查结果可有所改善。神经细胞离子通道抗体的定量测定可能有助于评估免疫治疗的效果及疾病进展[7,20]。有些肿瘤可能在 Isaacs 综合征出现后数年才被发现,因此对于 Isaacs 综合征者的临床随访至关重要。

小　结

1. 临床上出现波浪起伏的肌肉活动,形成皮肤下肌肉蠕虫移动样外观时,应怀疑周围神经兴奋增高 Isaacs 综合征可能。

2. 肌电图检查对诊断该类疾病有重要作用,应尽早行肌电图检查,协助诊断。

（邰珍珍　胡　晓　徐祖才）

参考文献

[1] ISAACS H. A syndrome of continuous muscle-fibre activity [J]. J Neurol Neurosurg Psychiatry, 1961, 24 (4): 319-325.

[2] MERTENS H G, ZSCHOCKE S. Neuromyotonia [J]. Klin Wochenschr, 1965, 43 (17): 917-925.

[3] VUCIC S, CHEAH B C, YIANNIKAS C, et al. Corticomotoneuronal function and hyperexcitability in acquired neuromyotonia [J]. Brain, 2010, 133 (9): 2727-2733.

[4] MADDISON P. Neuromyotonia [J]. Clinical Neurophysiology, 2006, 117 (10): 2118-2127.

[5] AHMED A, SIMMONS Z. Isaacs syndrome: a review [J]. Muscle Nerve, 2015, 52 (1): 5-12.

[6] GONZALEZ PRIMOMO S N, BLAS L, BERTOTTI A C, et al. Urinary manifestations in Isaacs's syndrome. Our experience in 8 cases [J]. Neurourol Urodyn, 2018, 37 (1): 496-500.

[7] VERNINO S, LENNON V A. Ion channel and striational antibodies define a continuum of autoimmune neuromuscular hyperexcitability [J]. Muscle Nerve, 2002, 26 (5): 702-707.

[8] ODABASI Z, JOY J L, CLAUSSEN G C, et al. Isaacs'syndrome associated with chronic inflammatory demyelinating polyneuropathy [J]. Muscle Nerve, 1996, 19 (2): 210-215.

[9] HART I K, MADDISON P, NEWSOM-DAVIS J, et al. Phenotypic variants of autoimmune peripheral nerve hyperexcitability [J]. Brain, 2002, 125 (Pt 8): 1887-1895.

[10] BASTIAANSEN A E M, VAN SONDEREN A, TITULAER M J. Autoimmune encephalitis with anti-leucine-rich glioma-inactivated 1 or anti-contactin-associated protein-like 2 antibodies (formerly called voltage-gated potassium channel-complex antibodies)[J]. Curr Opin Neurol, 2017, 30 (3): 302-309.

[11] ISSA S S, HERSKOVITZ S, LIPTON R B. Acquired neuromyotonia as a paraneoplastic manifestation of ovarian cancer [J]. Neurology, 2011, 76 (1): 100-101.

[12] ZIMOŃ M, BAETS J, ALMEIDA-SOUZA L, et al. Loss-of-function mutations in HINT1 cause axonal neuropathy with neuromyotonia [J]. Nat Genet, 2012, 44 (10): 1080-1083.

[13] ZHAO B, LIN J, LIU X, et al. Isaacs syndrome associated with GABA (B) and AChR antibodies in sarcomatoid carcinoma [J]. Neurology, 2018, 91 (14): 663-665.

[14] KüçüKALI C I, KüRTüNCü M, AKçAY H, et al. Peripheral nerve hyperexcitability syndromes [J]. Rev Neurosci, 2015,

26 (2): 239-251.

［15］ LIEBENTHAL J A, REZANIA K, NICHOLAS M K, et al. Paraneoplastic nerve hyperexcitability [J]. Neurol Res, 2015, 37 (6): 553-559.

［16］ AUGER R G. AAEM minimonograph#44: diseases associated with excess motor unit activity [J]. Muscle Nerve, 1994, 17 (11): 1250-1263.

［17］ MADDISON P, MILLS K R, NEWSOM-DAVIS J. Clinical electrophysiological characterization of the acquired neuro-myotonia phenotype of autoimmune peripheral nerve hyperexcitability [J]. Muscle Nerve, 2006, 33 (6): 801-808.

［18］ JAMIESON P W, KATIRJI M B. Idiopathic generalized myokymia [J]. Muscle Nerve, 1994, 17 (1): 42-51.

［19］ SHANAHAN L K, RAINES S G, COGGINS R L, et al. Osteopathic manipulative treatment in the management of Isaacs syndrome [J]. J Am Osteopath Assoc, 2017, 117 (3): 194-198.

［20］ SONG J, JJIN S, QUAN C, et al. Isaacs syndrome with CASPR2 antibody: a series of three cases [J]. J Clin Neurosci, 2017, 41: 63-66.

Graves 病合并抗 GQ1b 抗体综合征

病例资料

患者,女,45 岁。因"视物模糊 3 天,双下肢无力 2 天"于 2019 年 10 月 1 日入内分泌科。

【现病史】3 天前患者无明诱因出现视物模糊、重影,合并视力下降。2 天前患者于晨起时出现双下肢无力,起初尚能独自站立行走,就诊于当地医院,行头颅 CT 等相关检查未见明显异常,但上述症状呈进行性加重,逐渐进展为不能独自站立及行走,伴双上肢无力,表现为抬臂、持物困难。病前无感冒受凉史、无腹泻等,发病后无肢体麻木、呼吸困难、大小便功能障碍等。遂就诊于我院内分泌门诊,以"下肢无力原因:甲状腺功能亢进? 低钾血症? "收入内分泌科。病来精神、饮食及睡眠欠佳。体重无明显变化。

【既往史】患者平素身体健康,否认高血压、糖尿病、肿瘤等病史;否认伤寒、结核、肝炎等传染病史;否认药物、食物过敏史;否认手术外伤史;否认输血史。

【个人史】无不良嗜好,否认毒物及放射性物质接触史,无酗酒抽烟史。

【家族史】家庭其他成员均健康,否认遗传病史,无类似病史。

【体格检查】体温 36.8℃,脉搏 108 次/min,呼吸 20 次/min,血压 122/84mmHg,全身皮肤无黄染及皮疹,双眼球突出,双眼各方向活动稍受限,粗测视力下降,甲状腺 I 度肿大,双肺未闻及干湿啰音,心率 108 次/min,心律齐,各瓣膜听诊区未闻及杂音;腹软,未见胃肠型、蠕动波,腹壁静脉无曲张,全腹无肌紧张、未扪及包块,双下肢无水肿。神志清楚,高级神经功能未见异常,粗测视力下降,双眼球各方向活动稍受限,粗测听力未见异常,双侧瞳孔等大等圆,直径约 3mm,对光反射灵敏,双上肢肌力 3 级,双下肢肌力 2 级,四肢痛觉无减退,双下肢膝反射、跟腱反射减弱,肌张力无增强及减弱,病理反射阴性。

【辅助检查】甲状腺功能提示促甲状腺素(thyroid-stimulating hormone,TSH):0.007μIU/ml,FT3:29.3pmol/L,FT4:89.4pmol/L,甲状腺过氧化物酶抗体(thyroid peroxidase antibodies,TPO-Ab):>600.0IU/ml,甲状腺球蛋白抗体(anti-TGAb):>4 000.0IU/ml,促甲状腺激素受体抗体(TRAb):5.91IU/L。血常规、肝肾功能无明显异常。HIV+TPPA、乙肝五项均阴性。心电图:窦性心动过速。甲状腺彩超:甲状腺弥漫性肿大性病变。心脏彩超:左室弛张功能减低。

【入院诊断】Graves 病。

【诊疗经过】

1. **定位、定性诊断分析** 患者视物模糊、重影、视力下降、双眼球各方向活动受限,定位:视神经、动眼神经、滑车神经、外展神经。双上肢肌力 3 级,双下肢肌力 2 级,双下肢膝反射、跟腱反射减弱,定位:周围神经。定性:炎性。

2. **鉴别诊断** ①重症肌无力:中年女性,患者无明诱因出现视物模糊、重影,并视力下降,随后出现双下肢无力,但患者的肌无力无波动现象,无晨轻暮重表现;②视神经脊髓炎:中年女性,以视物模糊、重影并视力下降起病,随后出现双下肢无力表现,但患者无感觉障碍、尿便障碍、病理反射阴性;③多发性硬化:中年女性,突发视物模糊、重影并视力下降,随后出现双下肢无力,但患者头颅及脊髓 MRI 未见异常。

3. **初始诊疗** 患者入院后予甲巯咪唑 10mg/次,每日 3 次,口服;普萘洛尔 10mg/次,每日 3 次,口服等治疗 5 天。复查甲状腺功能(2019 年 10 月 5 日):游离三碘甲腺原氨酸(FT₃)9.3pmol/L,游离甲状腺素(FT₄)42.5pmol/L,患者 FT₃、FT₄ 显著下降,但肢体无力、视物模糊等症状无明显改善,神经内科会诊后考虑:吉兰-巴雷综合征,视神经脊髓炎谱系疾病不能除外,故转入神经内科继续治疗。转入神经内科后给予继续抗甲状腺功能亢进、B族维生素营养神经、床旁康复等治疗,排除禁忌证后给予甲泼尼龙1 000mg冲击治疗,同时行腰椎穿刺(2019年10月7日):脑脊液常规、生化提示白细胞8×10⁶/L,蛋白质定量886mg/L。头颅MRI、全脊髓MRI(2019年10月10日)检查:未见异常(图33-1)。神经传导功能检查(2019年10月10日)显示:左正中神经SNCV减慢、MNCV远端潜伏期延长,左尺神经肘段MNCV减慢,右胫神经、左腓总神经F波出波率下降,提示多发周围神经损害。双眼VEP明显异常。复查甲状腺功能(2019年10月15日)FT₃:3.0pmol/L,FT₄:32.2pmol/L。上述结果支持吉兰-巴雷综合征诊断,予以激素冲击治疗后患者肌力、视物模糊好转不明显,故于2019年10月18日再次行腰椎穿刺取脑脊液及血液检查周围神经疾病相关抗体,2019年10月22日结果示脑脊液GQ1b抗体阳性,血清GQ1b、GT1a、GM1抗体阳性(表33-1)。结合病史资料综合分析诊断:GQ1b抗体综合征。

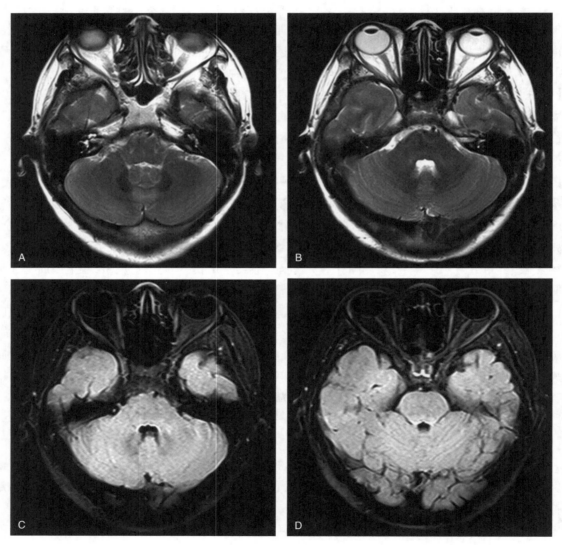

图33-1 患者头颅MRI检查

A~D. 轴位T₂WI、FLAIR颅脑未见异常。

4. 进一步诊疗 治疗上在明确GQ1b抗体综合征诊断后,与患者及家属沟通同意后于2019年10月26日加用静脉注射免疫球蛋白(IVIg),后患者视物模糊、肢体肌力逐渐好转,于2019年11月8日转康复科继续治疗。转科时患者双上肢肌力5级,双下肢肌力3级。

【预后】2019年12月6日出院时患者视物模糊及视力下降好转,转科时患者双上肢肌力5级,双下肢肌力3级。

【随访】5个月后随访：患者未再出现视物模糊、重影及视力下降表现，但双下肢仍感乏力，可独自行走平路，但步态不稳。

表 33-1　周围神经疾病相关抗体检测结果

项目	血清	脑脊液
抗 GQ1b 抗体 IgG	+	+
抗 GT1a 抗体 IgG	+	
抗 GM1 抗体 IgG	+	

【最后诊断】Graves 病合并抗 GQ1b 抗体综合征。

讨　论

甲状腺毒症是由多种原因导致的组织中甲状腺激素分泌过多，临床以高代谢表现为主的一种临床综合征[1]，而 Graves 病是引起甲状腺毒症最常见的疾病之一[2]。Graves 病的发生与自身免疫相关，由多种因素导致体内产生促甲状腺素受体抗体异常，从而致甲状腺激素异常分泌而产生甲状腺毒症。抗 GQ1b 抗体综合征是 Odaka 等人在总结了一大类具有血清抗 GQ1b IgG 抗体患者的临床特征而提出的，属于自身免疫性疾病[3]。从发病机制上，抗 GQ1b 抗体综合征和 Graves 病是两种疾病，但它们都是自身免疫性疾病，对于二者之间是否存在关联的报道目前不多。

抗 GQ1b 抗体综合征是一大类具有共同自身抗体，但临床症状不同的一组临床综合征，其主要表现为 Miller-Fisher 综合征的症状、有眼外肌麻痹的吉兰 - 巴雷综合征症状、急性眼肌麻痹[3]，也有报道以视力下降、眼肌麻痹和周围性面瘫为主要表现者[4]，迄今为止，体内 GQ1b 抗体因何产生尚不清楚，GQ1b 抗体是神经节苷脂抗体成员之一，神经节苷脂是一种结构和功能上具有多态性的含唾液酸的糖苷类化合物，广泛分布于人体内，它们在保护我们免受免疫攻击方面起着重要作用，但同时它们可以成为自身免疫的靶点，导致免疫性疾病[5]。目前认为抗 GQ1b 抗体综合征的致病机制主要为分子模拟，各种原因导致的机体产生抗 GQ1b 抗体，对周围及中枢神经特定的神经节苷脂 GQ1b 位点进行自身免疫攻击，导致神经损伤，报道显示 GQ1b 抗体的产生可能由微生物感染引起的，例如空肠弯曲菌和流感嗜血杆菌等细菌感染、病毒感染[6-8]，其机制可能为微生物抗原与宿主某些抗原具有类似结构，当感染后交叉免疫反应产生抗 GQ1b 抗体。Graves 病（Graves disease，GD）是一种自身免疫性疾病，是体内促甲状腺激素受体抗体（TRAb）形成，结合并随后刺激促甲状腺激素（TSH）受体，这导致甲状腺激素合成和分泌增加[9]。甲状腺激素可以对全身各个系统产生影响，因此 GD 临床表现并不限于甲状腺，而是一种多系统的综合征，其在神经系统也可导致肌无力，多见于低钾性周期性麻痹、近端肌肉进行性无力，但肌无力多在抗甲亢治疗后短期内逐渐恢复。Graves 病可与同一患者的其他器官特异性或全身性自身免疫性疾病相关，Silvia 等[10]3 209 名 GD 患者发现约 16.7% 合并其他自身免疫性疾病，常见合并的疾病有白癜风（2.6%），慢性自身免疫性胃炎（2.4%），类风湿关节炎（1.9%），风湿性多肌痛（1.3%），多发性硬化症（0.3%），乳糜泻（1.1%），糖尿病 1 型（0.9%），系统性红斑狼疮和结节病（<0.1%），干燥综合征（0.8%），未见合并抗 GQ1b 抗体综合征。本例患者以视物模糊、肢体无力起病，初诊于内分泌科，根据临床表现，辅助检查提示 TSH 降低，T_3、T_4 升高，TRAb 阳性，明确诊断 Graves 病，但进行抗甲亢治疗后患者临床症状无改善，转入神经内科后根据体格检查定位于周围神经损害合并眼外肌麻痹，脑脊液检查见蛋白 - 细胞分离，神经电生理检查提示周围神经损害，临床诊断吉兰 - 巴雷综合征，但血清、脑脊液检查提示 GQ1b 抗体均阳性，故修正诊断为抗 GQ1b 抗体综合征，

其分类为有眼外肌麻痹的吉兰-巴雷综合征。从发病机制上看,Graves 病与抗 GQ1b 抗体综合征是完全不同的疾病,两者的相互关系目前尚不清楚,但动物研究发现,甲状腺功能的异常会影响特定组织和细胞类型中神经节苷脂的生物合成和表达,可以导致大鼠体内神经节苷脂含量异常,但其中并没有涉及 GQ1b 的变化[11]。Saito[12]等人使用特定单克隆抗体 A2B5 免疫染色检查发现甲状腺、胰腺、肾脏等神经外组织也有神经节苷脂抗体表达。总体来说,对于这两种疾病的关系研究不多,临床报道也较少。从本例患者来看,尚不清楚 Graves 病与抗 GQ1b 抗体综合征是存在因果关系,还是合并关系,因此,需要更多的基础研究及临床报道来证实两者之间的关系。

小 结

1. Graves 病与抗 GQ1b 抗体综合征都属于自身免疫性疾病。Graves 病患者的肌无力症状常在抗甲亢治疗后短期内逐渐恢复。抗 GQ1b 抗体综合征多以急性眼肌麻痹、视力下降等为主要表现。

2. 对于抗 GQ1b 抗体综合征患者,临床可进行视觉诱发电位、听觉诱发电位、神经传导检查等相关电生理检查,腰椎穿刺脑脊液常规、生化检查,血清和脑脊液相关抗体检查等。

3. 对于抗 GQ1b 抗体综合征患者可予以免疫球蛋白治疗。

(王 金 梁 涛 徐 平)

参考文献

[1] ROSS D S, BURCH H B, COOPER D S, et al. 2016 American Thyroid association guidelines for diagnosis and management of hyperthyroidism and other causes of thyrotoxicosis [J]. Thyroid, 2016, 26 (10): 1343-1421.

[2] SINGER P A, COOPER D S, LEVY E G, et al. Treatment guidelines for patients with hyperthyroidism and hypothyroidism [J]. JAMA, 1995, 273 (10): 808-812.

[3] ODAKA M, YUKI N, HIRATA K. Anti-GQ1b IgG antibody syndrome: clinical and immunological range [J]. J Neurol Neurosurg Psychiatry, 2001, 70 (1): 50-55.

[4] ZHAO T, DENG Y, DING Y, et al. Anti-GQ1b antibody syndrome presenting with visual deterioration as the initial symptom: A case report [J]. Medicine (Baltimore), 2020, 99 (4): e18805.

[5] CUTILLO G, SAARIAHO A H, MERI S. Physiology of gangliosides and the role of antiganglioside antibodies in human diseases [J]. Cell Mol Immunol, 2020, 17 (4): 313-322.

[6] YUKI N, SHAHRIZAILA N. How do we identify infectious agents that trigger Guillain-Barré syndrome, Fisher syndrome and Bickerstaff brainstem encephalitis [J]. J Neurol Sci, 2011, 302 (1-2): 1-5.

[7] UENO T, KON T, KURIHARA AI, et al. Unilateral oculomotor nerve palsy following campylobacter infection: a mild form of miller fisher syndrome without ataxia [J]. Intern Med, 2017, 56 (21): 2929-2932.

[8] CANAVESE C, MANCINI S, TOCCHET A, et al. Acute unilateral ophthalmoparesis associated with anti-GQ1b and GM1 antibodies after parvovirus infection in a 10-year-old girl [J]. Eur J Paediatr Neurol, 2018, 22 (1): 213-214.

[9] DE LEO S, LEE S Y, BRAVERMAN L E. Hyperthyroidism [J]. Lancet, 2016, 388 (10047): 906-918.

[10] FERRARI S M, FALLAHI P, RUFFILLI I, et al. The association of other autoimmune diseases in patients with Graves' disease (with or without ophthalmopathy): review of the literature and report of a large series [J]. Autoimmun Rev, 2019, 18 (3): 287-292.

[11] SAITO M, SUGIYAMA K. Specific ganglioside changes in extraneural tissues of adult rats with hypothyroidism [J]. Biochim Biophys Acta, 2000, 1523 (2-3): 230-235.

[12] SAITO M, SUGIYAMA K. Tissue-specific expression of c-series gangliosides in the extraneural system [J]. Biochim Biophys Acta, 2000, 1474 (1): 88-92.

案例 34

肢带型肌营养不良 2B 型

病例资料

患者,男,62 岁。因"四肢无力、肌肉萎缩 30 余年,加重 10 余年"于 2018 年 5 月 22 日入院。

【现病史】30 余年前无明显诱因出现右侧小腿肌肉萎缩,当时未出现肢体无力,活动自如。10 余年前开始出现肢体乏力,以右侧下肢为主,无明显活动受限、肢体疼痛等,就诊于外院诊断"神经性肌肉萎缩",未予特殊治疗。10 年前上述症状加重,不能行走,开始予轮椅辅助行走,肌肉萎缩逐渐明显,出现双上肢活动受限,先后多地就诊,考虑"神经性肌肉萎缩",均未予特殊处理。目前出现胸闷、心悸,偶有干咳,无头昏、头痛,无畏寒、发热、盗汗,无胸痛、呼吸困难等不适。

【既往史】患者平素健康,否认高血压、糖尿病、肿瘤等病史;否认伤寒、结核、肝炎等传染病史;否认药物、食物过敏史;否认免疫性疾病病史;否认手术外伤史;否认输血史。

【个人史】生长于贵州省铜仁市,饮酒 40 年,350ml/d,近 10 年来,100ml/d。吸烟 40 年,20 支 /d。否认毒物及放射性物质接触史。

【家族史】家庭其他成员均健康,否认遗传病史,无类似病史。

【体格检查】体温 36.3℃,脉搏 90 次 /min,呼吸 20 次 /min,血压 120/80mmHg。体型消瘦,神志清楚,颈静脉不充盈,肝颈静脉反流征阴性,听诊双肺呼吸音减低,未闻及干湿性啰音,无胸膜摩擦音,心率 90 次 /min,心律齐,心音有力,心前区可闻及杂音,腹平坦,无压痛、反跳痛、肌紧张,移动性浊音阴性。神志清楚,语言清晰,四肢近端肌力 2 级,远端肌力 3 级,四肢腱反射减低,四肢肌肉萎缩,生理反射存在,病理征未引出。

【辅助检查】心电图:①左房负荷过重;②完全性右束支阻滞;③ S1S2S3 图形;④异常 Q 波,(右室肥厚可能性大)。心脏彩超:左房左室增大,左室壁运动减弱,卵圆孔未闭,心房水平左向右分流;二尖瓣中度反流,三尖瓣轻度反流;心包少量积液,肺动脉高压;左心室功能减低。胸部 CT:双肺渗出性病变,可考虑双肺肺炎、肺水肿;心脏增大,心包少量积液;双侧胸腔积液(右侧中量,左侧少量)。肌电图提示:肌源性损害;合并多发性周围神经损害。肌肉活检:送检肌肉组织,肌纤维大部分萎缩,肌纤维结构不清,间质纤维组织及脂肪组织增生,部分区域伴玻璃样变,未见炎细胞浸润,符合肌营养不良改变(彩图 34-1)。肌酶:肌酸激酶 1 391U/L。心肌梗死两项:肌红蛋白(Mb)350.40ng/ml,超敏肌钙蛋白 T 73.27ng/L。B 型脑钠肽前体:6 574pg/ml。血常规、肝肾功能、电解质、男性肿瘤相关抗原均未见明显异常。基因检测:受检者 *DYSF* 基因发现 c.3172C>T 的纯和变异,该变异导致第 1058 号氨基酸由精氨酸变为色氨酸,为错义变异(图 34-2)。

【入院诊断】①肌营养不良可能性大;②双肺肺炎;③卵圆孔未闭。

【诊疗经过】

1. 定位、定性诊断分析　患者肌无力、肌肉萎缩、腱反射减低,定位:周围神经。定性:肌肉疾病。结合病史资料综合诊断:*DYSF* 突变所致进行性肌营养不良。

2. 鉴别诊断　① *LAMA2* 相关先天性肌营养不良:中青年起病,开始出现肢体无力、肌肉萎缩,病程呈进行性进展,但多数伴有运动发育落后,关节挛缩,血清肌酸激酶水平显著升高、脑白质异常表现;②脊髓性肌萎缩症(spinal muscular atrophy,SMA):患者有肢体无力、肌肉萎缩,但 SMA 是以脊髓前角细胞退化所致的进行性肌肉无力和萎缩为主要表现的遗传性疾病,通常近端肌肉更加无力(近端>远端),并发营养不良、限制性肺病、脊柱侧凸畸形、睡眠障碍等。

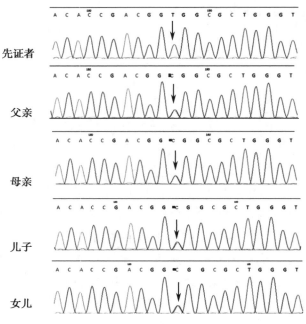

图 34-2　基因检测

受检者 *DYSF* 基因发现 c.3172C>T 的纯和变异,该变异导致第 1058 号氨基酸由 Arg 变为 Trp,为错义变异。

3. 初始诊疗　患者入院后予以抗感染、对症支持等治疗。患者住院过程中反复出现呼吸困难,多次行胸腔穿刺抽胸腔积液缓解呼吸困难。因考虑肌营养不良完善肌肉活检及外送肌无力相关基因检测:*DYSF* 基因发现 c.3172C>T 的纯和变异,该变异导致第 1058 号氨基酸由精氨酸变为色氨酸,为错义变异。其父亲、母亲、儿子、大女儿、小女儿均为杂合变异。

4. 进一步诊疗　予对症治疗,针对呼吸困难及双肺肺炎予多次反复抽胸腔积液、抗感染等治疗。患者呼吸困难多次抽胸腔积液减压治疗后仍效果不佳,请呼吸科会诊后转入继续治疗,因病情较重,需行胸腔穿刺+胸膜活检术,家属放弃治疗签字出院。

【预后】2018 年 7 月 7 日出院时:偶有咳嗽,无咳痰,呼吸困难好转,可在家人搀扶下行走。查体:心律齐,心前区可闻及杂音,双下肢轻度水肿。神经系统查体:神志清楚,四肢近端肌力 3+ 级、远端肌力 3 级,四肢腱反射减低,四肢肌肉萎缩,病理征未引出。

【随访】出院后未正规治疗,6 个月后抢救无效死亡。

【最后诊断】肢带型肌营养不良 2B 型。

◆ **讨　论** ┄┄┄┄┄┄┄┄┄┄┄┄┄┄┄┄┄┄┄┄┄┄┄┄┄┄┄┄┄┄┄┄┄●

肢带型肌营养不良 2B 型(limb-girdle muscular dystrophy type 2B,LGMD2B)是由 *DYSF* 基因突变引起肌膜蛋白(dysferlin)表达减弱或缺失所导致的一种骨骼肌疾病[1],其特点发病年龄通常为 15~25 岁,以肢带肌以及四肢近端肌肉无力为主要表现,以肩胛带和骨盆带肌的不同程度无力或萎缩为主要临床特点的一组疾病,病程进展缓慢。发展到疾病晚期可累积四肢远端肌肉;肌电图显示肌病变化,骨骼肌活检显示严重的肌病改变,包括肌纤维大小的变化,肌纤维分裂,结缔组织的增加以及散发性肌肉坏死[2]。是一种罕见的常染色体隐性遗传疾病,其由染色体 2p12-14 上 *DYSF* 中的纯合或复合杂合突变引起。这种突变导致 dysferlin 蛋白的缺乏或缺失[3]。dysferlin 是跨膜蛋白 ferlin 家族的成员,涉及蛋白质囊泡运输和融合[4]；是一种存在于骨骼肌和心肌中的细胞骨架蛋白，也具有修复骨骼肌和心肌细胞的作用，也可存在于肺、脑、肾等非肌肉组织中；也是一种肌纤维蛋白，与精子囊泡融合蛋白（ferlin-1）具有同源性，可介导细胞内囊泡与精子细胞质膜的融合。通过调节与膜的囊泡融合，dysferlin可能在肌膜损伤修复中起重要作用[5]。dysferlin蛋白缺陷时高表达的器官和组织最易受累且病情较重，而本例患者20多岁发病，病情呈缓解进行性加重，最开始表现为下肢无力，后逐渐累积上肢骨骼肌，血清肌酸激酶为1 391U/L，为正常人上限的7.99倍，而心脏受累发病较晚多为进行性肌肉萎缩20年后[6]。

尽管对这种疾病没有治愈性方法，但是准确的诊断对于避免使用类固醇和免疫抑制药物是重要的，这些药物不仅无效而且有可能具有较多副作用，从而影响生活质量。需要进一步的研究来探索这种罕见疾病的潜在疗法。在一项双盲，安慰剂对照的临床试验研究了地夫可特（deflazacort）在LGMD 2B患者中使用，发现不仅没有改善肌肉力量，反而在药物治疗期间出现广泛的糖皮质激素副作用[7]。可能以后基因治疗将成为治疗靶点，在小鼠模型中用编码dysferlin和卵泡抑素的质粒进行基因治疗后，发现携带这些治疗基因的质粒可以简单有效来改善肢带型肌营养不良2B型的临床状况[8]。

小　结

1. 临床上出现进行性肌无力、肌肉萎缩时，应怀疑肌营养不良，尽早进行基因检测，若条件允许尽可能地同时检测直系亲属。

2. 同时完善肌肉活检、肌肉磁共振等检查。

（周雪娇　徐祖才　余昌胤）

参考文献

［1］ TAKAHASHI T, AOKI M, SUZUKI N, et al. Clinical features and a mutation with late onset of limb girdle muscular dystrophy 2B [J]. J Neurol Neurosurg Psychiatry, 2013, 84 (4): 433-440.

［2］ BASHIR R, STRACHAN T, KEERS S, et al. A gene for autosomal recessive limb-girdle muscular dystrophy maps to chromosome 2p [J]. Hum Mol Genet, 1994, 3 (3): 455-457.

［3］ CACCIOTTOLO M, NUMITONE G, AURINO S, et al. Muscular dystrophy with marked dysferlin deficiency is consistently caused by primary dysferlin gene mutations [J]. Eur J Hum Genet, 2011, 19 (9): 974-980.

［4］ LEK A, EVESSON F J, SUTTON R B, et al. Ferlins: regulators of vesicle fusion for auditory neurotransmission. receptor trafficking and membrane repair [J]. Traffic, 2012, 13 (2): 185-194.

［5］ KLINGE L, ABOUMOUSA A, EAGLE M, et al. New aspects on patients affected by dysferlin deficient muscular dystrophy [J]. J Neurol Neurosurg Psychiatry, 2010, 81 (9): 946-953.

［6］ KURU S, YASUMA F, WAKAYAMA T, et al. A patient with limb girdle muscular dystrophy type 2B (LGMD2B) manifesting cardiomyopathy [J]. Clinical neurology, 2004, 44 (6): 375-378.

［7］ WALTER M C, REILICH P, THIELE S, et al. Treatment of dysferlinopathy with deflazacort: a double-blind, placebo-controlled clinical trial [J]. Orphanet journal of rare diseases, 2013, 8: 26.

［8］ MA J, PICHAVANT C, DU B H, et al. DNA-mediated gene therapy in a mouse model of limb girdle muscular dystrophy 2B [J]. Mol Ther Methods Clin Dev, 2017, 7: 123-131.

案例 35
线粒体脑肌病伴高乳酸血症和卒中样发作

病例资料

患者,男,58 岁。因"发作性抽搐伴意识障碍 1 天"于 2017 年 2 月 1 日入院。

【现病史】入院 1 天前受凉感冒后出现发作性抽搐,具体表现为双眼向左凝视,头向左侧偏斜,四肢强直 - 阵挛,伴意识丧失,每次发作约 1 分钟,先后共发作 6 次,发作间期意识清楚,反复抽搐后伴左上肢无力,病程中有发热、头痛,无恶心、呕吐,无精神、行为异常,无明显认知功能下降,无胸闷、胸痛、心悸,无咳嗽、咳痰,自发病以来精神、饮食、睡眠可,大小便正常,体重无明显增减。

【既往史】10 年前因双侧听力减退,诊断为"神经性耳聋",有糖尿病史 5 年,否认认知功能下降,余病史无特殊。

【个人史】无不良嗜好,否认毒物及放射性物质接触史。

【家族史】母亲有糖尿病、耳聋病史,家庭其他成员均健康。

【体格检查】体温 36.2℃,脉搏 70 次 /min,呼吸 15 次 /min,血压 128/80mmHg,身高约 156cm,神志清楚,体型消瘦。双耳粗测听力明显减退,左侧鼻唇沟变浅,左上肢肌力 2 级,脑膜刺激征阴性,余查体无异常。

【辅助检查】血常规:白细胞 10.11×10^9/L,中性粒细胞百分比 0.53%,淋巴细胞百分比 0.19%,单核细胞百分比 0.14%。腰椎穿刺:颅内压 100mmH$_2$O,脑脊液常规正常,脑脊液生化:脑脊液蛋白 506mg/L,葡萄糖 7.34mmol/L,乳酸脱氢酶 59U/L,余无异常。脑电图提示轻度异常。头颅 CT 提示右侧顶枕叶密度稍低。头颅 MRI:右侧颞顶枕叶见大片 T$_2$-FLAIR 像高信号、DWI 呈高信号(图 35-1),结果提示右侧颞顶枕叶急性脑梗死或脑炎。头颈部 CTA:右侧锁骨下动脉起始部、双侧颈总动脉末端、双侧颈内动脉虹吸部管壁钙化灶,管腔未见明显狭窄。

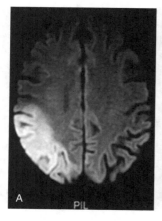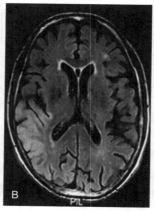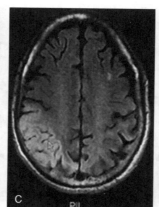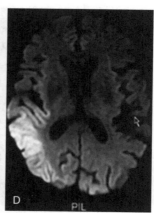

图 35-1　患者头颅磁共振检查
A、D. DWI 像显示右侧颞枕顶叶高信号;B、C. FLAIR 像在相同右侧颞枕顶高信号。

【入院诊断】①病毒性脑炎可能性大;②糖尿病;③神经性耳聋。
【诊疗经过】
1. 定位、定性诊断分析　患者表现为癫痫发作,呈全身强直 - 阵挛性发作,伴左上肢无力,定位:大脑皮质。结合脑脊液、头颅影像学检查结果,定性:炎症性? 缺血性?

2. 鉴别诊断　①结核性脑膜炎:中年男性,急性起病,反复出现癫痫发作,伴头痛、发热,但患者脑脊液白细胞正常,脑脊液葡萄糖、氯化物正常,头颅磁共振结果不符合结核性脑膜炎特征;②急性脑梗死:中年男性,有糖尿病史,急性起病,反复出现癫痫发作,伴左上肢无力,但患者头颅磁共振病变不符合血管分布特点,病灶区域对应的血管结构未见异常。

3. 初始诊疗　结合患者急性病程,病前有感冒史,脑电图异常,脑脊液蛋白增高、糖及氯化物正常,临床诊断病毒性脑炎,但患者拒绝送检病毒核酸扩增试验筛查,因此,治疗上给予注射用阿昔洛韦0.25g,每日8小时1次,静脉滴注,抗病毒;丙戊酸钠缓释片500mg/次,每日2次,口服,抗癫痫;营养神经等治疗2周后未再发抽搐,左上肢无力恢复至3级,临床症状有所改善。

4. 进一步诊疗　结合患者自幼体型瘦小,且合并双耳听力减退、糖尿病病史,本次起病主要表现为癫痫发作、肢体瘫痪,回顾头颅磁共振检查特点,不能除外线粒体脑肌病,联系患者筛查血乳酸为4.2mmol/L;因患者拒绝肌肉活检及波谱成像检查,故无相关资料,进一步送检外周血线粒体DNA示 *A3243G* 有突变,最后明确诊断:线粒体脑肌病伴高乳酸血症和卒中样发作(mitochondrial encephalopathy,lactic acidosis,and stroke-like episodes,MELAS),治疗上加用辅酶 Q_{10}、复合维生素 B 片口服、调整抗癫痫方案为左乙拉西坦片 0.5g/次,每日2次,口服,抗癫痫。

【预后】2017 年 2 月 19 日出院时:患者癫痫未发作,左上肢无力恢复至 3 级。

【随访】出院 3 个月后返院复诊,无癫痫发作,左上肢肌力 4 级,生活能自理。

【最后诊断】线粒体脑肌病伴高乳酸血症和卒中样发作。

讨　论

线粒体脑肌病[1](mitochondrial encephalomyopathv,ME)是一组因线粒体 DNA(mitochondrial DNA,mtDNA)或核 DNA 发生突变造成的线粒体结构及功能障碍,从而三磷酸腺苷(adenosine triphosphate,ATP)生成不足导致能量代谢障碍,主要累及中枢神经系统和横纹肌。约 80% 的线粒体脑肌病伴高乳酸血症和卒中样发作,即 MELAS,以卒中样发作、癫痫发作、认知与精神障碍、高乳酸血症、肌肉疲劳无力为主要临床特点。约 80% 的 MELAS 患者由 mtDNA*3243A* > *G* 突变引起,其次是 DNA*13513G* > *A* 突变,其他 mtDNA 突变所致相对少见[2]。临床上易误诊为脑梗死、脑炎等。既往史中可伴有偏头痛、神经性耳聋等,病史中常有不能耐受疲劳现象,可有家族病史[3]。本例患者表现为发热、癫痫发作、单瘫、头痛,从而初步诊断为病毒性脑炎,通过分析本例患者特点,总结误诊原因:①病前有受凉史、起病急,首次发病,无反复发作病史;②与病毒性脑炎有类似的临床表现;③发病年龄晚,而 MELAS 高发年龄在青少年。但本例患者与病毒性脑炎有显著不同之处,首先该患头颅影像学显示右侧颞顶枕叶见大片 T_2-FLAIR 高信号,DWI 高信号,且累及部位主要为皮质及皮质下白质为主,而病毒性脑炎主要颞叶内侧、海马、额叶眶面、岛叶等,这可能为两者之间在影像学上的关键的鉴别点。该患发热可能为受凉感染所致,但发热是该患 MELAS 发病的诱因,推测与能量代谢增高,需大量消耗 ATP,而病灶区域含病态线粒体,自然状态下可维持正常脑组织需要的 ATP,而发热后病态线粒体不能满足需求,故引起一系列临床症状发作。因此,临床医师要注意分析临床症状与诊断之间的关系,避免误诊的产生。对于出现癫痫、卒中样发作等表现的患者,同时又有脑实质受累,在考虑病毒性脑炎、缺血性脑卒中等常见病的同时,应注意与 MELAS 进行鉴别,在病史采集过程中,详细的问诊为其鉴别提供重要的线索。

头颅 MRI 检查时[4],T_2 像、FLAIR 像显示皮质及皮质下呈高信号,T_1 像呈低信号,数月后影像学上病变可完全消失,少数患者遗留脑萎缩,待复发时,累及相应病变区的皮质,这也是与其他疾病鉴别的理论支持点。在头磁共振血管造影检查无狭窄、闭塞等表现,发作期病灶区可呈高灌注,这特点可以与缺血性脑血管病鉴别。DWI 对 MELAS 病灶检测相对 T_2 加权像及 FLAIR 序列更为敏感,急性期显示高信号,可见脑回肿胀。磁共振波谱检测出现乳酸峰为本病的特征表现,有报道显示检出乳酸双峰的时间比 DWI 检出异常信号提早约 2 周,因此波谱成像对 MELAS 早期诊断有重要意义[5]。本病因线粒体病变,引起能量代谢异常,局部组织缺氧而产生乳酸,故查血或脑脊液乳酸增高。回顾该患者头颅 MRI 资料显示,该患病灶累及颞、顶、枕多个脑叶,病变位于大脑皮质呈现长 T_2 信号,FLAIR 及 DWI 呈高信号,而 DWI 显示病灶更明显,而病灶区域血管检查未见狭窄,结果特点与既往研究报告一致。

通过该患者的临床特征、影像学特征及既往史、家族史,外周血乳酸增高,临床考虑诊断 MELAS 综合征,而该病的确诊主要依赖活检及基因检测。进一步检测基因为 mtDNA *A3243G* 突变,是 MELAS 综合征最常见的突变类型,研究报道,*A3243G* 突变与母系遗传性糖尿病和耳聋存在相关性[6],该患与母亲均有糖尿病及耳聋,也证实其相关性。

综上文献复习及本例患者临床特点,MELAS 综合征的临床表现多种多样,但以卒中、癫痫发作为常见表现,在临床上易误诊为病毒性脑炎、缺血性脑血管病等。因此,详细的病史采集、影像学检查的特点在疾病之间的鉴别有重要意义,乳酸检测可作为初筛,肌肉活检、基因检测可以进一步明确诊断。

小　结

1. 线粒体脑肌病临床表现形式复杂多样且缺乏特异性,易误诊为其他疾病,当以卒中样发作、癫痫发作为表现时,需考虑 MELAS,进一步完善辅助检查明确。

2. 诊断主要依靠临床特征、头颅磁共振,发现 mtDNA 致病变异和肌肉活检发现线粒体肌病的典型病理改变是诊断 MELAS 的金标准。

3. 治疗未取得突破性进展,仍以对症治疗为主。

（陈　娅　冯占辉　余昌胤）

参考文献

［1］ DIMAURO S, SCHON E A, CARELLI V, et al. The clinical maze of mitochondrial neurology [J]. Nat Rev Neurol, 2013, 9 (8): 429-444.

［2］ 北京医学会罕见病分会, 北京医学会神经内科分会神经肌肉病学组, 中国线粒体病协作组. 中国线粒体脑肌病伴高乳酸血症和卒中样发作的诊治专家共识 [J]. 中华神经科杂志, 2020, 53 (3): 171-178.

［3］ 吴江, 贾建平. 神经病学 [M]. 3 版. 北京: 人民卫生出版社, 2016: 441-444.

［4］ 黄春元, 杨智云, 徐朝璇, 等. MELAS 型线粒体脑肌病的多模态 MRI 诊断 [J]. 中国临床医学影像杂志, 2014, 25 (8): 533-536.

［5］ GROPMAN A L. Neuroimaging in mitochondrial disorders [J]. Neurotherapeutics, 2013, 10 (2): 273-285.

［6］ 刘莉, 邵宇权, 张宝荣, 等. 6 个线粒体肌病伴高乳酸血症和卒中样发作综合征家系先证者线粒体基因全序列比较分析 [J]. 遗传, 2014, 38 (11): 1159-1167.

第八篇

代谢性脑病

案例 36

渗透性脱髓鞘综合征

> **病例资料**

患者,女,16 岁。因"咳嗽、咯血 10 天,突发失语、四肢无力 4 天"于 2014 年 4 月 7 日入院。

【现病史】 10 天前受凉后出现阵发性咳嗽、咯血,主要表现为痰中带鲜红色血丝,咯血 3 次,每次约 20ml,频繁呕吐,反复低热,无意识障碍,无肢体瘫痪,无失语。4 天前出现突发失语,昏迷,呼之不应,痛刺激时可睁眼,吞咽困难、饮水呛咳,无肢体抽搐,就诊于当地医院考虑:继发性肺结核、结核性脑膜炎,予以抗结核治疗,患者病情无好转。急诊以"肺结核"收入呼吸内科。发病以来精神、饮食、睡眠差。体重无明显变化。

【既往史】 患者平素身体健康,否认高血压、糖尿病、肿瘤等病史;否认伤寒、结核、肝炎等传染病史;否认药物、食物过敏史;否认免疫性疾病病史;否认手术外伤史;否认输血史。

【个人史】 生长于贵州余庆,无不良嗜好,否认毒物及放射性物质接触史,否认中毒史。

【家族史】 家庭其他成员均健康,否认遗传病史,无类似病史。

【体格检查】 体温 36.8℃,脉搏 65 次/min,呼吸 20 次/min,血压 129/82mmHg,全身皮肤无黄染及皮疹,右下肺闻及少许湿性啰音,心率 65 次/min,心律齐,各瓣膜听诊区未闻及杂音;腹软,未见胃肠型、蠕动波,腹壁静脉无曲张,全腹无肌紧张、未扪及包块,双下肢无水肿。嗜睡状,查体欠配合,呼之能睁眼,不能言语,伸舌受限,双上肢肌力 2 级,双下肢肌力 1 级,四肢腱反射正常,左侧巴宾斯基征可疑阳性。

【辅助检查】 血常规示血红蛋白 95g/L;电解质检查示钠 130.07mmol/L;肝肾功、血糖、心肌酶检查均正常;凝血功能示正常;乙肝五项、丙型肝炎抗体示阴性;HIV+TPPA+RPR 示阴性;C 反应蛋白 7.16mg/L;红细胞沉降率 35mm/h;胸部 CT(2014 年 4 月 7 日)示:右肺继发型肺结核或肺炎;头颅 CT 提示:颅内未见异常。第 1 次腰椎穿刺:颅内压 80mmH$_2$O,脑脊液生化检查示氯 118.7mmol/L,脑脊液涂片未找到抗酸杆菌及隐球菌孢子;痰涂片未找到抗酸杆菌;呼吸道病原体 IgM 九联检查阴性。

【入院诊断】 ①继发性肺结核;②结核性脑膜炎可能性大;③细菌性肺炎。

【诊疗经过】

1. **定位、定性诊断分析** 患者失语(能听懂)、四肢无力、强哭、强笑、饮水呛咳、咽困难、踝阵挛、病理征阳性,定位:双侧皮质脑干束、皮质脊髓束,脑桥基底部病变;肢体不自主活动,肌张力高,定位:锥体外系,尾状核、豆状核、丘脑底核病变。定性:脑病。

2. **鉴别诊断** ①肝豆状核变性:青年女性患者,有肢体不自主活动,头颅 MRI 尾状核、豆状核对称性病变,但患者无精神症状、肝肾功能损害、K-F 环;②缺血缺氧性脑病:患者有失语、饮水呛咳、吞咽困难,抽搐,肢体抖动,头颅 MRI 尾状核、豆状核对称性病变,但患者无缺血缺氧病因;③低血糖脑病:患者头颅 MRI 尾状核、豆状核对称性病变,脑电图中度异常,但起病无低血糖;④韦尼克脑病(Wernicke encephalopathy):患者有言语障碍,抽搐,头颅 MRI 尾状核、豆状核对称性病变,但患者无维生素 B$_1$ 缺乏;⑤一氧化碳中毒:患者失语、饮水呛咳、吞咽困难,抽搐,肢体抖动,头颅 MRI 尾状核、豆状核对称性病变,但患者无一氧化碳接触史;⑥克-雅病:患者有抽搐,头颅 MRI 尾状核、豆状核对称性病变,但患者起病无进行性痴呆、肌阵挛表现;⑦病毒性脑炎:患者有受凉病史,抽搐,肢体不自主活动,头颅 MRI 尾状核、豆状核对称性病变,脑电图提示中度异常,但无头痛,脑脊液无明显异常;⑧脑血管病:患者失语、肢体瘫痪、饮水呛咳、吞咽困难,头颅 MRI 脑桥病变,符合闭锁综合征表现,但患者有尾状核、豆状核病变,无脑血管病危险因素。

3. 初始诊疗 初始治疗予以抗结核、抗感染、激素抑制炎症反应、对症支持等治疗。患者住院过程中出现右上肢、左下肢及右侧面部抽搐,持续 1 分钟至 10 余分钟,间断发作,发作时无意识丧失,无牙关紧闭,无眼球凝视,无肢体强直 - 阵挛。完善头颅 MRI(2014 年 4 月 12 日)示:双侧尾状核、豆状核及丘脑、内侧颞叶、脑桥病灶(图 36-1),考虑脑炎可能性大。颈椎 MRI 示:未见异常;胸部 CT(2014 年 4 月 14 日)示:右肺炎症病变;第 2、3 次复查腰椎穿刺:脑脊液均未见异常。针对头颅 MRI 尾状核病变,眼科会诊后未见 K-F 环。复查胸部 CT(2014 年 4 月 27 日)示:右肺病变,与 2014 年 4 月 14 日比较病灶明显减少。结合复查胸部 CT、脑脊液结果,肺结核、结核性脑膜炎依据不足。

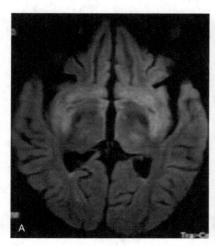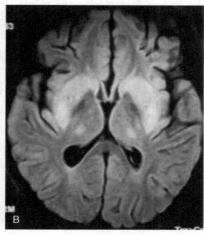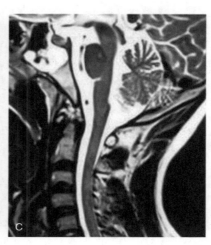

图 36-1 患者头颅 MRI 检查(2014 年 4 月 12 日)
A~B. 轴位 FLAIR 双侧尾状核、豆状核、丘脑及内侧颞叶见对称性片状高信号;C. 矢状位脑干见小点状高信号。

4. 进一步诊疗 排除继发性肺结核后,以神经系统受累为主,于 2014 年 5 月 1 日转入神经内科进一步治疗。神经内科上级医师查房后:询问病史,了解到患者因咯血,于当地医院予以垂体后叶素止血(用量不详),未再咯血,但出现严重低钠血症(具体不详),在 5 天内使用 300ml 高渗钠溶液纠正低钠(其中 1 天内补充 150ml 高渗钠溶液)。患者出现强哭、强笑,四肢不自主活动。神经系统检查:神志清楚,不能言语,双眼球活动正常,双侧瞳孔等大等圆、直径约 3.0mm、对光反射灵敏,鼻唇沟对称,伸舌受限,双上肢肌力 2 级,双下肢肌力 1 级,四肢肌张力高,双下肢跟腱反射活跃,踝阵挛阳性,左侧巴宾斯基征阳性。脑电图提示:中度广泛性异常(慢波为主,未见尖波)。结合病史资料综合分析诊断:渗透性脱髓鞘综合征。

治疗上予激素、营养神经、丙种球蛋白、高压氧、针灸等治疗。病情逐渐改善,抽搐控制,能简单发"啊"字音,饮水呛咳、吞咽困难好转,能经口进流质饮食,四肢无力好转,上肢可抬离床面。复查脑电图提示:正常。复查头颅 MRI(2014 年 5 月 29 日)示:双侧大脑及脑干多发病变(图 36-2)。

【预后】2014 年 7 月 20 日出院时:可在家人搀扶下行走,独立行走不稳,能吐单个字,可进流质饮食。神经系统检查:神志清楚,发简单的单音字,反应迟钝,双眼球向各方向活动不受限,双侧瞳孔等大等圆、直径约 3.5mm、对光反射灵敏,右上肢远端、左上肢、右下肢肌力 3+ 级,右上肢近端、左下肢肌力 3 级,跟腱反射活跃,左侧巴宾斯基征阳性。

【随访】4 个月后随访:患者四肢无力改善,可独自平路行走,步态稍不稳,饮水呛咳。神经系统检查:神志清楚,构音障碍,反应稍迟钝,双手精细活动欠佳、以右手为甚,四肢肌力 4+ 级。1 年后随访:患者仍行走不稳,生活不能完全自理,双手精细活动改善,能自行穿衣、梳头、用勺子吃饭,饮水呛咳恢复,吞咽困难改善,言语仍只能简单发音及与家人交流。神经系统检查:神志清楚,构音障碍,反应稍迟钝,四肢肌力 5 级。

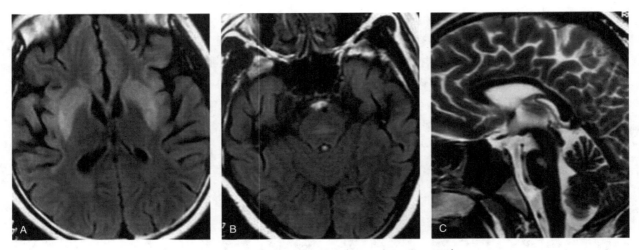

图 36-2   患者头颅 MRI 检查（2014 年 5 月 29 日）

A. 轴位 FLAIR 双侧尾状核、豆状核、丘脑及内侧颞叶见对称性片状高信号；B、C. 轴位及矢状位脑桥见小片高信号、
脑干病灶较入院时增大。

【最后诊断】渗透性脱髓鞘综合征。

讨 论

渗透性脱髓鞘综合征（osmoticdemyelination syndrome，ODS）是由于少突胶质细胞凋亡和髓鞘降解巨噬细胞浸润引起的非炎性神经元脱髓鞘。根据脱髓鞘位置，ODS 分为脑桥中央髓鞘溶解（central pontine myelinolysis，CPM）和脑桥外髓鞘溶解症（extrapontine myelinolysis，EPM）[1,2]。它通常发生在大脑中对渗透液吸收最慢的区域，包括中央脑桥（30%~50%）、桥外部位（20%~50%）或两者。据研究表明，ODS 的患病率为 0.25%~0.5%[3]，在肝移植患者中达 9.8%~29%[1]。ODS 多见于男性，发病高峰年龄为 30~60 岁。

ODS 的病因包括快速纠正低钠、酒精中毒、血液透析、晚期肝病、肝移植、骨髓移植后、糖尿病、肾病综合征、肾功能衰竭、肾脏疾病透析后、烧伤后、不恰当抗利尿激素分泌综合征、恶性肿瘤[4-7]。其中酗酒占 66.7%，营养不良占 60%，低钠血症 93.3%；临床表现：意识模糊 / 脑病、吞咽困难、四肢无力、构音障碍、头晕、紧张、抑郁、精神障碍、昏迷、无动性缄默症、运动障碍、肌张力障碍、舞蹈症、肌阵挛、眼阵挛、步态异常、共济失调、癫痫发作、痴呆、原始反射[1,8]。

本案例，在早期因咯血予以垂体后叶素治疗，出现低钠血症，在纠正低钠过程中出现精神障碍、四肢瘫痪、吞咽困难、构音障碍、面部抽搐表现。垂体后叶素从垂体后叶提取，由催产素和加压素（又称抗利尿激素）组成。加压素其具有血管收缩特性，它经常用于治疗胃肠道和肺出血。抗利尿激素激活血管平滑肌上的 V1a 受体，促进小动脉和毛细血管的强烈收缩。然而，它与肾集合管细胞上的 V2 受体相互作用可通过刺激环磷酸腺苷信号级联发挥抗利尿作用，导致自由水重吸收增加和二次稀释性低钠血症[9]。在快速纠正低钠血症的情况下，可能会发生 ODS[10]。本案例的患者，在出现神经症状之前，因咯血使用了垂体后叶素。因此，垂体后叶素被认为是引起 ODS 的原因。低钠血症纠正，美国和欧洲指南建议，在 1~2 小时内血清钠升高 4~6mmol/L，但在最初 24 小时内不超过 10mmol/L（校正极限）[11]。对于有严重低钠血症和高危特征的患者，特别是血钠 115mmol/L，血钠上升不超过 8mmol/L[12]。

MRI 是诊断 ODS 的金标准。MRI 出现病灶可能在病情发生 1 周后[13]。MRI T2W、FLAIR 在脑桥中央和脑桥外高信号，后者表现在双侧尾状体、豆状核和丘脑高信号，脑桥病灶呈"三叉戟征"或"猪鼻子征"[8,14]。

ODS 的治疗，目前以补充大剂量 B 族维生素、大剂量激素、静脉注射人免疫球蛋白、血浆置换、神经康复及对症支持治疗[15,16]。

━━━━ 小　结 ━━━━

　　1. 临床上出现低钠血症时，按补钠原则进行。

　　2. 在纠正低钠血症过程中出现失语、四肢瘫痪、延髓麻痹等闭锁综合征、锥体外系等神经系统受累表现，应怀疑 ODS。

　　3. 当症状与影像学表现不同步时，临床高度怀疑 ODS 时，建议尽早行 MRI 检查。

（姚本海　徐忠祥）

参考文献

［1］ LAMBECK J, HIEBER M, DREBING A, et al. Central pontine myelinosis and osmotic demyelination syndrome [J]. Dtsch Arztebl Int, 2019, 116 (35): 600-606.

［2］ NICAISE C, MARNEFFE C, BOUCHAT J, et al. Osmotic demyelination: from an oligodendrocyte to an astrocyte perspective [J]. Int J Mol Sci, 2019, 20 (5): 1124.

［3］ GRAFF-RADFORD J, FUGATE J E, KAUFMANN T J, et al. Clinical and radiologic correlations of central pontine myelinolysis syndrome [J]. Mayo Clin Proc, 2011, 86: 1063-1067.

［4］ HEGAZI M O, NAWAR A A. Prevention and treatment of the osmotic demyelination syndrome: a review [J]. JSM Brain Sci, 2016, 1: 1004.

［5］ FATEMEHA Y, DAVOODB B, FARNOOSHC T, et al. Osmotic demyelination syndrome after bone marrow transplantation [J]. Journal of Nephropathology, 2022, 11 (1): e10.

［6］ YADAV S K, OJHA R, PARAJULI N, et al. Occurrence of osmotic demyelination syndrome in diabetes mellitus: A case report and literature review of various etiologies for osmotic demyelination syndrome [J]. SAGE Open Med Case Rep, 2022, 10: 1-6.

［7］ YOUSEF B, FATIMA A, NORIA GHULAM N, et al. Extra-pontine osmotic demyelination syndrome and membranous nephropathy [J]. Journal of the Neurological Sciences, 2021, 429: 221.

［8］ AMBATI R, KHO L K, PRENTICE D, et al. Osmotic demyelination syndrome: novel risk factors and proposed pathophysiology [J]. Internal medicine journal, 2023, 53 (7): 1154-1162.

［9］ MAYBAUER M O, MAYBAUER D M, ENKHBAATAR P, et al. Physiology of the vasopressin receptors [J]. Best Pract Res Clin Anaesthesiol, 2008, 22 (2): 253-263.

［10］ LU J P, WANG C Y, TANG Q Q, et al. Pituitrin-induced extrapontine myelinolysis without rapid osmolar shifts [J]. Neurology India, 2021, 69 (1): 209-210.

［11］ ADROGUÉ H J, TUCKER B M, MADIAS N E. Diagnosis and management of hyponatremia: a review [J]. JAMA, 2022, 328 (3): 280-291.

［12］ TANDUKAR S, STERNS R H, RONDON-BERRIOS H. Osmotic demyelination syndrome following correction of hyponatremia by ₤ 10 mEq/L per day [J]. Kidney360, 2021, 2 (9): 1415-1423.

［13］ RUZEK K A, CAMPEAU N G, MILLER G M. Early diagnosis of central pontine myelinolysis with diffusion-weighted imaging [J]. Am J Neuroradiol, 2004, 25 (2): 210-213.

［14］ AHMED M, MOFFETT P. Osmotic demyelination syndrome in a patient with tremors [J]. Cureus, 2022, 14 (10): e30076.

［15］ WIJAYABANDARA M, APPUHAMY S, WEERATHUNGA P, et al. Effective treatment of osmotic demyelination syndrome with plasmapheresis: a case report and review of the literature [J]. J Med Case Rep, 2021, 15 (1): 1-7.

［16］ FANG L J, XU M W, ZHOU J Y, et al. Extrapontine myelinolysis caused by rapid correction of pituitrin-induced severe hyponatremia: A case report [J]. World J Clin Cases, 2020, 8 (5): 946-953.

原发性胼胝体变性

患者,男,67 岁。因"四肢无力 2 个月余,精神行为异常 1 周"于 2019 年 5 月 5 日入院。

【现病史】2 个月余前无明显出现四肢无力、反应迟钝,不能用言语准确表达自己的想法,症状严重时无法行走,无发热、头痛、腹痛、腹泻、意识不清、肢体抽搐、大小便失禁等。20 余天前被强行戒酒,1 周前出现精神行为异常,有幻觉、幻视、被害妄想,无发热、头痛、呕吐,自 6 天前上述症状加重,遂就诊于当地医院,具体诊治不详,病情无好转。急诊以"精神行为异常原因待查"收入我科。自发病以来精神异常,饮食、睡眠差,大小便未见明显异常,体重无明显变化。

【既往史】患者平素身体健康,否认高血压、糖尿病、肿瘤等病史;否认伤寒、结核、肝炎等传染病史;否认药物、食物过敏史;否认免疫性疾病病史;否认手术外伤史;否认输血史。

【个人史】生长于本地,有 20 余年长期饮酒史,每日饮酒量 500~1 000ml,存在酒精依赖,表现为:①其在知道酒精对身体有害的情况下,反复饮酒;②持续的想要饮酒;③记忆力逐渐下降,仍继续饮酒。吸烟 30 年,10 支/d。

【家族史】家庭其他成员均健康,否认遗传病史,无类似病史。

【体格检查】体温 36.7℃,脉搏 80 次/min,呼吸 20 次/min,血压 142/83mmHg。神志清楚,反应迟钝,查体欠合作,脑膜刺激征阴性。双侧瞳孔等圆等大、直径约 3.5mm、直接及间接对光反射灵敏,双侧鼻唇沟对称,伸舌不配合,四肢肌力 4 级,四肢腱反射减退,感觉系统查体不合作,双侧病理征阴性。

【辅助检查】血常规:红细胞总数 3.65×10^{12}/L、血红蛋白 125.0g/L、血细胞比容 0.36、血小板压积 0.29%;肝功能:天冬氨酸转氨酶 43U/L、γ-谷氨酰转氨酶 174U/L;动脉血气分析:pH 7.41、$PaCO_2$ 39mmHg、PaO_2 90mmHg;血糖、心肌酶、血脂、肾功能、电解质、维生素 B_{12}、叶酸、铁蛋白均正常;乙肝五项示阴性;HIV+RPR+HCV 示阴性。常规心电图:正常心电图。头颅 CT 平扫:双侧大脑白质脱髓鞘病变。双侧上颌窦、筛窦蝶窦炎。头颈部 CTA 示右侧胚胎型大脑后动脉,头颈部 CTA 未见异常。常规脑电图:轻度异常脑电图(慢波增多)。

【入院诊断】①酒精戒断综合征？②腔隙性脑梗死？

【诊疗经过】

1. 定位、定性诊断分析　患者老年男性,慢性进展性病程,以四肢无力为首发症状,戒酒半月后出现精神行为异常,表现为幻觉、幻视、被害妄想,既往有长期大量饮酒史,并有酒精依赖,神经系统检查:反应迟钝,查体欠合作。头颅 MRI 检查提示胼胝体和双侧桥臂对称性脱髓鞘病变。综上,定位:胼胝体、双侧桥臂。定性:酒精中毒性。

2. 鉴别诊断　酒精戒断综合征:本例患者既往有长期大量饮酒史,并有酒精依赖,表现为神经精神障碍,有酒精戒断,需要与酒精戒断综合征进行鉴别,长期酗酒者一般会在停止饮酒 48~96 小时后出现一系列症状和体征,可表现为头痛、失眠、烦躁、震颤、片段性幻觉、错觉、意识模糊、定向障碍、大量知觉异常、全身肌肉粗大震颤、发热等,但此类患者的头颅 MRI 检查结果正常。

3. 初始诊疗　头颅 MRI 检查显示双侧额顶叶白质、双侧小脑中脚及胼胝体对称性脱髓鞘病变,MRI 动脉自旋标记(arterial spin labeling,ASL)灌注成像显示:双侧大脑白质、左侧枕叶脑血流量减低(彩图 37-1)。结合病史资料综合分析诊断:原发性胼胝体变性。

4. 进一步诊疗　治疗上积极补充 B 族维生素(维生素 B_1 10mg/ 次,每日 3 次,口服;甲钴胺分散片 10mg/ 次,每日 3 次,口服);地西泮片替代酒精治疗,并逐渐减量,控制精神症状等治疗。

【预后】患者病情较前好转,神清,对答切题,可自行行走,无头昏、头痛等特殊不适。神志清楚,查体合作。脑膜刺激征阴性。双侧瞳孔等大等圆、直径 3.5mm、直接及间接对光反射灵敏,双侧鼻唇沟对称,四肢肌力 5 级,双侧痛觉对称,病理征未引出。

【随访】出院 6 个月时随访,患者完全康复,预后良好。

【最后诊断】原发性胼胝体变性。

讨　论

原发性胼胝体变性,或称 Marchiafava-Bignami 病(Marchiafava-Bingami disease,MBD)是一种少见的神经精神疾病,与慢性酒精中毒和营养不良有关,其主要病理改变为胼胝体对称性脱髓鞘、坏死、萎缩,主要累及胼胝体中央层,伴或不伴胼胝体外脑白质病变[1]。早在 1898 年由 Carducci 首次报道了一例酗酒的男性农民出现意识丧失、癫痫发作后昏迷、死亡的临床表现,死后经尸检发现胼胝体坏死,在 1903 年两位意大利病理学家 Marchiafava 和 Bignami 报道了对 3 例生前长期饮用粗制红酒的意大利死者进行尸检发现胼胝体中层坏死和囊状退化,用两人的名字将其命名为 Marchiafava-Bignami 病[2,3]。人们最初认为 MBD 只发生于意大利人,具有种族和个体易感性[4],还与意大利红酒有关,怀疑意大利红酒里可能含有某种可以导致 MBD 的未知毒素[5]。后来世界各地相继报道不同种族的 MBD 病例。现在普遍认为 MBD 不存在任何民族、种族或地域易感性[6]。除了红酒,其他含酒精饮料,如中国白酒[7]、威士忌[8]、韩国烧酒[9]、日本米酒和清酒[10,11]以及印度烈酒[6]等,都与 MBD 发生相关。长期饮酒导致 MBD 者,其饮酒时间大都超过十年,每日饮酒量多少不一。除了慢性酒精中毒和营养不良者之外,也有糖尿病患者发生 MBD 的报道[12]。

MBD 在慢性酒精中毒患者中的发病比例小于 0.002%[13]。MBD 在不同地区发病率的差异可能与当地的酒文化和疾病诊断水平有关。MBD 在澳大利亚的发病率约为万分之一,而在法国,其发病率约为 0.21%[14]。Helenius 等认为在酗酒问题严重的地区,MBD 的发病率可能较高[15]。

目前,MBD 病因及发病机制尚无定论。广为接受的一种观点是 MBD 主要与酒精介导的神经毒性作用有关。酒精通过调节的谷氨酸能神经元的 N- 甲基 -D- 天冬氨酸受体对大脑产生直接神经毒性作用[16];而且,乙醇的代谢物乙醛也会损害中枢神经系统[17]。慢性酒精中毒者存在的硫胺素缺乏可通过影响细胞代谢、引起星形胶质细胞和神经元水肿和促进氧化损伤的发展而损伤胼胝体[16]。此外,硫胺素缺乏可导致精神异常和痴呆[17]。酒精的神经毒性作用和硫胺素缺乏可对胼胝体的病理变化产生协同作用[18]。Lewohl 等人发现酒精中毒者的髓磷脂相关基因的表达下调,这使酒精中毒者在 MBD 等脱髓鞘疾病中易发生髓磷脂损伤[19]。电解质紊乱可能在 MBD 的发生中起着类似于渗透性脱髓鞘的作用[20]。血糖波动幅度大即高血糖、低血糖的交替发生,可引起少突胶质细胞渗透应激,从而导致胼胝体脱髓鞘[21]。有学者提出假说:患者合并严重的肝功能不全会引起血氨水平升高,导致肝性脑病、胼胝体水肿和脱髓鞘[22]。

MBD 最常累及胼胝体的体部,可合并膝部、压部同时受累,也可累及整个胼胝体。病变主要位于胼胝体中央层,多沿胼胝体长轴分布,而胼胝体上、下缘的薄层不受累。主要病理改变是胼胝体对称性脱髓鞘、坏死、萎缩和胼胝体变薄,也可出现水肿、出血、含铁血黄素沉积、囊状空洞形成[23]。MBD 最易累及的胼胝体外区域是大脑白质,其次是桥臂,较少累及大脑皮质、内囊等部位,病理上胼胝体外白质病变类似于胼胝体病灶[24]。有研究认为 MBD 患者的双侧小脑中脚受累为胼胝体变性致小脑中脚华勒变性。

MBD患者临床症状多种多样,缺乏特异性。轻者可无明显临床症状。有症状者可表现为意识觉醒度和意识内容的改变,如意识模糊、谵妄、嗜睡、昏睡、昏迷;精神症状,如幻觉、妄想、思维紊乱、淡漠、缄默;认知功能障碍,如记忆障碍、定向力障碍;运动障碍,如偏瘫、四肢瘫、肌强直、锥体束征、凝视麻痹、复视、眼球震颤、构音障碍;以及癫痫、大脑半球离断综合征、原始反射、尿便失禁、感觉症状和异己手综合征等[25]。胼胝体病变的特征性表现为大脑半球离断综合征,表现为失认、失用、命名性失语、感觉传导障碍与感觉分离等,以优势半球损伤症状多见[26]。

MBD患者的头部CT检查急性期可发现胼胝体密度减低,弥漫性肿胀,体积增大,以膝部和压部最为明显,亚急性期及慢性期呈低密度,若有小量出血,低密度病灶内可见异常高密度病变[27]。MRI在MBD的早期诊断中起着重要作用。急性期MRI可显示胼胝体病灶,T_1WI呈等信号或稍低信号,T_2WI、FLAIR呈高信号,无明显占位效应,可延伸至邻近白质,部分患者MRI增强显示胼胝体可有不同程度强化[28]。随着病变进展至亚急性期和慢性期,胼胝体内可出现坏死、囊变,T_1WI低信号、T_2WI、FLAIR高信号,以膝部和压部表现为著,胼胝体萎缩变薄,MRI矢状面对胼胝体体部的显示尤为清晰直观[24,29]。胼胝体中心层的局灶性囊性坏死和上、下边缘信号正常,典型的"夹心饼干"或"三明治"为MBD最具有特点的影像学表现征象之一[30]。

DWI对于显示MBD病灶较敏感,大部分病灶在DWI上表现为高或稍高信号。完全可逆的MBD病灶弥散受限的,提示病变可能是由于可逆髓鞘空泡化或髓内水肿所致[31]。目前认为DWI能发现超早期的MBD患者恶化的先兆,有助于早期诊断及治疗[32]。MBD患者脑灌注变化特征的研究结果缺乏一致性,Tuntiyatorn等发现伴有胼胝体外病变的MBD患者的胼胝体病变在ASL上表现为低灌注[33]。而Nishijima等人的研究发现患有双额叶皮质病变的MBD患者在ASL上显示病灶的脑血流量增加[34]。Lee等人报道了一例胼胝体和中央前区皮质均有病变的MBD患者,在间隔10天两次动态增强MRI灌注成像显示胼胝体压部的脑血容量和脑血流量先减少后增加[35]。然而,Machado等人在灌注MRI上表示,胼胝体压部脱髓鞘病变的MBD患者没有灌注异常[36]。磁共振血管成像检查尚未发现MBD患者的脑血管存在狭窄、闭塞或动脉瘤等异常[1,14]。

本例患者以四肢无力为首发症状,戒酒半月后出现精神行为异常,表现为幻觉、幻视、被害妄想,既往有长期大量饮酒史,并有酒精依赖,头颅MRI检查提示胼胝体和双侧桥臂对称性脱髓鞘病变,最终诊断为MBD。

目前尚无MBD诊治指南,文献中常用的诊断标准如下[37]:①长期大量饮酒史或酒精依赖的核心症状,或营养不良病史;②急性、亚急性、慢性起病,有神经或精神异常的临床症状和体征;③头部CT表现为胼胝体对称性低密度病变或MRI表现为T_2WI和FLAIR序列上胼胝体对称性高信号,伴或不伴有胼胝体外病变;④排除其他原因引起神经精神疾病。

小　结

1. 长期大量饮酒史或酒精依赖者出现神经精神异常,需警惕MBD。

2. 头部MRI检查在MBD的诊断中起着重要作用。

3. MBD的MRI典型表现为T_2WI和FLAIR序列上胼胝体对称性高信号,T_1WI呈等信号或稍低信号,DWI上表现为高或稍高信号,伴或不伴有胼胝体外病变。

(周知微　胡　晓　徐　平)

参考文献

［1］ ZHOU Z, LI Q, PAN C, et al. Magnetic resonance spectroscopy and gadolinium enhancement assist in the diagnosis of nonalcoholic Marchiafava-Bignami disease with necrosis lesions: a case description [J]. Quant Imaging Med Surg, 2022, 12 (2): 1652-1657.

［2］ CARDUCCI A. Contributo allo studio delle encefaliti non suppurate [J]. Riv Psicol Psichiat Neuropat, 1898, 8: 125-135.

［3］ MARCHIAFAVA E, BIGNAMI A. Sopra un'alterazione del corpo calloso osservata in soggetti alcoolisti.[J]. Rivista di Patologia Nervosa e Mental, 1903, 8: 544-549.

［4］ IRONSIDE R, BOSANQUET F D, MCMENEMEY W H. Central demyelination of the corpus callosum (Marchiafava-Bignami disease) with report of a second case in Great Britain [J]. Brain, 1961, 84: 212-230.

［5］ WALTER G F. Marchiafava-Bignami disease. first case in germany [J]. Archiv fur Psychiatrie und Nervenkrankheiten (1970), 1978, 226 (1): 75-78.

［6］ RAWAT J P, PINTO C, KULKARNI K S, et al. Marchiafava bignami disease possibly related to consumption of a locally brewed alcoholic beverage: Report of two cases [J]. Indian J Psychiatry, 2014, 56 (1): 76-78.

［7］ 蔡桂兰, 韩燕飞, 项丽娜, 等. Marchiafava-Bignami 病合并皮质受累一例 [J]. 中国神经免疫学和神经病学杂志, 2010, 17 (2): 154-155.

［8］ TURNER M. A case of Marchiafava's disease (primary degeneration of the corpus callosum)[J]. Proc R Soc Med, 1951, 44 (8): 685-686.

［9］ KIM R, CHO H J, LEE H W, et al. Refractory nonconvulsive status epilepticus with favorable outcome in a patient with Marchiafava-Bignami disease [J]. J Clin Neurol, 2019, 15 (3): 393-394.

［10］ YAMASHITA K, KOBAYASHI S, YAMAGUCHI S, et al. Reversible corpus callosum lesions in a patient with Marchiafava-Bignami disease: Serial changes on MRI [J]. Eur Neurol, 1997, 37 (3): 192-193.

［11］ SATO Y, TABIRA T, TATEISHI J. Marchiafava-Bignami disease, striatal degeneration, and other neurological complications of chronic alcoholism in a Japanese [J]. Acta Neuropathol, 1981, 53 (1): 15-20.

［12］ KILINC O, OZBEK D, OZKAN E, et al. Neurological and psychiatric findings of Marchiafava-Bignami disease in a nonalcoholic diabetic patient with high blood glucose levels [J]. J Neuropsychiatry Clin Neurosci, 2015, 27 (2): E149-E150.

［13］ ZAHR N M, PFEFFERBAUM A. Alcohol's effects on the brain: neuroimaging results in humans and animal models [J]. Alcohol Res, 2017, 38 (2): 183-206.

［14］ CELIK Y, TEMIZOZ O, GENCHELLAC H, et al. A non-alcoholic patient with acute Marchiafava-Bignami disease associated with gynecologic malignancy: paraneoplastic Marchiafava-Bignami disease？ [J]. Clin Neurol Neurosurg, 2007, 109 (6): 505-508.

［15］ HELENIUS J, TATLISUMAK T, SOINNE L, et al. Marchiafava-Bignami disease: two cases with favourable outcome [J]. Eur J Neurol, 2001, 8 (3): 269-272.

［16］ KIM J W, LEE D Y, LEE B C, et al. Alcohol and cognition in the elderly: a review [J]. Psychiatry Investig, 2012, 9 (1): 8-16.

［17］ FERNANDES L M P, BEZERRA F R, MONTEIRO M C, et al. Thiamine deficiency, oxidative metabolic pathways and ethanol-induced neurotoxicity: how poor nutrition contributes to the alcoholic syndrome, as Marchiafava-Bignami disease [J]. Eur J Clin Nutr, 2017, 71 (5): 580-586.

［18］ SHEN Y, CHENG Z, DAI T, et al. Bilateral middle cerebellar peduncles involvement a malnourished man with Marchiafava-Bignami disease [J]. Neurol Sci, 2019, 40 (2): 433-435.

［19］ LEWOHL J M, WANG L, MILES M F, et al. Gene expression in human alcoholism: microarray analysis of frontal cortex [J]. Alcohol Clin Exp Res, 2000, 24 (12): 1873-1882.

［20］ DURAY M C, DE MAESENEIRE C, RUTGERS M P, et al. Acute reversible Marchiafava-Bignami disease with hypernatremia: a "callosal myelinolysis"？ [J]. Rev Neurol (Paris)., 2014, 170 (3): 232-234.

［21］ SUZUKI Y, OISHI M, OGAWA K, et al. A patient with Marchiafava-Bignami disease as a complication of diabetes mellitus treated effectively with corticosteroid [J]. J Clin Neurosci, 2012, 19 (5): 761-762.

［22］ TAO H, KITAGAWA N, KAKO Y, et al. A case of anorexia nervosa with Marchiafava-Bignami disease that responded to high-dose intravenous corticosteroid administration [J]. Psychiatry Res, 2007, 156 (2): 181-184.

[23] SHIOTA J Y, NAKANO I, KAWAMURA M, et al. An autopsy case of Marchiafava-Bignami disease with peculiar chronological CT changes in the corpus callosum: neuroradiopathological correlations [J]. J Neurol Sci., 1996, 136 (1-2): 90-93.

[24] ARBELAEZ A, PAJON A, CASTILLO M. Acute Marchiafava-Bignami disease- MR findings in two patients [J]. AJNR Am J Neuroradiol, 2003, 24 (10): 1955-1957.

[25] HILLBOM M, SALOHEIMO P, FUJIOKA S, et al. Diagnosis and management of Marchiafava-Bignami disease: a review of CT/MRI confirmed cases [J]. J Neurol Neurosurg Psychiatry, 2014, 85 (2): 168-173.

[26] CANEPA C, ARIAS L. Partial interhemispheric disconnection syndrome (P-IHDS) secondary to Marchiafava-Bignami disease type B (MBD-B)[J]. BMJ Case Rep, 2016, 2016.

[27] KAMAKI M, KAWAMURA M, MORIYA H, et al. Callosal bleeding in a case of Marchiafava-Bignami disease [J]. J Neurol Sci, 1996, 136 (1-2): 86-89.

[28] WANG Z, WANG J, YI F, et al. Gadolinium enhancement may indicate a condition at risk of developing necrosis in Marchiafava-Bignami disease: a case report and literature review [J]. Front Hum Neurosci, 2019, 13 (79): 1-4.

[29] GEIBPRASERT S, GALLUCCI M, KRINGS T. Alcohol-induced changes in the brain as assessed by MRI and CT [J]. Eur Radiol., 2010, 20 (6): 1492-1501.

[30] BANO S, MEHRA S, YADAV S N, et al. Marchiafava-Bignami disease: role of neuroimaging in the diagnosis and management of acute disease [J]. Neurol India, 2009, 57 (5): 649-652.

[31] MUCCIO C F, DE LIPSIS L, BELMONTE R, et al. Reversible MR findings in Marchiafava-Bignami disease [J]. Case Rep Neurol Med, 2019, 2019: 1951030-1951030.

[32] 吴杰, 王学建, 宋玲玲, 等. Marchiafava-Bignami 病合并胼胝体外病灶的 MRI 表现 [J]. 医学影像学杂志, 2017, 27 (4): 591-595.

[33] TUNTIYATORN L, LAOTHAMATAS J. Acute Marchiafava-Bignami disease with callosal, cortical, and white matter involvement [J]. Emerg Radiol, 2008, 15 (2): 137-140.

[34] NISHIJIMA H, SUZUKI C, NUNOMURA J I, et al. Bifrontal cortical lesions in Marchiafava-Bignami disease [J]. Neurology and Clinical Neuroscience, 2015, 3 (4): 159-160.

[35] LEE S H, KIM S S, KIM S H, et al. Acute Marchiafava-Bignami disease with selective involvement of the precentral cortex and splenium a serial magnetic resonance imaging study [J]. Neurologist, 2011, 17 (4): 213-217.

[36] MACHADO A, SOARES-FERNANDES J, RIBEIRO M, et al. Alcohol abuse and acute behavioural disturbances in a 24-year-old patient [J]. J Clin Neurosci, 2009, 16 (6): 811, 859.

[37] SHEN Y Y, ZHOU C G, HAN N, et al. Clinical and neuroradiological features of 15 patients diagnosed with Marchiafava-Bignami disease [J]. Chin Med J (Engl), 2019, 132 (15): 1887-1889.

案例 38
肝性脊髓病合并肝性脑病

病例资料

患者,男,39 岁。因"左下肢无力 20 余天,且加重伴右下肢无力 1 周"于 2018 年 7 月 2 日入院。

【现病史】入院前 20 余天,无明显诱因突发左下肢无力,可行走,无胸腰部束带感,无大小便功能障碍,无胸闷、胸痛、气促及呼吸困难,未予特殊诊治。入院前 1 周,开始出现右下肢无力,左下肢无力加重,不能独立行走,双上肢正常,无吞咽困难、饮水呛咳,无头晕、头痛及意识障碍,无肌肉酸痛,无发热。为进一步诊治就诊于我院门诊,门诊以"脊髓病变原因待查"收入院。自发病以来精神、饮食可,睡眠欠佳,大小便正常,体重无明显变化。

【既往史】12 年前发现乙型肝炎标志物阳性,曾多次于我院住院诊断为"乙型肝炎后肝硬化失代偿期活动性,脾功能亢进",具体治疗不清。否认高血压、糖尿病、肿瘤等病史;否认伤寒、结核等传染病史;否认药物、食物过敏史;否认免疫性疾病病史;否认手术、外伤史;否认输血史。

【个人史】生长于贵州,无不良嗜好,否认毒物及放射性物质接触史。

【家族史】家庭其他成员均健康,否认遗传病史,无类似病史。

【体格检查】体温 37℃,脉搏 89 次/min,呼吸 20 次/min,血压 125/80mmHg,神志清楚,全身皮肤无黄染及皮疹,听诊双肺呼吸音粗,心率 89 次/min,心律齐,各瓣膜听诊区未闻及杂音;腹软,未见胃肠型、蠕动波,腹壁静脉无曲张,全腹无肌紧张、未扪及包块,双下肢无水肿。高级神经功能未见异常,双下肢轻度凹陷性水肿,双下肢肌力 4 级,无感觉障碍,双侧巴宾斯基征阳性,余查体无异常。

【辅助检查】腰椎 MRI(2018 年 6 月 28 日)示:胸 10 水平以下脊髓水肿。胸椎 MRI(2018 年 6 月 29 日)示:T_2 高信号,胸 6~8 段水平脊髓水肿(图 38-1)。头颅 MRI 平扫(2018 年 6 月 22 日)提示:T_1、T_2 双侧基底节区高信号改变,符合肝性脑病(图 38-2)。脑电图、心电图正常。肝功能示天冬氨酸转氨酶 59U/L,总胆红素 35.5μmol/L,结合胆红素 9.8μmol/L,总胆汁酸 227.54μmol/L,清蛋白 28.7g/L,清蛋白/球蛋白比值(A/G)0.84,前清蛋白 59mg/L。血糖 8.25mmol/L。肌酸激酶 359U/L,肌酸激酶同工酶 47U/L。血常规:白细胞总数 3.43×10^9/L,红细胞总数 4×10^{12}/L,血红蛋白 125g/L,血小板总数 60×10^9/L。凝血功能:凝血酶原时间 15.40 秒,纤维蛋白原 1.08g/L,凝血酶原时间比值 1.31。抗核抗体、抗核抗体谱检查正常。甲状腺功能检查示甲状腺素 46.6nmol/L。脑脊液检查均正常。

【入院诊断】脊髓病变原因待查。

【诊疗经过】

1. 定位、定性诊断分析　患者出现双下肢无力,查体双侧巴宾斯基征阳性,定位:脊髓。嗜睡,定位:脑干上行网状激活系统或广泛大脑皮质。结合影像学检查,综合定位:胸段脊髓及双侧基底节区。患者既往诊断为"乙型肝炎后肝硬化失代偿期活动性,脾功能亢进",出现双下肢无力,嗜睡及轻度扑翼样震颤,定性:代谢性脑病。

2. 鉴别诊断　①脊髓炎:患者出现左下肢无力 20 余天,加重伴右下肢无力 1 周,需要考虑脊髓炎,但患者缓慢起病,无大小便功能障碍,病前无明显诱因,且有明确肝硬化病史,故排除;②脑梗死:患者首先出现左下肢无力,后出现右下肢无力,需要考虑该病,但缓慢起病,且头颅 MRI 提示 T_1、T_2 双侧基底节区高信号改变,符合肝性脑病,故排除。

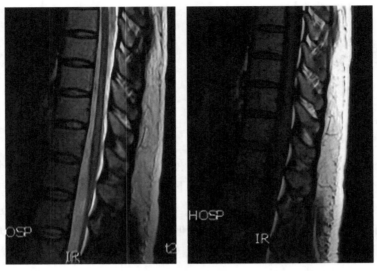

图 38-1　患者胸椎 MRI 检查

胸 6~ 胸 8 段水平脊髓水肿,轴位 T_2WI 成像见高信号,T_1WI 低信号。

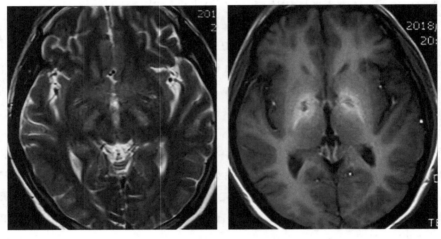

图 38-2　头颅 MRI 检查

T_1WI、T_2WI 见双侧基底节区高信号。

3. 初始诊疗　入院后 1 周病情加重,出现嗜睡及轻度扑翼样震颤,查血氨 83μmol/L。结合病史资料综合分析诊断:肝性脊髓病合并肝性脑病。

4. 进一步诊疗　予以抗病毒、营养神经、补充维生素等治疗。

【预后】但因治疗时间短,患者放弃治疗,故疗效不佳。

【随访】6 个月后随访:双下肢无力无进行加重和缓解。

【最后诊断】①肝性脊髓病合并肝性脑病;②慢性乙型病毒性肝炎肝硬化失代偿期。

◇ **讨　论** ◇──●

我国肝性脊髓病(hepatic myelopathy,HM)的病因以乙型病毒性肝炎为主占 44.71%,次之为酒精性肝炎占 11.38% 和丙型病毒性肝炎占 9.06%,少见于肝豆状核变性、先天性肝纤维化、特发性门静脉高压症等其他原因[1]。肝性脑病(hepatic encephalopathy,HE)可由多种因素引起,包括感染;导致氮超载的疾病,如胃肠道出血和尿毒症;过度使用利尿剂;使用镇静剂和安眠药;便秘;电解质失衡等。本例患者的病因为乙型病毒性肝炎。

　　HM 与 HE 发病机制尚不清楚,考虑为多种因素共同作用的结果。HM 的发病机制主要有以下几种:①毒性物质增多:肝硬化后,大量的有毒物质(氨、硫醇、尿素及部分重金属)绕过肝脏的解毒作用,直接进入血液循环在体内聚集。还可能与大量含氮毒性物质进入体循环有关。HM 的临床特点是血氨升高和反复 HE 发作,但 HM 的严重程度及预后与血氨升高与否、是否有 HE 发病不呈明显的平行关系,且仅单纯降血氨治疗多数患者并无明显效果[2]。肝功能不全导致的尿素、瓜氨酸产物及支链氨基酸/芳香氨基酸比例失调也可引发 HM。②免疫损伤:由于病毒的直接感染和复制引发肝外脊髓病的细胞免疫应答,从而造成免疫损伤。另外大量的乙肝病毒表面抗原释放入血,形成可溶性免疫复合物在神经系统广泛沉积,当补体被激活或引起结节性多动脉炎时可以导致脊髓神经损伤[3]。③营养物质缺乏:营养物质(如维生素、磷脂等)的缺乏会导致皮质脊髓束缺乏蛋白质和酶,使神经递质合成或更新障碍,导致远离神经元胞体的脊髓神经营养缺乏,致使脊髓变性和脱髓鞘病变,最终引发 HM。④血流动力学改变:长时间的门静脉高压可以导致胸、腰段的椎静脉丛淤血,门体静脉分流后,使胸腰段的脊髓发生慢性缺血、缺氧及营养代谢障碍,最终发生变性坏死[4]。

　　肝功能衰竭导致脑功能障碍的病理生理机制复杂,涉及高氨血症、氧化应激、脑能量代谢、神经递质功能障碍、胆汁酸盐和神经炎性反应等,HE 的发病机制尚未明确,但各种假说并不相互排斥,可能共同作用,最终导致 HE 的发生[5]。亦有文献报道 HM 患者血清中锰浓度升高,高浓度血锰可以导致大脑和脊髓损伤。肝硬化患者磁共振成像中观察到的大脑苍白球区的超强度信号可能与锰沉积有关[6]。

　　HM 患者通常有严重肝病的表现或反复出现的 HE,呈缓慢进展,多数病情较严重,为不可逆性。患者早期表现为双下肢行走费力、呈剪刀样或痉挛步态,逐渐发展成对称性痉挛性截瘫,少数发生痉挛性四肢瘫,但仍以下肢为重,多数近端较远端明显,肌张力升高,腱反射亢进,常有阵挛,病理征阳性,一般无感觉障碍,而本例患者的首发症状也是双下肢无力且合并有锥体束征,且无感觉障碍。Panicker 等[7]报道少数患者也可出现振动觉及位置觉减退,括约肌功能正常,偶有患者出现大小便失禁。少数患者出现中枢神经系统其他功能障碍,如共济失调和痴呆及构音障碍等,本例患者发病时间短,且后续随访丢失,故不能进一步观察到后续更多的临床表现。HM 与 HE 密切相关,很多学者根据HM 病程分为四期[8]:①神经症状前期:主要为慢性肝病的表现。②亚临床期:也称为亚临床肝性脑病期,主要表现为计算力差等表现,在该期数字连接试验、视觉诱发电位出现异常。③ HE 期:反复发作的 HE。④脊髓病期:缓慢出现并进行性加重的脊髓症状。根据文献报道,部分患者只出现 1 期和4 期。有报道患者在出现脊髓症状前也可以没有任何临床表现[9],而本例患者入院前表现为神经症状前期和脊髓病期,而入院后则出现了 HE 的表现,因此,脑病的相关表现可以出现在 HM 前,也可以出现在 HM 后。

　　根据临床表现,HE 可分为轻微肝性脑病(minimal hepatic encephalopathy,MHE)、明显肝性脑病(overt hepatic encephalopathy,OHE)和昏迷。在肝硬化患者中 MHE 发生率高达 80%,发展为 OHE 风险增加,且一旦发展为 OHE 其预后更差[10,11]。OHE 在肝硬化患者中发生率为30%~45%[12]。根据病因将 HE 分为急性肝衰竭相关 HE(A 型)、门静脉 - 体循环分流相关 HE(B 型)及肝硬化相关 HE(C 型)[13]。国内外应用最广泛的仍是 West-Haven HE 分级标准,其将 HE 分为 0~4 级[14]。国内应用 MHE 和 HE1-4 级修订的分级标准[15](表 38-1)。按该分级标准,本例患者可定在 HE2 级。

表 38-1　肝性脑病（HE）的分级及症状、体征

修订的 HE 分级标准	神经精神学症状（即认知功能表现）	神经系统体征
无 HE	正常	神经系统体征正常，神经心理测试正常
MHE	潜在 HE，没有能觉察的人格或行为变化。	神经系统体征正常，但神经心理测试异常。
HE 1 级	明显的行为和性格变化，嗜睡或冷漠，注意力减弱，睡眠障碍（失眠，睡眠倒错），欣快或抑郁。	扑翼样震颤可引出，神经心理测试异常。
HE 2 级	明显的行为和性格变化，嗜睡或冷漠，轻微的定向力异常（时间、定向），计算力下降，运动障碍，言语不清。	扑翼样震颤易引出，不需要做神经心理测试。
HE 3 级	明显定向力障碍（时间、空间定向），行为异常，半昏迷到昏迷，有应答。	翼样震颤通常无法引出，踝阵挛、肌张力增高、腱反射亢进，不需要做神经心理测试。
HE 4 级	昏迷（对言语和外界刺激无反应）。	肌张力增高或中枢神经系统阳性体征，不需要做神经心理测试。

　　头颅 MRI T_1 像基底节高信号（basal ganglia high signal intensity，BGH）被认为是 HE 特征性的影像表现，见于 70%~80% 的慢性肝病患者，由顺磁性物质锰的沉积引起，可能先于神经系统症状出现或反映了亚临床 HE 的存在[16]。除了上述经典的影像表现，文献报道尾状核、大脑脚、垂体前叶等也是锰沉积的常见部位。Kulisevsky 等[17]对 30 例慢性肝病患者进行前瞻性研究显示 BGH 与血氨水平具有强相关性，并与神经系统症状相关。近年来研究发现大脑皮质和皮质下白质的 T_2 高信号灶亦是 HE 的影像特征性之一[18,19]。一般 HM 的磁共振无特异性改变。脊髓 MRI 异常率低，大部分病例脊髓 MRI 可始终无异常[20]。但有学者发现 HM 患者的胸髓呈长 T_1、长 T_2 信号改变，T_2WI 脊髓内有长条索状高信号；且认为 HM 时颅脑 MRI 苍白球特征性改变是在 T_1WI 呈高信号，脊髓 MRI 往往变化不明显，这有助于 HM 的诊断[21]。而本例患者，头颅 MRI 的结构性病变在入院前 1 个月就已被发现，且主要表现为 T_1、T_2 双侧基底节区高信号，1 周后，胸椎 MRI 发现脊髓水肿，即头颅和胸髓均有典型的影像学改变，而临床上，除双下肢无力外，但头颅 MRI 的发现，还处于亚临床状态，直至入院后 1 周才表现出来相关的临床特征。

　　目前对 HM 尚无特效的预防和治疗方法，且预后不良[22]。HM 的内科治疗方法包括保肝、营养神经、降氨、补充维生素等，可在一定程度上改善肝功能，但对脊髓病症状无明显作用。早期行肝移植可有效改善 HM 患者神经转导障碍，但多数患者确诊时已处于脊髓病期，肝移植的治疗效果欠佳。HM 预后主要取决于肝硬化程度，多数病例在截瘫发生后 2~3 年死于肝昏迷、上消化道出血、肝肾综合征、感染性休克、癌变等并发症。据报道 HM 出现症状后存活期最长为 7 年[23]。肝性脑病的治疗通常是为了减少肠内氨的产生和吸收，应限制蛋白的摄入量，口服新霉素、乳果糖以减少肠道氨吸收。鸟氨酸、天冬氨酸、谷氨酸钠、精氨酸降血氨，补充支链氨基酸。肝移植被认为是最有效的治疗方法[24]。总之，对各种肝炎所致的 HM 合并 HE，均应积极病因治疗的同时，还应大剂量补充 B 族维生素、肌苷、ATP 及康复训练等促进神经系统功能康复。

◢ 小 结 ◣

　　1. 对慢性乙型病毒性肝炎患者，若出现肢体无力，需高度警惕合并中枢神经系统疾病。

　　2. 对各种肝炎所致的 HM 合并 HE，均应积极病因治疗，同时补充 B 族维生素、肌苷、ATP 及康复训练等促进神经系统功能康复。

（郑永素　彭　燕　冯占辉）

参考文献

［1］ CONN H O, RÖSSLE M, LEVY L, et al. Portosystemic myelopathy: spastic paraparesis after portosystemic shunting [J]. Scand J Gastroenterol, 2006, 41 (5): 619-625.

［2］ LEWIS M, HOWDLE P D. The neurology of liver failure [J]. QJM, 2003, 96 (9): 623-633.

［3］ WEISSENBORN K, BOKEMEYER M, KRAUSE J, et al. Neurological and neuropsychiatric syndromes associated with liver disease [J]. AIDS, 2005, 19 Suppl 3: S93-98.

［4］ WANG M Q, DAKE M D, CUI Z P, et al. Portal-systemic myelopathy after transjugular intrahepatic portosystemic shunt creation: report of four cases [J]. J Vasc Interv Radiol, 2001, 12 (7): 879-881.

［5］ FERENCI P. Hepatic encephalopathy [J]. Gastroenterol Rep (Oxf), 2017, 5 (2): 138-147.

［6］ ROSE C, BUTTERWORTH R F, ZAYED J, et al. Manganese deposition in basal ganglia structures results from both portal-systemic shunting and liver dysfunction [J]. Gastroenterology, 1999, 117 (3): 640-644.

［7］ PANICKER J, SINHA S, TALY A B, et al. Hepatic myelopathy: a rare complication following extrahepatic portal vein occlusion and lienorenal shunt [J]. Neurol India, 2006, 54 (3): 298-300.

［8］ ZIEVE L, MENDELSON D F, GOEPFERT M. Shunt encephalomyelopathy. Ⅱ. occurrence of permanent myelopathy [J]. Ann Intern Med, 1960, 53: 53-63.

［9］ KOO J E, LIM Y S, MYUNG S J, et al. Hepatic myelopathy as a presenting neurological complication in patients with cirrhosis and spontaneous splenorenal shunt [J]. Korean J Hepatol, 2008, 14 (1): 89-96.

［10］ ROMERO-GÓMEZ M, BOZA F, GARCÍA-VALDECASAS M S, et al. Subclinical hepatic encephalopathy predicts the development of overt hepatic encephalopathy [J]. Am J Gastroenterol, 2001, 96 (9): 2718-2723.

［11］ STINTON L M, JAYAKUMAR S. Minimal hepatic encephalopathy [J]. Can J Gastroenterol, 2013, 27 (10): 572-574.

［12］ D'AMICO G, GARCIA-TSAO G, PAGLIARO L. Natural history and prognostic indicators of survival in cirrhosis: a systematic review of 118 studies [J]. J Hepatol, 2006, 44 (1): 217-231.

［13］ VILSTRUP H, AMODIO P, BAJAJ J, et al. Hepatic encephalopathy in chronic liver disease: 2014 practice guideline by the American association for the study of liver diseases and the European Association for the study of the liver [J]. Hepatology, 2014, 60 (2): 715-735.

［14］ BLEI A T, CÓRDOBA J, Practice Parameters Committee of the American College of Gastroenterology. Hepatic encephalopathy [J]. Am J Gastroenterol, 2001, 96 (7): 1968-1976.

［15］ 中华医学会肝病学分会. 肝硬化肝性脑病诊疗指南 [J]. 传染病信息, 2018,(5): 403-420.

［16］ LEWIS M B, MACQUILLAN G, BAMFORD J M, et al. Delayed myelopathic presentation of the acquired hepatocerebral degeneration syndrome [J]. Neurology, 2000, 54 (4): 1011.

［17］ KULISEVSKY J, PUJOL J, BALANZÓ J, et al. Pallidal hyperintensity on magnetic resonance imaging in cirrhotic patients: clinical correlations [J]. Hepatology, 1992, 16 (6): 1382-1388.

［18］ ROVIRA A, MÍNGUEZ B, AYMERICH F X, et al. Decreased white matter lesion volume and improved cognitive function after liver transplantation [J]. Hepatology, 2007, 46 (5): 1485-1490.

［19］ ROVIRA A, ALONSO J, CÓRDOBA J. MR imaging findings in hepatic encephalopathy [J]. AJNR Am J Neuroradiol, 2008, 29 (9): 1612-1621.

［20］ YIN Y H, MA Z J, GUAN Y H, et al. Clinical features of hepatic myelopathy in patients with chronic liver disease [J]. Postgrad Med J, 2009, 85 (1000): 64-68.

［21］ 李新平, 丁美萍. 10 例肝性脊髓病的 MRI 与临床分析 [J]. 中国临床医学, 2003, 10 (1): 80-83.

［22］ PLESSIER A, RAUTOU P E, VALLA D C. Management of hepatic vascular diseases [J]. J Hepatol, 2012, 56 Suppl 1: S25-38.

［23］ BACCARANI U, ZOLA E, ADANI G L, et al. Reversal of hepatic myelopathy after liver transplantation: fifteen plus one [J]. Liver Transpl, 2010, 16 (11): 1336-1337.

［24］ GROVER V P, TOGNARELLI J M, MASSIE N, et al. The why and wherefore of hepatic encephalopathy [J]. Int J Gen Med, 2015, 8: 381-390.

案例 39

非高氨血症性丙戊酸脑病

患者,女,47 岁。因"发作性左上肢抽搐 35 年余,再发 15 天"于 2018 年 8 月 1 日入院。

【现病史】35 年前无明显诱因出现发作性左上肢抽搐,严重时在数十秒后出现颈部及全身抽搐,头、眼右偏,伴有意识丧失,偶有异常尖叫及小便失禁,每次持续约 1~3 分钟,15~30 分钟后意识逐渐转清,醒后感疲倦,不能回忆。感冒、劳累均可诱发,于当地医院明确诊断"癫痫",不规律服用苯妥英钠 0.1~0.3g/d,自诉癫痫发作情况控制一般,偶有发作。入院前 15 天因感冒受凉后再次出现发作性左上肢抽搐,每次持续数秒钟至 1 分钟,严重时依次出现左上肢抽搐、头、眼右偏、全身抽搐及意识丧失,每日发作 3~4 次,发作间期意识清醒。自行加大苯妥英钠剂量至 0.3g/d,仍不能控制癫痫发作。入院前 1 周就诊于当地县人民医院,加用丙戊酸钠缓释片 500mg/ 次,每日 2 次,口服,癫痫发作频率没有减少,反而增加,最多每日可达 30 余次,性质同前。并逐渐出现食欲不振、恶心及呕吐症状。遂转诊于我院急诊,急诊以"局灶性癫痫持续状态"收入神经内科。近半个月来精神、饮食、睡眠差,大小便正常,体重无明显变化。

【既往史】幼时有高热惊厥病史(具体不详),5 年前有"乳腺增生"手术史,2 年前有右耳耳鸣及右耳听力轻微下降病史,未诊治。否认脑膜炎及头颅外伤史,否认高血压、糖尿病、冠心病、慢性胃炎、慢性阻塞性肺疾病等慢性基础疾病病史,否认肝炎、结核、伤寒等传染病病史,否认输血史,否认药物及食物过敏史。近期未服用其他药物。

【个人史】出生于贵州省遵义市,无疫区接触史,无烟酒等不良嗜好,无粉尘、毒物、放射性物质接触史,否认冶游史。生长发育及智力正常,母孕期及生产史不详。21 岁结婚,育有 1 儿 1 女,身体健康。

【家族史】家庭其他成员身体均健康,家族中无类似病史,否认家族遗传病史。

【体格检查】体温 36.9℃,脉搏 65 次 /min,呼吸 20 次 /min,血压 112/85mmHg,右利手,发育正常,咽喉部轻度充血,全身皮肤无黄染及皮疹,听诊双肺呼吸音粗,未闻及干湿啰音,心率 65 次 /min,心律齐,各瓣膜听诊区未闻及杂音,腹软,未见胃肠型蠕动波,腹壁静脉无曲张,全腹无肌紧张,未扪及包块,双下肢无水肿。神志清楚,言语清晰,高级神经功能检查无异常。脑膜刺激征阴性。粗测右耳听力下降,双眼视力可,双侧额纹、眼裂对称,双侧眼球活动自如,无眼震,双侧瞳孔等大等圆,直径约 3.0mm,对光反射灵敏,双侧鼻唇沟对称,伸舌居中,发作间期四肢肌张力正常,肌力 5 级,双侧肢体腱反射对称(++),深浅感觉及共济查体未见异常,病理征未引出。间断出现左上肢不自主抽搐,每次持续数秒钟至 1 分钟。

【辅助检查】血常规、电解质、肝功能、肾功能、血糖、心肌酶、凝血功能、HIV+HBV+RPR 均未见明显异常。心电图提示正常。胸部 CT 提示双肺少量纤维化,右侧腋窝淋巴结增大。头颅 CT 提示小脑萎缩。

【入院诊断】①局灶性癫痫持续状态;②局灶性癫痫继发全面性发作;③恶心、呕吐原因:胃炎?

【诊疗经过】

1. 定位、定性诊断分析　发作性左上肢抽搐,定位:右侧大脑皮质或皮质下结构;嗜睡、精神症状、高级神经功能下降,定位:广泛大脑皮质;恶心、呕吐,定位:中枢神经(延髓、前庭小脑)？外周神经(消化道)？共济失调,定位:小脑及传出纤维通路;双下肢查多克征阳性,定位:双侧皮质脊髓束。定性:丙戊酸所致脑病综合征。结合患者病情资料综合分析诊断:非高氨血症性丙戊酸脑病。

2. 鉴别诊断　①心因性非癫痫发作：中年女性患者，出现发作性左上肢抽搐，每日发作最多达 30 余次，需要警惕心因性非癫痫发作，但患者无精神刺激等诱发因素，长程视频脑电图监测提示重度异常脑电图（弥漫性慢波背景上混杂有 2~3Hz 的高振幅慢波，双侧大脑同步发生），故不考虑心因性非癫痫发作；②线粒体脑肌病：患者癫痫发作 30 余年，本次入院后出现癫痫发作频率增加、伴有反应迟钝等认知功能障碍、共济失调及锥体束征，需要警惕线粒体脑肌病，但患者无发育及智能障碍、骨骼肌不耐受疲劳及头颅 MRI 未见皮质多发脑梗死样异常信号，故不考虑线粒体脑肌病；③鸟氨酸氨甲酰基转移酶缺乏症：是一种尿素循环障碍的先天代谢异常性疾病，尿素合成代谢异常引起血氨升高，导致神经系统功能损害。常见于新生儿或婴幼儿，临床表现包括食欲不佳、恶心、呕吐、癫痫发作、共济失调、攻击行为和智力低下等，严重时会出现昏迷，本病例患者有癫痫发作、食欲不振、恶心、呕吐、共济失调及精神症状，需要警惕，但患者没有血氨升高及智力发育低下等情况，在停用丙戊酸钠后症状得到快速恢复，故不考虑鸟氨酸氨甲酰基转移酶缺乏症。

3. 初始诊疗　患者入院后予以注射用丙戊酸钠静脉泵入加强控制癫痫发作、甘露醇注射液静脉滴注脱水减轻脑细胞水肿、泮托拉唑静脉滴注保护胃黏膜、枸橼酸莫沙必利口服促进胃肠蠕动及补液等支持对症治疗，拟进一步完善头颅及海马磁共振（MRI）、长程视频脑电图监测、丙戊酸血药浓度及入院常规等检查和检验。

4. 进一步诊疗　入院后第 2 天，患者癫痫发作频率有所减少，但出现频繁的恶心及非喷射性呕吐，呕吐物为非咖啡色胃内容物，进食、坐位及活动时可诱发和加重。予以甲氧氯普胺静脉注射对症止吐处理可减轻。拟行腰椎穿刺脑脊液检查，但患者及家属拒绝。

入院后第 3 天，拟行胃镜检查，患者仍有癫痫发作，内镜室评估需控制癫痫发作后才能进行。患者夜间仍有频繁的恶心及呕吐，同时又出现频繁的癫痫发作，加大注射用丙戊酸钠静脉泵入只能短时间控制癫痫发作（数分钟），并出现腹肌痉挛，予以 10ml 地西泮注射液静脉注射后癫痫发作停止。

入院后第 4 天，患者癫痫发作次数减少，但患者出现精神差，日间思睡，恶心及呕吐症状稍减轻。辅助检查：头颅及海马 MRI 检查结果回报示右侧海马萎缩（Ⅱ度）并海马硬化、小脑萎缩（图 39-1），丙戊酸血药浓度 63μmol/L，肝功能示丙氨酸转氨酶（ALT）32U/L，天冬氨酸转氨酶（AST）轻度升高到 38U/L。

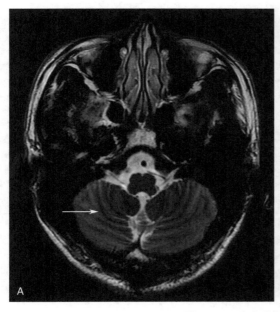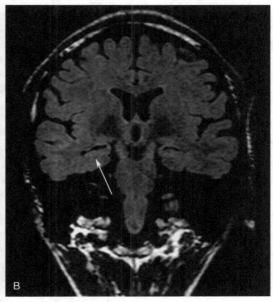

图 39-1　患者头颅及海马 MRI 检查

A. 轴位 T_2WI 成像，箭头处为小脑沟回加深，提示有小脑萎缩；B. 冠状位 T_2WI FLAIR 成像，箭头处为右侧海马萎缩。

入院后第 5 天,患者精神状态仍差,偶有胡言乱语,仍有恶心及呕吐,间断左上肢抽搐。神经系统检查:神志嗜睡,高级神经功能下降(反应迟钝,定向力、执行力、判断力下降),双下肢查多克征阳性。辅助检查:复查肝功能提示 ALT 升高到 66U/L,AST 升高到 127U/L,急查血氨示 74μg/ml。考虑药物性肝功能损害,加用注射用还原型谷胱甘肽静脉滴注保护肝功能治疗,同时停用静脉泵入注射用丙戊酸钠液体,追踪长程视频脑电图监测结果。

入院后第 6 天,患者精神状态进一步加重,并出现频繁胡言乱语、躁动等精神症状,坐立及行走不稳。仍有癫痫发作、食欲不振,进食时仍有恶心及呕吐。神经系统检查出现共济失调体征,双侧指鼻试验及跟 - 膝 - 胫试验欠稳准,坐立不稳,行走摇晃,龙贝格征阳性,直线行走不能完成。辅助检查:长程视频脑电图监测结果提示重度异常脑电图(弥漫性慢波背景上混杂有 2~3Hz 的高振幅慢波,双侧大脑同步发生,无癫痫样放电)(图 39-2)。考虑丙戊酸脑病,予以停用口服丙戊酸钠缓释片,改为奥卡西平 0.15g/ 次,每日 2 次,口服,同时予以口服乳果糖及补液对症治疗。

入院后第 7 天,患者精神症状、共济失调、恶心及呕吐症状减轻,并能缓慢进食流质饮食,偶有癫痫发作,性质同前,将口服奥卡西平加量到 0.3g/ 次,每日 2 次,口服。

入院后第 8 天,患者神志清楚,言语流利,对答切题,未再发胡言乱语及烦躁等精神症状,共济失调、恶心、呕吐症状明显减轻,能正常进食,偶有左上肢抽搐,无全身抽搐及意识丧失。

入院后第 9 天,患者精神状态良好,进食正常,无恶心及呕吐,能正常行走,未再发左上肢抽搐。神经系统查体右耳听力稍下降,余无阳性体征。辅助检查:复查肝功能转氨酶恢复正常,复查长程视频脑电图未见明显异常(图 39-3),予以出院。

【预后】出院时患者精神状态良好,未再发左上肢抽搐,无恶心及呕吐、行走不稳及精神异常症状。

【随访】出院后每 3~6 个月来医院门诊复诊一次,期间在感冒及劳累时有数次一过性左上肢抽搐发作,未再发全身抽搐及意识丧失情况。

【最后诊断】①非高氨血症性丙戊酸脑病;②局灶性癫痫继发全面性发作。

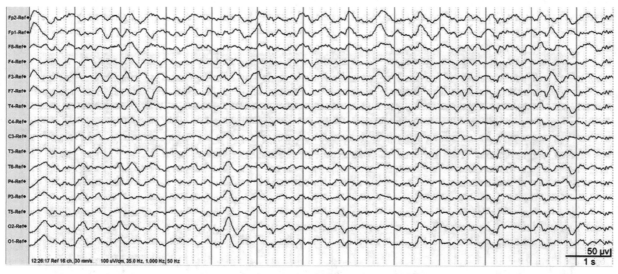

图 39-2　患者入院后完善的长程视频脑电图检查
异常脑电图,患者安静、清醒、闭眼放松状态下,脑电图背景为弥漫性慢波,混杂有 2~3Hz 高振幅慢波,
双侧大脑同步发生,未见棘波及棘慢复合波发放。

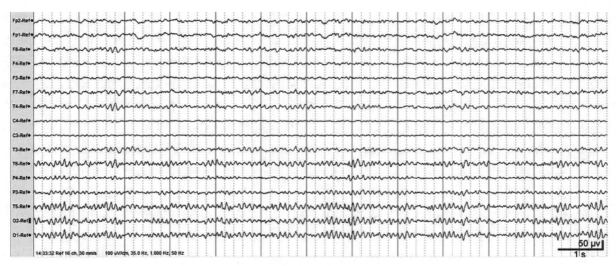

图 39-3 患者出院前复查的长程视频脑电图检查

正常脑电图,患者安静、清醒、闭眼放松状态下,枕部脑电波的基本节律是 8~13Hz 的 α 节律,
波幅为 20~100μV,未见慢波发放。

讨 论

丙戊酸是治疗全面性和局灶性癫痫应用非常广泛的抗癫痫药物之一,1967 年首次应用于临床,疗效肯定,除了用于治疗癫痫外,也广泛应用于其他神经及精神系统疾病,比如偏头痛、不宁腿综合征、双相情感障碍、惊恐发作、社交焦虑障碍、创伤后应激障碍、痴呆患者激越行为、冲动控制障碍及药物戒断。丙戊酸尽管有很好的耐受性,但临床上还是会出现一些诸如神经系统、消化系统、血液系统、生殖系统及代谢系统等不良反应,包括脑水肿、肝毒性、胰腺炎、血小板减少、致畸性等,其中丙戊酸脑病[1,2]是一种少见却严重但又可逆的不良反应,通常伴有或不伴有血氨升高,如果不及时治疗,可能会危及患者生命。

丙戊酸脑病的发生与性别和年龄等因素无关,多发生在同时服用其他抗癫痫药物的儿童。目前临床上尚无大样本研究,只有少量观察性或回顾性研究报道,其发病率在 16%~80% 之间[3]。丙戊酸脑病可发生在丙戊酸初始治疗、长期用药或是长期用药基础上急性加量时,也可发生在既往应用丙戊酸治疗无不良反应而停用后重新接受治疗的患者,一般发生在开始治疗后数天、数周或数年,与服用丙戊酸剂量大小无关[4]。丙戊酸脑病通常情况下出现血氨水平升高而没有肝功能损伤,但也有少部分患者不会出现血氨水平升高和肝毒性,这种情况称为非高氨血症性丙戊酸脑病[5]。

丙戊酸脑病的临床表现为急性或亚急性意识水平进行性下降,从意识朦胧、模糊到嗜睡、昏睡甚至昏迷,出现共济失调、扑翼样震颤、锥体束损害等局灶或对称性神经系统症状或体征,癫痫发作频率增加或出现新的发作类型,同时可合并其他症状,如食欲不振、恶心、呕吐、构音障碍、精神行为异常和认知功能障碍等[6-8]。

在本案例中,我们报告了一名成年女性癫痫患者,在将正在服用的抗癫痫发作药物苯妥英钠换成丙戊酸钠缓释片治疗后,癫痫发作频率增加,并逐渐出现食欲不振、恶心、呕吐、反应迟钝、胡言乱语及共济失调症状。在停用丙戊酸钠缓释片治疗后症状迅速缓解,并且在诊疗过程中我们也排除了引起上述症状的其他病因。因此,我们认为这是由于应用了丙戊酸钠治疗后出现的症状,由于其血氨水平正常,我们最终诊断为非高氨血症性丙戊酸脑病。

丙戊酸脑病发病机制目前尚未完全阐明[9]。可能与以下因素有关:首先,在肝脏丙戊酸抑制氨基甲酰磷酸合成酶 -1(carbamoyl phosphate synthetase 1,CPS-1)影响尿素循环,减少肝内血氨的代谢导致血氨升高[10]；其次，机体内血氨主要是由谷氨酰胺在谷氨酰胺酶的作用下转化为谷氨酸产生，在肾脏丙戊酸可以使谷氨酰胺通过线粒体膜的转运增加，促进血氨的生成，丙戊酸及其代谢物 2- 丙基 -2- 戊烯酸（2-propyl-2-pentanoic acid，2-ene-VPA）和 2- 丙基 -4- 戊烯酸（2-propyl-4-pentanoic acid，4-ene-VPA）可通过刺激肾脏的谷氨酰胺酶促进血氨产生[11]；另外，在脑内，血氨升高刺激谷氨酰胺合成酶激活，引起星形胶质细胞谷氨酰胺的生成增加和消耗减少，谷氨酰胺的积累引起细胞内渗透压增加，通过渗透作用使液体进入细胞，导致星形胶质细胞肿胀及脑水肿，同时丙戊酸代谢物 2-ene-VPA 和 4-ene-VPA 等可进一步增加脑水肿，脑内 ATP 合成减少，引起脑功能紊乱，出现意识障碍、精神行为异常和认知功能障碍等症状，严重时出现昏迷危及患者生命[12]；除了上述情况，丙戊酸是一种短链脂肪酸，分解代谢过程中肉毒碱可促进脂酰辅酶 -A 向线粒体内转移氧化供能，丙戊酸会影响肉毒碱在肾小管处重吸收，促进肉毒碱经尿液排出，致使体内肉毒碱含量下降，线粒体内氧化供能减少，引起组织或线粒体功能障碍影响脑功能[13]；丙戊酸钠可诱导自由基生成，自由基可导致氧化应激和神经元损伤，从而引起脑功能紊乱[14]。

在这例患者中，血氨和丙戊酸浓度在正常范围内，血氨水平似乎无法解释其脑病的发生。研究报道大部分丙戊酸脑病患者血氨水平升高，但小部分血氨可在正常范围，而脑脊液氨及谷氨酰胺水平升高[15]。肝功能一般正常。另外苯妥英钠、苯巴比妥或劳拉西泮与丙戊酸钠同时使用会增加丙戊酸脑病的风险[16]。我们推测这例患者脑病的发生可能与脑脊液氨及谷氨酰胺水平升高有关，同时这例患者先后服用苯妥英钠和丙戊酸钠缓释片两种抗癫痫发作药物，这可能加速了其丙戊酸脑病的发生。另外患者的小脑萎缩可能与其长期服用苯妥英钠药物有关[17]。

丙戊酸脑病在临床上注重早发现、早诊断、早治疗，一旦确诊首要治疗是立即停用丙戊酸，临床症状一般多能得到迅速恢复，也有少数患者症状不可逆。癫痫患者治疗过程中如果突然停用丙戊酸往往容易诱发癫痫持续状态，因此在停用丙戊酸的同时可换用其他不经肝脏代谢、快速起效、不需缓慢加量的抗癫痫发作药物。治疗丙戊酸脑病的其他药物有左旋肉碱、乳果糖、精氨酸等，能降低血氨水平，促进疾病的恢复。丙戊酸脑病严重的患者可应用血液透析甚至机械通气等生命支持治疗。丙戊酸脑病患者预后一般良好，在停用丙戊酸治疗后 2~14 天多数患者即可恢复正常，无明显后遗症。临床上偶有恢复延迟甚至死亡的报道。

小　结

1. 加强对服用丙戊酸的患者临床症状监测，当出现嗜睡、呕吐、行为异常、认知下降或发展为急性、亚急性意识障碍甚至昏迷时，应考虑到丙戊酸脑病可能，并及时进行血氨浓度检测和脑电图检查。

2. 丙戊酸脑病早期诊断至关重要，停用丙戊酸是该病的主要治疗方法，如果有血氨升高，需要积极降血氨治疗，防止疾病恶化。

（黄　浩　胡　晓　余昌胤）

参考文献

［1］ CHAUHAN V S, DIXIT S, GOYAL S, et al. Valproate induced hyperammonemic encephalopathy treated by haemodialysis [J]. Ind Psychiatry J, 2017, 26 (1): 99-102.

［2］ DEALBERTO M J. Valproate-induced hyperammonaemic encephalopathy: review of 14 cases in the psychiatric setting

[J]. Int Clin Psychopharmacol, 2007, 22 (6): 330-337.

［3］ LEWIS C, TESAR G E, DALE R. Valproate-induced hyperammonemic encephalopathy in general hospital patients with one or more psychiatric disorders [J]. Psychosomatics, 2017, 58 (4): 415-420.

［4］ WADZINSKI J, FRANKS R, ROANE D, et al. Valproate-associated hyperammonemic encephalopathy [J]. J Am Board Fam Med, 2007, 20 (5): 499-502.

［5］ ZARET B S, BECKNER R R, MARINI A M, et al. Sodium valproate-induced hyperammonemia without clinical hepatic dysfunction [J]. Neurology, 1982, 32 (2): 206-208.

［6］ GOMCELI Y B, KUTLU G, CAVDAR L, et al. Different clinical manifestations of hyperammonemic encephalopathy [J]. Epilepsy Behav, 2007, 10 (4): 583-587.

［7］ SEGURA-BRUNA N, RODRIGUEZ-CAMPELLO A, PUENTE V, et al. Valproate-induced hyperammonemic encephalopathy [J]. Acta Neurol Scand, 2006, 114 (1): 1-7.

［8］ CHOU H F, YANG R C, CHEN C Y, et al. Valproate-induced hyperammonemic encephalopathy [J]. Pediatr Neonatol, 2008, 49 (5): 201-204.

［9］ LEWIS C, DESHPANDE A, TESAR G E, et al. Valproate-induced hyperammonemic encephalopathy: a brief review [J]. Curr Med Res Opin, 2012, 28 (6): 1039-1042.

［10］ NISHA Y, BOBBY Z, WADWEKAR V. Biochemical derangements related to metabolic syndrome in epileptic patients on treatment with valproic acid [J]. Seizure, 2018; 60: 57-60.

［11］ HAAS R, STUMPF D A, PARKS J K, et al. Inhibitory effects of sodium valproate on oxidative phosphorylation [J]. Neurology, 1981, 31 (11): 1473-1476.

［12］ LÖSCHER W. Valproate: a reappraisal of its pharmacodynamic properties and mechanisms of action [J]. Prog Neurobiol, 1999, 58 (1): 31-59.

［13］ LHEUREUX P E, HANTSON P. Carnitine in the treatment of valproic acid-induced toxicity [J]. Clin Toxicol (Phila), 2009, 47 (2): 101-111.

［14］ NANAU R M, NEUMAN M G. Adverse drug reactions induced by valproic acid [J]. Clin Biochem, 2013, 46 (15): 1323-1338.

［15］ VOSSLER D G, WILENSKY A J, CAWTHON D F, et al. Serum and CSF glutamine levels in valproate-related hyperammonemic encephalopathy [J]. Epilepsia, 2002, 43 (2): 154-159.

［16］ MARTINC B, GRABNAR I, VOVK T. Antioxidants as a preventive treatment for epileptic process: a review of the current status [J]. Curr Neuropharmacol, 2014, 12 (6): 527-550.

［17］ FERNER R, DAY R, BRADBERRY S M. Phenytoin and damage to the cerebellum- a systematic review of published cases [J]. Expert Opin Drug Saf, 2022, 21 (7): 957-977.

案例 40

非酮症高血糖性偏侧舞蹈症

病例资料

患者,女,70岁。因"左侧肢体不自主抖动1个月余,加重1周"于2022年2月10日入院。

【现病史】 1月前无明显诱因开始出现左侧肢体小幅度抖动,近端及远端肢体均累及,无法主动抑制,伴流涎,因不影响日常生活,无发热、头痛、意识障碍,无咳嗽、咳痰,无胸闷、胸痛,无乏力、饮水呛咳,无运动迟缓、肌强直,无言语不清、肢体无力和麻木,无大小便失禁等不适,入睡后症状消失,故未予理会。近1周患者自觉抖动幅度逐渐增大,左手不能持稳杯子喝水,先后就诊于多处医院(具体诊疗不详),仍未获得显著缓解。为求进一步诊治,遂就诊于我院,门诊以"脑梗死"收入我科。病来精神、睡眠、饮食欠佳,大小便见明显异常,体重无明显变化。

【既往史】 10余年前于外院诊断"2型糖尿病",规律服用"二甲双胍500mg/次,每日1次,口服;罗格列酮片4mg/次,每日1次,口服"降血糖,自诉血糖控制可,但入院前曾就诊于当地医院,查随机末梢血糖22.6mmol/L;10余年前于当地医院行"胆囊切除术""白内障手术";1个月前因头昏不适就诊于当地医院,诊断为"腔隙性脑梗死"。否认高血压、冠心病等慢性病史,否认伤寒、结核、肝炎等传染病史;否认药物、食物过敏史;否认免疫性疾病病史;否认外伤、手术及输血史。

【个人史】 生长于贵州遵义,无吸烟饮酒嗜好,否认毒物及放射性物质接触史。

【家族史】 家庭其他成员均健康,否认遗传病史,无类似病史。

【体格检查】 体温36.7℃,脉搏98次/min,呼吸20次/min,血压153/95mmHg,全身皮肤无黄染及皮疹,双肺呼吸音清,心率98次/min,心律齐,各瓣膜听诊区未闻及杂音;腹软,未见胃肠型、蠕动波,腹壁静脉无曲张,全腹无肌紧张、未扪及包块,双下肢无水肿。神志清楚,对答切题,双侧瞳孔等大等圆,直径约3mm,对光反射灵敏,角膜未见K-F环,粗测双侧听力、视力正常,伸舌居中,示齿口角不歪,转颈耸肩有力。四肢肌肉无萎缩,四肢肌力5级,左侧肢体不自主抖动,左侧肢体肌张力下降。四肢腱反射对称引出,生理反射存在,双侧病理征阴性。

【辅助检查】 入院后立即查随机末梢血糖14.0mmol/L,空腹静脉血糖9.46mmol/L;尿酮体及尿糖阴性。血常规:血红蛋白111g/L;肾功能:肌酐122μmol/L,尿酸449μmol/L,胱抑素C 1.53mg/L;血脂:甘油三酯2.84mmol/L;血糖:9.46mmol/L;心肌酶:肌酸激酶157U/L,乳酸脱氢酶322U/L,α-羟丁酸脱氢酶204U/L。电解质、肝功能正常;乙肝五项、丙型肝炎抗体提示阴性;HIV+TPPA+RPR提示阴性;凝血功能:国际标准化比率0.8,活化部分凝血活酶时间22.2秒,凝血酶原时间比值0.81;D-二聚体0.85μg/ml。

【入院诊断】 ①抽动障碍原因待查;②2型糖尿病。

【诊疗经过】

1. 定位、定性诊断分析 患者左侧肢体不自主抖动,定位:右侧基底节。定性:代谢性。结合病史资料综合征诊断:非酮症高血糖性偏侧舞蹈症。

2. 鉴别诊断 ①基底节脑血管病:老年女性,有糖尿病病史,有左侧肢体不自主活动,且头颅CT提示右侧基底节高信号,但颅脑MRI提示右侧基底节在T_1WI为高信号,T_2 FLAIR未见明显病灶,DWI未见扩散受限;②肝豆状核变性:老年女性患者,有左侧肢体不自主活动,头颅MRI提示右侧基底节高信号,但患者无精神症状、肝肾功能损害、骨关节病及角膜色素环表现;③获得性肝性脑部变性:老年女性患者,有左侧肢体不自主活动,但患者肝功能未见明显异常,且无明显精神神经症状;④亨廷顿病:患者有左侧肢体不自主活动,但患者为老年女性,无类似家族史,无精神症状及认知功能障碍,药物治疗效果好;⑤棘红细胞增多症:患者有左侧肢体不自主活动,血清肌酸激酶升高,但患者无类似家族史,无性格改变、精神症状及进行性智能减退。

3. 初始诊疗　患者入院后予以改善循环、控制血糖、控制肢体抽动、保护肾功能对症治疗,住院期间患者仍有左侧肢体不自主抽动,伴流涎,发作时无意识丧失,无牙关紧闭,无眼球凝视,无肢体强直-阵挛。入院后完善头颅 CT(2022 年 2 月 13 日)示:右侧基底节区稍高密度,双侧大脑白质、侧脑室旁脱髓鞘病变,脑萎缩(图 40-1)。胸部 CT 示:右肺上叶钙化灶,右冠状动脉、主动脉钙化斑块。完善头颅 MRI+SWI+DWI(2022 年 2 月 15 日)示:右侧基底节矿物质沉积,双侧大脑白质异常信号,多系脑白质疏松(Fazekas1 级),脑萎缩,扫及双侧晶状体变扁,双侧苍白球低信号,结合 CT,考虑铁质或其他矿物质沉积,颅脑未见扩散受限病变(图 40-1)。完善头颅 MRA 示:颅内动脉未见异常。结合患者病史、查体及辅助检查,排除脑血管疾病、药物或毒物致病后,考虑患者偏身舞蹈症可能与其高血糖相关。

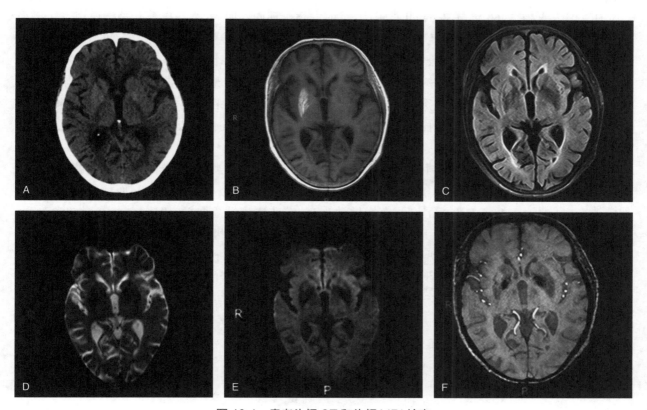

图 40-1　患者头颅 CT 和头颅 MRI 检查

A. 颅脑 CT 右侧基底节区稍高密度; B. T_1WI 右侧基底节区高信号; C. FLAIR 右侧基底节区未见明显病灶; D. ADC 未见低信号病灶; E. DWI 未见扩散受限; F. SWI 双侧苍白球低信号。

4. 进一步诊疗　予以皮下注射胰岛素(德谷门冬双胰岛素注射液 16IU 早餐前,12IU 晚餐前)积极控制血糖后三餐前及三餐后随机末梢血糖分别波动在:5.3~7.3mmol/L 和 10.3~12.7mmol/L,但经过以上方案治疗后患者表示肢体抖动缓解不明显,故予加用硫必利片 0.1g/ 次,每日 3 次,口服,肢体抖动症状较入院时明显改善。

【预后】 2022 年 2 月 21 日:患者左侧肢体不自主抽动及流涎较前好转。神经系统检查:神志清楚,对答切题,双瞳等大等圆,直径约 3mm,对光反射灵敏,粗测双侧听力、视力正常,伸舌居中,示齿口角不歪,转颈耸肩有力。四肢肌肉无萎缩,四肢肌力 5 级,左上肢肌张力降低,余肢体肌张力正常。四肢腱反射对称引出,生理反射存在,双侧病理征阴性。

【随访】出院后 1 个月因多次无人接听电话而失访。

【最后诊断】①非酮症高血糖性偏侧舞蹈症;② 2 型糖尿病。

讨 论

偏侧舞蹈症则是一侧肢体出现不受意识控制的运动障碍性疾病,通常由不自主运动肢体对侧基底节区病变所致,主要为壳核,还可有尾状核、丘脑底核受累。若血糖控制不良的中老年女性病人出现偏侧舞蹈症,且磁共振提示对侧基底节长 T_1 信号,需警惕非酮症高血糖性偏侧舞蹈症(hemichorea associated with nonketotic hyperglycemia,HCNH)。HCNH 是一种少见的高血糖所引起的中枢神经系统并发症,部分患者头颅 CT 可见高密度影,早期容易误诊为脑出血,延误治疗,若诊治不及时,会影响患者预后。

HCNH 最早在 1960 年被 Bedwell 报道[1],目前发病机理尚不明确,存在以下几种学说[2-3]:①微血管学说;②代谢紊乱学说;③神经变形学说;④雌激素学说;⑤基因易感性学说。Chua 等人的回顾性研究指出[4],该病患者的临床特征包括:①女性偏多;②平均血糖和糖化血红蛋白浓度分别为 414mg/dL(23mmol/L)和 13.1%;③绝大多数患者有偏侧或双侧舞蹈症的表现,且最常见的受累部位为 arm-leg 或 arm-leg-face;④常见的影像学受累区域依次为壳核、尾状核及苍白球,且 CT 与 MRI 统计结果相同;⑤联合抗舞蹈病治疗效果比单纯控制血糖治疗效果好。此外,Marques 等人认为 HCNH 更常见于长期糖尿病控制不良的患者,也见于 1 型糖尿病的最初表现[5]。

曾有报道[6],非酮症性高血糖相关性舞蹈症可大致归纳为 5 个类型:①非酮症性高血糖,有症状、有影像学改变,大多数为此类型;②无高血糖,有症状及影像学改变;③非酮症性高血糖,有症状、无影像学改变;④非酮症性高血糖,无症状,有影像学改变;⑤非酮症性高血糖,双侧症状,有影像学改变。本病经过积极控制血糖和 / 或加用多巴胺能拮抗剂能够很好控制症状,正确认识本病的诊断、治疗及预后具有重要意义,但这种临床表现与影像学的不一致增加了对临床可疑为非酮症性高血糖相关性舞蹈症患者的识别难度,长期的影像学随访可能对该病的认识有更进一步的帮助。

HCNH 的预后通常良好,这与积极控制血糖和使用多巴胺受体拮抗剂相关[7]。但使用多巴胺受体拮抗剂的同时(如氟哌啶醇)需注意其副作用,尽量从小剂量开始,缓慢加量。而对于控制血糖和应用多巴胺受体拮抗剂无效的病人,有文献报道可以采用腹侧丘脑切开术治疗[7]。

小 结

1. 老年 2 型糖尿病患者,尤其是亚洲、女性患者出现偏侧舞蹈症时,应警惕非酮症高血糖性偏侧舞蹈症。

2. 该病诊断依赖于典型三联症:非酮症性高血糖、偏侧舞蹈症和颅脑 MRI 对侧基底节区 T_1 高信号 /CT 高密度影。

3. 治疗重点是控制血糖,症状可随血糖控制好转或消失。

4. 对难治性病例,可加用氟哌啶醇、利培酮或丁苯那嗪改善运动症状。

(杨娟　余昌胤　徐祖才)

参考文献

［1］ BEDWELL S F. Some observations on hemiballismus [J]. Neurology, 1960, 10: 619-622.

［2］ 裴晓蕊, 吴哲. 糖尿病性偏侧舞蹈症 13 例临床分析 [J]. 中国医药指南, 2015, 13 (34): 82-83.

［3］ ABDELGHANY M, MASSOUD S. Nonketotic hyperglycemic chorea [J]. Case Rep Neurol Med, 2014 (2014): 128037.

［4］ CHUA C B, SUN C K, HSU C W, et al. "Diabetic striatopathy" : clinical presentations, controversy, pathogenesis, treatments, and outcomes [J]. Sci Rep, 2020, 10: 1594.

［5］ MARQUES J S, MONTEIRO N, NUNES A, et al. Hyperglycaemic hemichorea [J]. Eur J Case Rep Intern Med, 2018, 5 (4): 000807.

［6］ 陈为安, 毕涌, 张扬, 等. 非酮症性高血糖合并偏侧舞蹈症临床与影像特征分析 [J]. 中国全科医学, 2011, 14 (5B): 1589-1591.

［7］ WANG W, TANG X, FENG H, et al. Clinical manifestation of non-ketotic hyperglycemia chorea: a case report and literature review [J]. Medicine (Baltimore), 2020, 99 (22): e19801.

案例 41
弥漫性中枢神经系统浅表铁质沉积症

病例资料

患者,男,41 岁。因"双耳耳鸣 2 年,进行性听力下降、双下肢酸软 1 年"于 2010 年 6 月 7 日入院。

【现病史】2 年前出现间断性双耳鸣,低、高音调均如此,渐成持续性,1 年前逐渐出现双耳听力下降,以右耳为重,现已失聪,自感双下肢酸软、乏力;半年来出现性功能障碍,表现为勃起困难且经常遗精。无眩晕、呕吐,无视物重影、眼球震颤,无肢体抽搐、瘫痪、麻木,无行走持物不稳,无舞蹈样动作。自发病以来神志清楚,精神、睡眠、饮食差,大小便如常。

【既往史】8 年前曾经有头部外伤史,曾行头部 CT 未见异常,当时无昏迷。7 年前头颈部曾有外伤史,因无明显骨折未予诊治。否认输血史,否认贫血史,否认过量使用铁剂,否认酗酒。

【个人史】生长于贵州省遵义市,否认其他特殊疫区长期居住史,否认工业毒物及放射性物质接触史,吸烟 20 余年,10 支 /d,无冶游史。

【家族史】否认家庭成员患有相同或类似疾病,否认糖尿病、肿瘤等疾病史。

【体格检查】体温 36.3℃,脉搏 68 次 /min,呼吸 19 次 /min,血压 110/75mmHg,全身皮肤无黄染及皮疹,右下肺闻及少许湿啰音,心率 68 次 /min,心律齐,各瓣膜听诊区未闻及早搏及杂音;腹平软,下腹部有轻压痛,剑突下胃区压痛,无反跳痛。双下肢无水肿。神志清楚,双瞳等大等圆、直径约 3.0mm、直接和间接对光反射灵敏,脑膜刺激征阴性。右侧耳聋,左侧听力下降。双侧鼻唇沟对称,伸舌居中,四肢肌力、肌张力正常,全身刺痛觉感觉对称,无痛觉过敏及减退。生理反射存在,病理征未引出。

【辅助检查】脑干听觉诱发电位示:各波潜伏期延长,波间期延长,波形消失,双侧 BAEP 均为异常,右侧为重。头颅 MRI 结果见(图 41-1)。头颅 MRA:无异常。DSA 提示:颅脑血管未见异常。腹部 B 超:未见异常。电解质、肝功能、肾功能、血脂、血糖均未见异常。骨髓象检查:未见明显异常。腰穿穿刺:压力 120mmH$_2$O,浅黄色透明状,脑脊液常规示:总细胞数 680 × 10^6/L,白细胞数 20 × 10^6/L;脑脊液生化示:氯 129.3mmol/L,葡萄糖 3.40mmol/L,蛋白质定量 755mg/L,乳酸脱氢酶 54U/L,腺苷脱氨酶 0.84U/L。脑脊液微量元素:铁 3.0μmol/L,铜 1.2μmol/L,锌 0.7μmol/L。血清铁蛋白:84.8ng/L。

【入院诊断】①双耳中重度神经性耳聋;②弥漫性中枢神经系统浅表铁质沉积症。

【诊疗经过】

1. 定位、定性诊断分析　患者无明显诱因出现进行性听力下降,伴双下肢酸软、麻木,无头晕、头痛,头颅 MRI 示双大脑、脑干、小脑、脊髓表面极低信号影,定位:弥漫性中枢神经系统。定性:铁质沉着症。结合病史资料综合分析诊断:弥漫性中枢神经系统浅表铁质沉着症。

2. 鉴别诊断　①继发性中枢神经系统浅表铁质沉着症:患者既往无输血史,无大量铁剂摄入史,无蛛网膜下腔出血史,故不支持;②Ⅱ级神经纤维瘤病:患者无明显诱因出现进行性双侧听力下降,头颅 MRI 示双大脑、脑干、小脑、脊髓表面极低信号影,考虑浅表性铁质沉着症,故不支持;③多发性硬化:患者病史较长,头颅 MRI 提示病灶在双大脑、脑干、小脑、脊髓表面,而多发性硬化病灶在脑白质,故不支持。

3. 治疗　入院后予营养神经、对症支持、置换脑脊液等处理,患者住院 10 天后自行出院。

【预后】2010 年 6 月 13 日离院时:无头痛、头晕、畏寒;仍有右耳耳聋,左耳听力下降。

【随访】出院 1 个月后患者复诊,双耳耳鸣、进行性听力下降、双下肢酸软无好转。

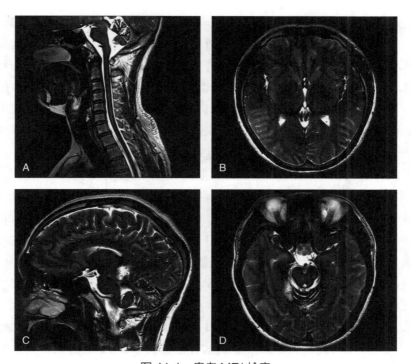

图 41-1 患者 MRI 检查

A. 脊髓矢状位 T_2 脊髓表面全程明显线样低信号影覆盖,提示含铁血黄素沉着;B. 头部横断面 T_2 双额面见颞枕叶脑回表面见明显线样低信号影覆盖;C. 头部矢状位 T_2 小脑表面见明显线样低信号影覆盖;D. 头部横断面 T_2 脑干表面见明显线样低信号影覆盖。

【最后诊断】弥漫性中枢神经系统浅表铁质沉积症。

讨 论

弥漫性中枢神经系统表面铁质沉积症(diffuse superficial siderosis of central nervous system,SSCN)是一种罕见神经系统损害性疾病,由过多的铁沉积于脑干、小脑、脊髓及部分第Ⅷ对脑神经等所致[1]。1908 年,Hamil 在尸检过程中首次描述了 SSCN[2]。中枢神经系统的浅表铁质沉着症(superficial siderosis of central nervous system,SS)通常是由于慢性低程度血外渗到蛛网膜下腔所致[3-6]。脑脊液(CSF)红细胞中的血红蛋白分解为珠蛋白和血红素[7-9]。神经胶质细胞对神经毒性血红素产生反应,释放血氧合酶和载铁蛋白。血氧合酶将血红素分解为游离铁和胆绿素,载铁蛋白结合游离铁形成铁蛋白,随后形成铁血黄素。这种融合的铁血黄素沉积,在磁共振成像(MRI)上出现特征边缘和融合的 T_2 低信号,在铁敏感序列上表现最明显[10]。

典型的浅表铁质沉积症的病因学主要包括两方面:硬脑膜缺陷、颅脑外伤、脊髓外科手术;颅内肿瘤、颅脑血管畸形、术后放疗[10]。在没有明显颅内出血的患者中,慢性、无症状、低程度蛛网膜下腔出血通常发生于浅表铁质沉积症典型临床表现的数年前。患者年龄多在 40~60 岁之间[11,12]。最常见的临床表现是缓慢进展的小脑性共济失调,往往与听力损害有关。此外,硬脑膜缺陷的患者可能导致脑脊液漏或脊髓突出导致的脑、脊髓低血容量症状,常表现为脊髓内液体聚集继发脊髓半切综合征或运动主导的多神经根病;脊髓受累可导致锥体束征、感觉症状或膀胱功能障碍。

全脊髓的 MRI 是浅表铁质沉积症患者诊断和初步检查的首选[13],最好进行 MRI 造影检查,虽然硬脑膜强化不常见,但可以检查潜在的硬脑膜撕裂和相关的脑脊液漏病因。此外,MRI 造影检查在确定浅表铁质沉积症的其他病因方面有更好的效果,如肿瘤或血管畸形。而对于血管成像检查,由于浅表铁质沉积症通常不是由大血管病变引起的,大脑或脊柱的血管成像,包括 CT 血管造影(CTA),MR 血管造影(MRA)以及传统的导管或动脉内数字减影血管造影通常无法检查出病因。脑脊液检查中,红细胞增多提示持续出血。由红细胞分解引起的脑脊液胆红素升高或脑脊液蛋白升高都可能是脑脊液黄变症的原因。在一些病例中也可以看到间歇性出血。其他报道的 SS 脑脊液发现包括红细胞、噬铁体、铁蛋白、胆红素和氧合血红蛋白水平升高[14,15]。鞘内铁蛋白出现可能发生在蛛网膜下腔出血后,脑脊液铁蛋白水平可能在脑脊液胆红素水平下降后长期保持升高。

关于浅表铁质沉积症的治疗,如果发现硬脑膜撕裂,手术处理是可取的[16-19]。脊髓内窥镜配合 CT 脊髓显像[20]或手术探查[21]和术中超声[22]是创新性的方法,也被用于帮助发现和修复 SS 中的硬脑膜小缺损。去铁酮是一种铁螯合剂,可以穿过血脑屏障,在 SS 中偶尔使用,剂量为 30mg/(kg·d),通常分 2 或 3 次给药。一些研究表明,约半数的病例中,MRI 检查出的铁血黄素沉积有所减少,但临床症状的改善则有更多的不确定性[23-25]。在这些报道中,去铁酮的耐受性相当好,疲劳是最常见的副作用,最严重的并发症是粒细胞缺乏症。耳蜗植入也逐渐应用于临床,尽管 SS 的听力障碍主要是后耳蜗性的,但在一些患者中耳蜗植入术有不同程度的益处[26-28]。

本例患者主要是以听力下降为主要症状,MRI 检查确诊为 SSCN,MRA、DSA 检查未发现血管异常,治疗上除常规营养神经外,还进行了腰椎穿刺脑脊液置换术,期望通过减少脑脊液中含铁血黄素在神经表面的沉着,达到延缓病程进展的目的。

通常来说,SS 是一种非常缓慢的进行性疾病。如果确定了出血源并进行了手术治疗,部分患者确实有临床表现的改善。长病程的 SS 患者通常有不可逆的神经组织损伤,这可能也限制了干预的益处。铁血黄素诱导的 SS 神经组织损伤可能是不可逆的,可能是渐进性的[29]。因 SS 病例有活动性出血的病因,早期干预是十分重要的。功能相关的临床症状改善对患者而言是最有意义的。

小 结

1. 有颅脑外伤病史后出现进行性听力下降的患者,应考虑 SSCN 的诊断可能性。
2. MRI 是浅表铁质沉积症患者诊断和初步检查的首选。
3. SSCN 患者的早期干预十分重要,以改善功能相关的临床症状以及延缓病程最有意义。

(刘海军　姚本海　徐 平)

参考文献

[1] KRESOJEVIĆ N D, PETROVIĆ I N, DRAGAŠEVIĆ MIŠKOVIĆ N T, et al. Superficial siderosis: case report and literature review [J]. Srp Arh Celok Lek, 2013, 141 (3-4): 219-222.

[2] HAMILL R C. Report of a case of melanosis of the brain, cord and meninges [J]. The journal of nervous and mental disease, 1908, 35 (9): 594.

[3] KUMAR N, COHEN-GADOL A A, WRIGHT R A, et al. Superficial siderosis [J]. Neurology, 2006, 66 (8): 1144-1152.

[4] KUMAR N. Superficial siderosis: Associations and therapeutic implications [J]. Arch Neurol, 2007, 64 (4): 491-496.

[5] KUMAR N. Neuroimaging in superficial siderosis: an in-depth look [J]. AJNR Am J Neuroradiol, 2010, 31 (1): 5-14.

[6] KUMAR N. Beyond superficial siderosis: introducing "duropathies" [J]. Neurology, 2012, 78 (24): 1992-1999.

[7] WILSON D, CHATTERJEE F, FARMER S F, et al. Infratentorial superficial siderosis: classification, diagnostic criteria,

and rational investigation pathway [J]. Ann Neurol, 2017, 81 (3): 333-343.

[8] KOEPPEN A H, MICHAEL S C, LI D, et al. The pathology of superficial siderosis of the central nervous system [J]. Acta Neuropathol, 2008, 116 (4): 371-382.

[9] KOEPPEN A H, DICKSON A C, CHU R C, et al. The pathogenesis of superficial siderosis of the central nervous system [J]. Ann Neurol, 1993, 34 (5): 646-653.

[10] KUMAR N. Superficial siderosis: a clinical review [J]. Ann Neurol, 2021, 89 (6): 1068-1079.

[11] LEVY M, TURTZO C, LLINAS R H. Superficial siderosis: a case report and review of the literature [J]. Nat Clin Pract Neurol, 2007, 3 (1): 54-58.

[12] FEARNLEY J M, STEVENS J M, RUDGE P. Review article: superficial siderosis of the central nervous system [J]. Brain, 1995, 118 (4): 1051-1066.

[13] WILDEN J A, KUMAR N, MURALI H R, et al. Unusual neuroimaging in superficial siderosis [J]. Neurology, 2005, 65 (3): 489-489.

[14] MCCARRON M O, FLYNN P A, OWENS C, et al. Superficial siderosis of the central nervous system many years after neurosurgical procedures [J]. J Neurol Neurosurg Psychiatry, 2003, 74 (9): 1326-1328.

[15] MCCARRON M O, MCKINSTRY C S, GIBSON J M. Superficial siderosis 20 years after brain tumour [J]. Lancet Neurol, 2002, 1 (5): 326.

[16] SHIH P, YANG B P, BATJER H H, et al. Surgical management of superficial siderosis [J]. Spine J, 2009, 9 (8): e16-19.

[17] K AQUILINA, R KUMAR, J L U, et al. Superficial siderosis of the central nervous system following cervical nerve root avulsion: the importance of early diagnosis and surgery [J]. Acta Neurochir (Wien), 2005, 147 (3): 291-297.

[18] EGAWA S, YOSHII T, SAKAKI K, et al. Dural closure for the treatment of superficial siderosis [J]. J Neurosurg Spine, 2013, 18 (4): 388-393.

[19] KUMAR N, LANE J I, PIEPGRAS D G. Superficial siderosis: sealing the defect [J]. Neurology, 2009, 72 (7): 671-673.

[20] ARISHIMA H, HIGASHINO Y, YAMADA S, et al. Spinal endoscopy combined with selective CT myelography for dural closure of the spinal dural defect with superficial siderosis: technical note [J]. J Neurosurg Spine, 2018, 28 (1): 96-102.

[21] SATO Y, ENDO T, INOUE T, et al. Successful endoscopic identification of the bleeding source in the ventral dura of the cervical spine in a case of superficial siderosis [J]. J Neurosurg Spine, 2020: 1-4.

[22] MACHINO M, IMAGAMA S, ISHIGURO N. Detection of spinal dural defect in superficial siderosis by intraoperative ultrasonography [J]. World Neurosurg, 2019, 129: 386-388.

[23] LEVY M, LLINAS R. Pilot safety trial of deferiprone in 10 subjects with superficial siderosis [J]. Stroke, 2012, 43 (1): 120-124.

[24] KESSLER R A, LI X, SCHWARTZ K, et al. Two-year observational study of deferiprone in superficial siderosis [J]. CNS Neurosci Ther, 2018, 24 (3): 187-192.

[25] COSSU G, ABBRUZZESE G, FORNI G L, et al. Efficacy and safety of deferiprone for the treatment of superficial siderosis: results from a long-term observational study [J]. Neurol Sci, 2019, 40 (7): 1357-1361.

[26] OMICHI R, KARIYA S, MAEDA Y, et al. Cochlear implantation is a therapeutic option for superficial siderosis patients with sensorineural hearing loss [J]. J Laryngol Otol, 2016, 130 (4): 408-411.

[27] MODEST M C, CARLSON M L, WANNA G B, et al. Cochlear implantation in patients with superficial siderosis: Seven cases and systematic review of the literature [J]. Otol Neurotol, 2015, 36 (7): 1191-1196.

[28] TYLER G K, MARTINT P C, BAGULEY D M. Systematic review of outcome of cochlear implantation in superficial siderosis [J]. Otol Neurotol, 2012, 33 (6): 976-982.

[29] KONDZIELLA D, LINDELOF M, HAZIRI D, et al. Diagnostic and therapeutic challenges in superficial CNS siderosis [J]. Dan Med J, 2015, 62 (5): A5079.

第九篇

其他神经系统疾病

案例 42
天使综合征

病例资料

患者,女,17岁。因"反复肢体抽搐12年,行走不稳7年,再发加重20余天"于2019年6月12日入院。

【现病史】12年前无明显诱因出现发作性不自主眨眼,就诊于儿科门诊,行脑电图检查后诊断:癫痫,给予口服药物治疗(具体用药不详),眨眼情况好转后停药。11年前出现双上肢不自主抖动,安静或活动时均有发作,每日数次,无故发笑,举止快乐,易兴奋,智力较同龄人低下,再次就诊于门诊予抗癫痫药物治疗后好转(具体不详)。时有肢体抖动发作,发作次数较前减少,仍有无故发笑,举止快乐,易兴奋,智力较同龄人低下,上学后学习成绩差,多不及格。7年前出现行走不稳,步基宽,精细动作笨拙,书写障碍,偶有四肢乏力等表现,故辍学,就诊于外院,完善头颅MRI检查考虑:小脑萎缩,予"丙戊酸钠、奥卡西平、左乙拉西坦"治疗后症状无改善。6年前出现发作性双上肢屈曲伴节律性抖动、双下肢强直,伴意识丧失、双眼向上凝视、颜面发绀、口吐白沫,每次发作1~2分钟,反复发作3次,于我院儿科住院,完善胸腰椎MRI未见异常,脑脊液常规、脑脊液生化、甲状腺功能未见异常,考虑:癫痫、心因性疾病,予丙戊酸钠缓释片、氯硝西泮片、B族维生素等药物治疗。仍有频繁眨眼及四肢抽动,多次行脑电图提示双侧枕部为主的棘波、棘慢波等癫痫波发放。2015年行头颅磁共振:大脑少量变性、小脑萎缩、左侧脑室扩大,考虑癫痫,予丙戊酸钠缓释500mg/次,每日2次,口服;左乙拉西坦片500mg/次,每日2次,口服;仍有行走不稳,四肢抽动,双上肢明显,发作时神志均清楚,持筷、穿衣等精细动作笨拙。20天前感左下肢乏力,随后出现四肢抽搐、呼之不应、双眼凝视、牙关紧闭、口吐白沫等,呼之不应,2~3分钟后转醒,醒后出现持续性颜面部及四肢抖动,遂转入当地医院重症监护病房,予气管插管呼吸机辅助通气、镇静、丙戊酸钠、卡马西平抗癫痫等治疗,因抽搐发作频繁、控制不佳,并出现幻视、被害妄想,转入我院重症监护病房,20余天发病以来精神、睡眠、饮食差,体重变化不详。

【既往史】既往健康,否认高血压、糖尿病、肿瘤等病史;否认伤寒、结核、肝炎等传染病史;否认药物、食物过敏史;否认毒物、放射线接触史;否认手术外伤史;否认输血史。

【个人史】第2胎,足月顺产。

【家族史】父母表现正常,否认近亲结婚,家族中无类似病,家系图谱(图42-1),家庭其他成员均健康,否认遗传病史。

【体格检查】体温36.5℃,脉搏86次/min,呼吸25次/min,血压112/64mmHg,血氧饱和度97%,药物镇静状态,气管插管呼吸机辅助呼吸中,双肺呼吸音粗、闻及少量湿啰音;双侧瞳孔正圆等大、直径3.0mm、直接及间接光反射灵敏,脑膜刺激征阴性,肢体痛刺激时肢体躲避,肌张力减低,腱反射稍减弱,病理征未引出。

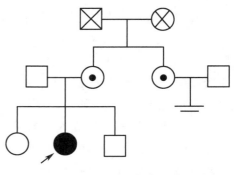

图 42-1 患者家系图谱
● 先证者 ⊙ 携带者

【辅助检查】血常规示白细胞15.51×10⁹/L、中性粒细胞百分比85%。HIV+RPR+TPPA提示阴性。乙肝五项提示阴性。电解质、肝功能、肾功能均正常。心电图示正常,胸部CT无异常。头颅MRT(2012年5月3日):小脑萎缩。头颅MRT(2014年10月15日):左侧大脑少量变性灶,小脑萎缩;头颅MRI(2015年1月

14 日）：大脑少量变性灶，小脑萎缩，左侧脑室扩大。神经传导功能、重复电刺激（2013 年 7 月 29 日）：未见异常。基因分析（2014 年 12 月 18 日）：发现以下突变：基因：*ATXN1*；突变类型：杂合；相关文献或数据库内容摘要：*ATXN1* 基因的 3 碱基（CAG）重复数增加可导致常染色体显性遗传病脊髓小脑性共济失调 1 型；癫痫基因检测（2015 年 4 月 17 日）：发现突变基因：*UBE3A* 基因；受检者之母：杂合变异；受检者之父：未发现变异。尿有机酸气相质（GC/MS）检验（2013 年 8 月 28 日）：丙戊酸及其相关有机酸增高，考虑与抗癫痫药物有关。长程视频脑电图监测（2010 年 9 月 20 日）：后头部起源大量极高振幅 3.0Hz 棘（多棘）慢波呈节律性全导频繁持续性爆发，清醒背景节律少、节律慢化。长程视频脑电图（2014 年 10 月 13 日）：背景弥漫性 θ 波，无枕区优势节律，双侧后头部棘波、多棘波、棘慢波发放，闭眼敏感，广泛不规则 2.5~4Hz 棘慢波、多棘波短程阵法。

【入院诊断】①癫痫持续状态；②天使综合征（Angelman syndrome）；③社区获得性肺炎（细菌性）。

【诊疗经过】

1. 定位、定性诊断分析　患者表现为癫痫、智力低下、无故发笑，定位：大脑皮质；不自主运动，定位：锥体外系；肌力减低，肌张力减低，腱反射稍减弱，定位：周围神经；行走不稳，步距宽，精细动作笨拙，定位：小脑及其传导束。综合定位：广泛大脑皮质、锥体外系、周围神经、双侧小脑及其传导束。

年少发病，慢性病程，进行性加重，表现为癫痫、智力低下、无故发笑、不自主运动、共济障碍及周围神经损害等多系统受累，定性：遗传、变性疾病。结合患者 *UBE3A* 基因点突变诊断：天使综合征。

2. 鉴别诊断　①线粒体脑病：年少发病，慢性病程，进行性加重，反复发作，表现为癫痫、智力低下、无故发笑、不自主运动、共济障碍及周围神经损害等多系统受累，但患者无易疲劳现象，头颅磁共振无层状坏死等表现，查血清乳酸不高，且 *UBE3A* 基因突变；②朊蛋白病：慢性病程，进行性加重，表现为癫痫、智力低下、无故发笑、不自主运动、共济障碍及周围神经损害等多系统受累，但患者发病年龄小，头颅磁共振未提示脑内灰质异常信号，且 *UBE3A* 基因突变。

3. 初始诊疗　予以抗感染、机械通气，针对癫痫先后予持续静脉泵入咪达唑仑、丙戊酸钠，丙戊酸钠缓释片 500mg/ 次，每日 2 次；左乙拉西坦片 500mg/ 次，每日 2 次，胃管内给药，四肢强直发作缓解，逐渐停用静脉泵入咪达唑仑、丙戊酸钠，神志转清，拔除气管插管，生命体征平稳；仍有幻觉、被害妄想、左下肢频繁抽动，加用苯巴比妥 0.1g/ 次，每 8 小时 1 次，肌内注射；利培酮 1mg/ 次，每日 2 次，口服；精神症状改善，但肢体抽动仍频繁发作，间隔数分钟。

4. 进一步诊疗　长程视频脑电图：双侧半球见以 4~7Hz 中至高波幅 θ 波活动为主，可见少量 α 波，双侧半球见较多 δ 波活动，各脑区见大量低波幅 15~25Hz β 波活动，以前头部为主，在清醒期及睡眠期，左侧额中央区见大量棘波、棘慢波放电，丙戊酸钠血药浓度 80μg/ml，头颅磁共振（图 42-2）：小脑萎缩，大脑白质少量脱髓鞘，其余脑实质区未见异常信号，脑室大小正常，脑沟及脑池宽度正常，脑中线结构无偏移，脑干轮廓清楚。经全科讨论后将抗癫痫药物调整为左乙拉西坦片 1 000mg/ 次，每日 2 次；氯硝西泮片 2mg/ 次，每日 3 次后未再发，并外送 *UBE3A* 基因检测，进行家系验证。

【预后】出院时癫痫未再发，逐渐减少左乙拉西坦及氯硝西泮剂量。

【随访】1 个月后逐渐调整为氯硝西泮片 1mg/ 次，每日 2 次，口服；抽搐控制良好。随访时查体：身高

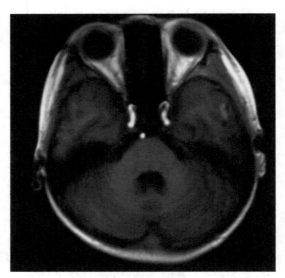

图 42-2　患者头颅 MRI 检查
轴位 T_1WI 成像小脑沟回加深，提示小脑萎缩。

140cm,表情欣快,右眼内斜视(图 42-3),四肢肌力 4 级、肌张力减低,腱反射稍减弱,深浅感觉粗测正常,站立、行走时步距宽(图 42-3),动作笨拙,稳定性差,龙贝格征阳性,病理征未引出。完善 *UBE3A* 基因(NM 000462)检测(彩图 42-4)。

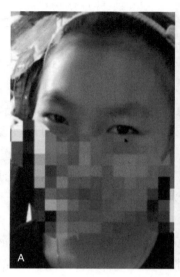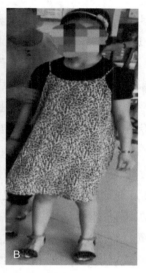

图 42-3　患者眼球、步态检查

A. 右眼内斜视;B. 站立及行走不稳、步距增宽。

【最后诊断】天使综合征。

讨　论

Angelman 综合征(Angelman syndrome,AS)又称天使综合征,是英国儿科医生 Harry Angelman 发现的一种罕见的神经系统遗传性疾病,由泛素蛋白连接酶 E3A(ubiquitin protein ligase E3A,*UBE3A*)基因功能缺陷所致。多儿童期起病,表现为发育迟缓、重度精神发育迟滞、言语运动障碍、共济失调、癫痫、四肢震颤、小头畸形、欣快表情等症状,多数可出现脑电图异常,头颅磁共振或 CT 显示正常或轻度皮质萎缩[1-3]。AS 的发病与基因印记有关,染色体 15q11~13 上遗传物质的缺失或异常表达可导致两种不同的神经发育障碍综合征,这取决于遗传物质是来自母源染色体还是来自父源染色体。父源性的该区域异常,产生 Prader-Willi 综合征(PWS),AS 则与母源 15q11~13*UBE3A* 基因缺失或表达异常有关[4]。*UBE3A* 基因编码的 E6 相关蛋白(6 associated protein,E6AP),是泛素连接酶 E3 蛋白家族中的一员。E6AP 是一种 E3 泛素连接酶,将活化的泛素从 E2 泛素连接酶转移到目标蛋白,蛋白酶体能识别泛素化的蛋白,最终通过泛素 - 蛋白酶体途径对目标蛋白进行降解。在人类脑组织中,*UBE3A* 对小脑及海马等皮层突触形成及可塑性有重要作用,由于基因印记的差异性表达,母源性 *UBE3A* 表达,父源性沉默[2]。一旦母源性 *UBE3A* 基因的缺失或表达异常,氨基丁酸 a 受体复合体三个亚基编码相关基因的缺失导致 GABA 功能障碍,N- 甲基 -D- 天冬氨酸的传递也被阻断,脑内蛋白泛素化异常,蛋白降受阻[5],可能是该遗传病发病的根本原因。目前已发现的 AS 异常遗传缺陷有四种:母源性 15q11~13*UBE3A* 关键基因缺失(70%)、父源性单亲二倍体(uniparental disomy,UPD:3%)、印记基因表达异常(7%)及母源性 *UBE3A* 基因突变(11%)。但约有 5%~10% 的 AS 患者并未检测到上述异常[6,7]。该病例基因检测发现先证者 *UBE3A* 基因发生 c.299C>T(编码区第 299 号核苷酸由 C 变为 T)的杂合核苷酸变异,进行家系验证发现先证者母亲及阿姨均为突变携带者,而 *UBE3A* 基因是母源印迹表达基因,因此先证者表现出 AS 表型推测该突变遗传自先证者外祖父。不同类型的基因缺陷临床表现存在差异,但几乎所有患者均会出现重度精神发育迟滞、运动或平衡障碍、语言障碍、特征性易欣快行为[8,9],与基因型无关。80%~90% 患者表现为癫痫[10],多数在 3 岁前发病,肌阵挛性、全身性-阵挛性和失张力发作最为常见,癫痫持续状态 90% 表现为肌阵挛性或非惊厥性[11],与该患者表现相符。随着年龄增长,癫痫发作严重程度通常逐渐减轻,但癫痫发作持续到成年。据报道,AS 斜视发生率为 27%~75%,外斜视最常见(9%~13%)[12],该患者表现为右眼内斜视,S.Micheletti[13]的研究也证实了这一现象,10 例患者中 4 例为外斜视,1 例外下斜视,1 例内斜视,并发现所有 AS 均有屈光不正(特别是与远视有关的散光)。大片缺失型及突变型患儿临床表型均较重,而 UPD 型及印记缺陷型临床表型较轻[14],但也有研究者提出大片缺失型表现最重,点突变型表现最轻[15]。该患者表现为精神发育迟滞、癫痫发作、举止快乐、共济障碍、内斜视等症状,但症状相对较轻,与该研究结果一致。此外,AS 还可以表现为小头畸形、色素减低、睡眠周期异常、喂养困难、脊柱弯等。

脑电图有助于 AS 诊断,特别是没有基因检测结果的患者。AS 患者无论是否发生癫痫发作,其脑电图表现均无差异,但缺失型脑电图异常表现更为明显。AS 脑电图主要以下列三种模式出现:①长串高波幅 δ 波(2~3Hz)活动,前头部明显,常叠加癫痫样放电,儿童较成人明显。②持续的高波幅 θ 波活动,仅见于 12 岁以下儿童。③后部为主的棘波、尖波与 3~4Hz 的高波幅慢波混杂出现,仅由闭眼诱发,脑电图可表现为上述单独或混合模式出现。除此之外,AS 患者代谢正常,血液常规、生化检测正常,头颅 CT 或 MRI 正常(部分表现为轻度萎缩或脱髓鞘改变)[8]。该患头颅 MRI 提示小脑萎缩,大脑白质少量脱髓鞘,与该病特征相符。

迄今为止,AS 缺乏特异性治疗,积极地对症支持治疗可以改善预后。针对癫痫发作,单药治疗控制率差[16],该患也有类似特点,经丙戊酸钠、左乙拉西坦后仍反复发作,联合氯硝西泮治疗有效,与 Faulkner 等人报道相符[17]。米诺环素可以改善 AS 患者交流、认知、语言及运动功能,对正在进行抗癫痫治疗患者的脑电图无改变,对未进行抗癫痫治疗患者脑电图改变及使用米诺环素最佳治疗周期尚缺乏研究[18],分子靶向治疗是研究热点。拓扑异构酶抑制剂如拓扑替康可以激活沉默的父源 UBE3A 基因,起到治疗作用,但同时可能激活其他基因,可能导致其他基因过度表达[19],从而出现其他症状,所以在使用时应慎重。

由于 AS 患者在出生前后及分娩时的各项指标均正常,所以在出生时并未能及时诊断。近年来,随着基因诊断技术的发展,产前诊断及遗传咨询尤为重要。在大多数情况下,复发的风险在 1% 以下;但是,如果有印记错误或 UBE3A 突变,该患者阿姨为突变基因携带者,则复发风险高达 50%[20],通过产前诊断及遗传咨询,可以避免患儿出生。因此,患者母亲方面的人可能会从遗传咨询中受益,减轻家庭及社会负担,提高家庭生活质量。

小　结

1. 天使综合征在成人神经内科较少见,当患者出现药物难治性癫痫,同时表现有语言及运动障碍、精神发育迟滞、共济失调等症状时,需警惕该病。

2. 该病所致癫痫症状,可能对氯硝西泮反应好,在治疗可首先考虑该药。

3. 通过产前诊断及遗传咨询,可以避免患儿出生。

(张　霞　姚本海　胡　晓)

参考文献

［1］　POWIS L, OLIVER C. The prevalence of aggression in genetic syndromes: A review [J]. Res Dev Disabil, 2014, 35 (5): 1051-1071.

［2］　DAN B. Angelman syndrome: current understanding and research prospects [J]. EpilepSia, 2009, 50 (11): 2331-2339.

［3］　ARGOLIS S, SELL G, ZBINDEN M, et al. Angelman syndrome [J]. Neurotherapeutics, 2015, 12 (3): 641-650.

［4］　DAGLI A, BUITING K, WILLIAMS C. Molecular and clinical aspects of Angelman syndrome [J]. Mol Syndromol, 2012, 2 (3-5): 100-112.

［5］　SETH R, SHARMA U. Diagnostic criteria for tuberculous meningitis [J]. Indian J Pediatr, 2002, 69 (4): 299-303.

［6］　JUDSON M, SOSA-PAGAN J, DEICID W, et al. Lelic specificity of Ube3a expression in the mouse brain during post-natal development [J]. J Comp Neurol, 2014, 522 (8): 1874-1896.

［7］　DAGLI A, UITING K, WILLIAMS C. Molecular and clinical aspects of Angelman syndrome [J]. Mol Syndromol, 2012, 2: 100-112.

［8］　WILLIAMS C, BEAUDET A, CLAYTON-SIMTH J, et al. Angelman syndrome 2005: updated consensus for diagnostic criteria [J]. Am J Med Genet A, 2006, 140: 413-418.

［9］　WILLIAMS C, DRISCOLI D, DAGLI A. Clinical and genetic aspects of Angelman syndrome [J]. Genet Med, 2010, 12: 385-395.

［10］　CONANT K, THIBERT R, THIELE E. Epilepsy and the sleep-wake patterns found in Angelman syndrome [J]. Epilepsia, 2009, 50: 2497-2500.

［11］　THIBERT R, CONANT K, BRAUN E, et al. Epilepsy in Angelman syndrome: a questionnaire-based assessment of the natural history and current treatment options [J]. Epilepsia, 2009, 50: 2369-2376.

［12］　MICHIELETTO P', BONANNI P', PENSIERO S. Ophthalmic findings in Angelman syndrome [J]. J AAPOS, 2011, 15 (2): 158-161.

［13］　MICHELETTI S, PALESTRA F, MARTELLIP F. et al. Neurodevelopmental profile in Angelman syndrome: morethan low intelligence quotiient [J]. Ital J Pediatr, 2016: 42: 91.

［14］　BAUMER A, BALMER D, SCHINZEL A. Screening for UBE3A gene mutations in a group of Angelman syndrome patients selected according a non-stringent clinical criteria [J]. Hum Genet, 1999, 105 (6): 598-602.

［15］　LIEHR T, KOSYAKOVA N. Small supernumerary marker chromosomes (sSMC)-what about the genotype-phenotype phenotype correlation [J]. Tsitologiia, 2013, 55 (3): 165-176.

［16］　刘依竞, 肖农. Angelman 综合征发病机制、分型及治疗进展 [J]. 临床儿科杂志, 2015, 33(7): 668-672.

［17］　FAULKNER M, SINGH S. Neurogenetic disorders and treatment of associated seizures [J]. Phar-macotherapy, 2013, 33 (3): 330-343.

［18］　JOSEPH C, STEPHANIE L, MARIA C, et al. An open-label pilot trial of minocycline in children as a treatment for Angelman syndrome [J]. BMC Neurology, 2014, 14: 232.

［19］　RECZKO M, MARAGKAKIS M, ALECIOU P, et al. Functional microRNA targets in protein coding sequences [J]. Bioinformatics, 2012, 28 (6): 771-776.

［20］　WILLIAMS C, DRISCOLL D, DAJLI A. Clinical and genetic aspects of Angelman syndrome [J]. Genet Med, 2010, 12 (7): 385-395.

案例 43

慢性缺氧后肌阵挛

> **病例资料**

患者,男,40岁。因"突发意识障碍7天"于2019年7月2日入院。

【现病史】 7天前患者无明显诱因出现头晕,呈持续性,伴视物旋转,呕吐胃内容物数次,四肢麻木,症状持续加重,继之突发意识丧失,呼之不应,呼吸、心跳停止。立即予气管插管、心肺复苏抢救治疗后患者恢复心跳及自主呼吸。后患者意识清楚,心肺复苏后第3天患者频繁出现四肢抽搐,每日发作数十次不等,每次持续时间长短不等,声光刺激、触摸等刺激均可诱发及加重肢体抽搐,其间出现突发意识丧失,四肢强直-阵挛发作2次,经地西泮静脉注射治疗,强直-阵挛发作控制。但仍有频繁四肢抽搐,以双上肢抽搐为主,院外治疗无好转就诊于我院,急诊以"心肺复苏术后,缺血缺氧性脑病,继发性癫痫"收入我院重症监护室。自发病以来精神、睡眠、饮食差,体重变化无明显增减。

【既往史】 患者平素身体健康,否认高血压、糖尿病、肿瘤等病史;否认伤寒、结核、肝炎等传染病史;否认药物、食物过敏史;否认毒物及放射性物质接触史;否认手术外伤史;否认输血史。

【个人史】 生长于贵州省遵义市湄潭县,长期在浙江省湖州市从事木工工作,无饮酒、吸烟嗜好史,无性病及其他不良嗜好史。

【家族史】 家庭其他成员均健康,否认遗传病史,无类似病史。

【体格检查】 体温37.3℃,脉搏100次/min,呼吸20次/min,血压120/75mmHg,氧饱和度99%,气管插管呼吸机辅助呼吸中,双肺呼吸音粗、未闻及干湿啰音;心率100次/min,心律齐,各瓣膜听诊区未闻及杂音;腹软,未见胃肠型、蠕动波,腹壁静脉无曲张,全腹无肌紧张、未扪及包块,双下肢无水肿。神志清楚,反应可,对答切题,脑神经检查无特殊,四肢肌力5级,肌张力稍增高,脑膜刺激征阴性,生理反射对称存在,病理征未引出。

【辅助检查】 血常规、肝肾功能、电解质、抗核抗体、脑脊液常规、生化等相关检查未见明显异常;胸部CT示:双肺肺炎;心电图:正常范围心电图。

【入院诊断】 ①心肺复苏术后;②症状性癫痫癫痫持续状态可能性大;③缺血缺氧性脑病;④肺部感染。

【诊疗经过】

1. **定位、定性诊断分析** 患者有意识障碍,四肢抽搐,肢体阵挛发作的临床症状,定位:广泛大脑皮质。心搏骤停,心肺复苏成功后出现上述症状,定性:脑缺血缺氧。结合患者病史特点及辅助检查明确诊断:慢性缺氧后肌阵挛。

2. **鉴别诊断** 心肺复苏后肌阵挛癫痫:出现肢体抽搐伴意识丧失,需考虑该病的可能,但肌阵挛癫痫多发生于心肺复苏术后72小时内,病人常昏迷,抽搐涉及的部位可以是全身或多灶部位,如躯干、斜方肌、胸锁乳头肌等,脑电图出现全面性癫痫样放电、周期性放电、爆发抑制等,预后差,病死率高达90%~100%,结合该患者意识清楚,治疗效果好,排除该病。

3. **初始诊疗** 入院后入住重症监护医学科,给予呼吸机辅助呼吸、抗感染、丙戊酸钠、苯巴比妥等控制癫痫发作、营养支持等治疗。完善脑脊液常规、生化无异常,经治疗患者病情平稳,意识清楚,并成功拔管,但患者仍频繁出现四肢抽搐,声光刺激、触摸患者均可诱发加重,经治疗后上述症状无缓解。

4. **进一步诊疗** 2019年9月25日转入神经内科。完善长程视频脑电图结果提示:间歇期示大量同步、非同步高波幅、极高幅棘慢复合波等痫样放电，左侧前头部优势明显；发作期同步脑电图监测记录到高波幅、极高波幅慢波、棘波、棘慢复合波等痫样放电，夹杂少量活动伪迹（图43-1）。头颅 MRI 提示：双侧大脑少量缺血灶，脑萎缩（图43-2）。予丙戊酸钠、氯硝西泮、左乙拉西坦联合控制抽搐发作，经调整治疗方案后患者抽搐发作次数明显减少，治疗半月后基本无抽搐发作。

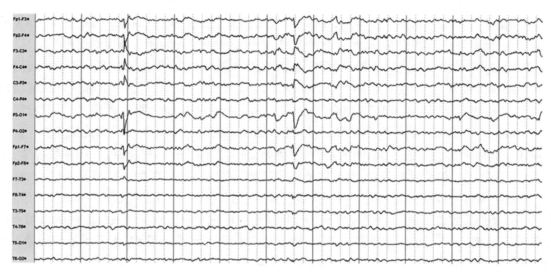

图43-1　患者脑电图检查

脑电图显示间歇期示少量非同步中 - 高波幅棘慢复合波样放电，左侧前头部优势明显（16 导联记录，时间常数 30mm/s 高频滤波 70Hz，灵敏度 100μV/cm）。

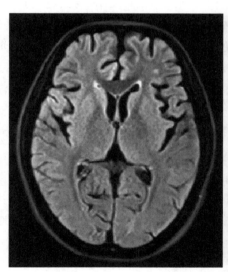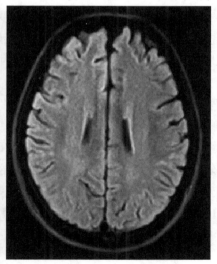

图43-2　患者头颅 MRI 检查

FLAIR 双侧大脑少量缺血灶，脑萎缩。

【预后】出院时偶有上肢间断抽动，以左上肢为主，持续时间短暂，精神、饮食尚可。

【随访】患者出院半年内每个月门诊复查，继续予氯硝西泮、丙戊酸钠缓释片、左乙拉西坦口服治疗，半年后无肢体抽搐发作，随访 1 年，患者无肢体抽搐，缓慢减停丙戊酸钠缓释片、左乙拉西坦，氯硝西泮治疗，随访 2 年，患者恢复好，无肢体抽搐发作。

【最后诊断】慢性缺氧后肌阵挛。

讨 论

慢性缺氧后肌阵挛，又称 Lance-Adams 综合征（Lance-Adams syndrome，LAS）系继发于脑部缺血缺氧后以动作性肌阵挛为主要特征的一种罕见的中枢神经系统疾病[1,2]。临床常常以突发、短暂且频繁的抽搐为主要表现，多见于各种缺血缺氧事件后，如心搏骤停、窒息、中毒、麻醉、溺水、脑损伤及代谢性疾病后[3,4]。随着心肺复苏术的广泛应用，大部分患者能在缺血缺氧事件后存活下来，因此 LAS 的发生率也逐渐升高，而对该病早期识别、诊断及合理治疗，可明显改善患者的预后及生活质量[5,6]。

随着医疗技术的发展与进步，心搏骤停复苏成功的病人越来越多，但心肺复苏后部分患者可能会出现神经功能缺损的症状，遗留各种各样严重的并发症，如 LAS，是指在心搏骤停复苏成功 72h 后出现的肌阵挛[7]。LAS 是一种罕见的肌阵挛综合征，因首先由 Lance 和 Adams 报道而得名，系因麻醉、中毒、心脏疾病、肺部疾病、脑部疾病等导致呼吸、心搏骤停，经心肺复苏抢救成功后出现的肌阵挛[8]。其临床表现以动作性肌阵挛为主，表现为肌肉随意收缩、频繁发作、发作形式多样化，可以出现肌阵挛，也可出现全身强直阵挛发作，常常因声音、光线或肢体疼痛刺激而诱发，紧张时加重，休息后减轻，入睡后可完全消失。LAS 的脑电图表现呈多样性，可正常也可异常，通常表现为广泛棘波和多棘波的爆发，或与神经元损伤一致的爆发抑制模式。有研究发现连续性背景中出现中央区的尖波或棘波的脑电图表现与患者良好预后密切相关[9]。而在影像学上，颅脑 MRI 可表现为弥漫性脑萎缩，也可无特殊异常，MRS 对该病的诊断价值有限，结合本例患者头颅 MRI 检查无明显特征性改变，有研究发现部分患者 N- 乙酰天冬氨酸比值降低，表明后扣带回（posterior cingulate gyrus，PCG）和白质皮层神经元活动的减少，这可能与缺氧性脑损伤有关，皮质肌阵挛的电生理学表现，也可能是由于 PCG 皮质内的 N- 乙酰天冬氨酸降低所致[8]。到目前为止，LAS 的确切病理生理机制仍不清楚，治疗上尚无专家共识及指南推荐，多数取决于临床经验。虽然最近有关于迷走神经刺激术及苍白球损毁术治疗 LAS 的报道，但疗效尚不确切，且功能神经外科对该病的相关治疗目前也尚无统一共识及指南推荐[10-11]。现有研究认为 LAS 与多种神经化学物质异常有关，特别是 5- 羟色胺缺失、5- 羟色胺脱羧转变为 γ- 氨基丁酸（GABA）等。其中下橄榄核的 5- 羟色胺丢失被认为是其发病的主要原因，因此，提高 5- 羟色胺水平成为 LAS 的主要治疗措施，常用药物有 5- 羟色氨酸、卡比多巴等[12-13]。据文献报道，多数 LAS 患者使用氯硝西泮、丙戊酸钠和吡拉西坦后肌阵挛症状有所改善，且联合治疗效果更佳[14]。另外有研究表明，左乙拉西坦对 LAS 的症状有明显的改善作用[15]。因此，目前临床上常将氯硝西泮、丙戊酸钠、吡拉西坦和左乙拉西坦作为治疗 LAS 的一线药物[16]。综上所述，本例患者以心肺复苏成功后出现动作性肌阵挛为主要特征，尤其是在声光刺激下肌阵挛发作频繁，有缺血缺氧的病史，脑电图有痫样放电，丙戊酸联合氯硝西泮、左乙拉西坦等抗癫痫药治疗有效，符合 LAS 的临床特点，按该病治疗原则治疗后症状明显好转。通过本文报告，希望临床医生对 LAS 患者的临床特点及治疗有更深刻的认识，尤其是对心肺复苏后出现肌阵挛的患者，要想到该病的可能。

小 结

1. LAS 综合征主要见于心肺复苏后脑缺血缺氧患者，临床非常少见，容易误诊、漏诊。
2. 当心肺复苏后患者出现反复发作性肢体抽搐，按一般癫痫治疗无缓解需考虑该病的可能。
3. 该病发病机制目前不清，治疗预后差异大，主要予氯硝西泮、左乙拉西坦等联合治疗。

（罗 忠 彭 燕 徐祖才）

参考文献

［1］徐海波, 肖会梅, 向建君, 等. Lance-Adams 综合征研究进展 [J]. 卒中与神经疾病, 2020, 27 (5): 697-700.

［2］SAITO K, OI K, INABA A, et al. A case of the successful treatment of severe myoclonus with Lance-Adams syndrome by add-on perampanel showing long term effects [J]. Rinsho Shinkeigaku, 2021, 61 (1): 18-23.

［3］张文, 宋治, 彭毓棻, 等. Lance-Adams 综合征二例报道并文献复习 [J]. 中国全科医学, 2011, 14 (8): 927-928.

［4］KIM M J, PARK S H, HEO K, et al. Functional neural changes after low-frequency bilateral globus pallidus internus deep brain stimulation for post-hypoxic cortical myoclonus: voxel-based subtraction analysis of serial positron emission [J]. Brain Sciences, 2020, 10 (10): 730.

［5］KEETON G, ALI T, SUDHAKAR P, et al. Teaching video neuroimages: a case of Lance Adams syndrome with seesaw nystagmus [J]. Neurology, 2021, 96 (5): e816.

［6］GAO F, OSTREM J L, WANG D D. Treatment of post-hypoxic myoclonus using pallidal deep brain stimulation placed using interventional MRI methods [J]. Tremor Other Hyperkinet Mov (N Y), 2020, 10: 42.

［7］SHIN J H, PARK J M, KIM A R, et al. Lance-Adams syndrome [J]. Ann Rehabil Med, 2012, 36 (4): 561-564.

［8］FREUND B, KAPLAN P W. Differentiating Lance-Adams syndrome from other forms of postanoxic myoclonus [J]. Ann Neurol, 2016, 80 (6): 956.

［9］张银珠, 魏海涌, 杜欢. Lance-Adams 综合征的临床特点及脑电图分析 2 例报告 [J]. 癫痫与神经电生理学杂志, 2020,(2): 119-121.

［10］WADDELL A, DIRWEESH A, ORDONEZ F, et al. Lance-Adams syndrome associated with cerebellar pathology [J]. J Community Hosp Intern Med Perspect, 2017, 7 (3): 182-184.

［11］RIBOLDI G M, FRUCHT S J. Increasing evidence for the use of sodium oxybate in multi-drug-resistant Lance-Adams syndrome [J]. Tremor Other Hyperkinet Mov (N Y), 2019, 9 (10): 1-6.

［12］LEVY A, CHEN R. Myoclonus: pathophysiology and treatment options [J]. Curr Treat Options Neurol, 2016, 18 (5): 21.

［13］ILIK F, KEMAL ILIK M, COVEN I. Levatiracetam for the management of Lance-Adams syndrome [J]. Iran J Child Neurol, 2014, 8 (2): 57-59.

［14］GUPTA H V, CAVINESS J N. Post-hypoxic myoclonus: current concepts, neurophysiology, and treatment [J]. Tremor Other Hyperkinet Mov (N Y), 2016, 6: 409.

［15］ASAHI T, KASHIWAZAKI D, DOUGU N, et al. Alleviation of myoclonus after bilateral pallidal deep brain stimulation for Lance-Adams syndrome [J]. J Neurol, 2015, 262 (6): 1581-1583.

［16］YAMADA K, SAKURAMA T, SOYAMA N, et al. Gpi pallidal stimulation for Lance-Adams syndrome [J]. Neurology, 2011, 76 (14): 1270-1272.

案例 44

偏头痛合并卵圆孔未闭

病例资料

患者,男,43 岁。因"反复发作性头痛 5 年,加重 1 个月"于 2022 年 5 月 3 日入院。

【现病史】5 年前多于感冒、劳累后出现头痛发作,呈搏动样中重度头痛,疼痛位置不固定,活动后明显,头痛持续时间长,每次均需口服药物或输液治疗后方可缓解,无畏光、畏声,无眩晕、耳鸣,无恶心、呕吐,无肢体无力、抽搐,每月均有发作,发作逐渐频繁(具体不详,次数>3 次 / 月,未使用预防用药),曾于外院行头颅 MRI 检查未见异常,多次就诊于外院予中药、西药等治疗,头痛曾 2~3 个月未发作。1 个月前出现左侧颞、顶、枕部疼痛,性质同上,偶可出现撕裂样疼痛,程度剧烈难以忍受,为持续性,夜间较明显,伴恶心欲吐,伴畏光,活动后加重,予口服药物及输液治疗后头痛可减轻,但次日再发,头痛发作前否认暗点、视觉闪光点及肢体麻木等先兆症状,现求进一步诊治入我科;自发病以来精神、饮食、睡眠尚可,大小便如常;近期体重未见明显增减。

【既往史】否认高血压、糖尿病、肾病、冠心病等慢性病史,否认肝炎、伤寒、结核等传染病史,无输血史,无食物、药物过敏史,预防接种史不详。

【个人史】长期吸烟 10 余年,20 支 /d,未戒,无饮酒嗜好。

【家族史】家庭其他成员均健康,否认遗传病史,无头痛家族史。

【体格检查】体温 36.7℃,脉搏 84 次 /min,呼吸 20 次 /min,血压 123/75mmHg,神志清楚,发育正常,头颅五官未见明显异常。双肺呼吸音清,未闻及干湿啰音及胸肺摩擦音;心率 84 次 /min,心律齐,各瓣膜听诊区未闻及心脏杂音及心包摩擦音;腹软,全腹未触及压痛、反跳痛及肌紧张;双下肢无水肿。对答切题,吐词清楚,高级认知功能检查未见异常。脑膜刺激征阴性。额纹对称,双侧瞳孔等大等圆,直接和间接对光反射灵敏,双眼各方向活动度可。双侧鼻唇沟对称,伸舌居中,咽反射存在。四肢肌力、肌张力正常,双侧肢体刺痛觉对称存在,共济运动未见异常,四肢腱反射存在,病理征未引出。

【辅助检查】心电图:正常心电图。胸部 CT:双肺肺大疱,左肺下叶背段钙化灶。腹部彩超:肝内胆管结石或钙化灶,胆囊结石。常规脑电图:正常范围脑电图。头颅 MRI:基底节区、大脑少量脱髓鞘病变(图 44-1)。经颅多普勒超声发泡实验:Ⅳ级,潜在型(彩图 44-2)。右心声学造影:可见右向左大量分流(彩图 44-3)。血常规、电解质、肝肾功能、血脂、血糖、凝血功能、乙肝五项:未见异常。

【入院诊断】头痛原因?

【诊疗经过】

依据:①中年男性患者,中年起病,反复发作性病程,病程长;②反复发作至少 5 次;③头痛发作持续时间(未经治疗或治疗无效)持续 4~72 小时;④单侧头痛,性质为搏动样,头痛程度中重度,活动后加重;⑤伴随症状有恶心、畏光;⑥不能归因于其他疾病。治疗方案:住院期间予布洛芬注射液静脉滴注急性止痛、莫沙必利片口服改善头痛伴随症状、氟桂利嗪、辅酶 Q_{10} 联合维生素 B_2 口服预防头痛发作、阿普唑仑口服调节睡眠及对症等治疗。

【预后】出院时无头痛发作。

【随访】出院后 3 个月,电话随访患者,规律服用偏头痛预防用药(氟桂利嗪 10mg/ 次,每晚 1 次,口服;辅酶 Q_{10} 400mg/ 次,每日 1 次,口服;维生素 B_2 5mg/ 次,每日 3 次,口服),头痛发作次数明显减少(只发作 1 次),且头痛急性发作时程度也有所减轻。

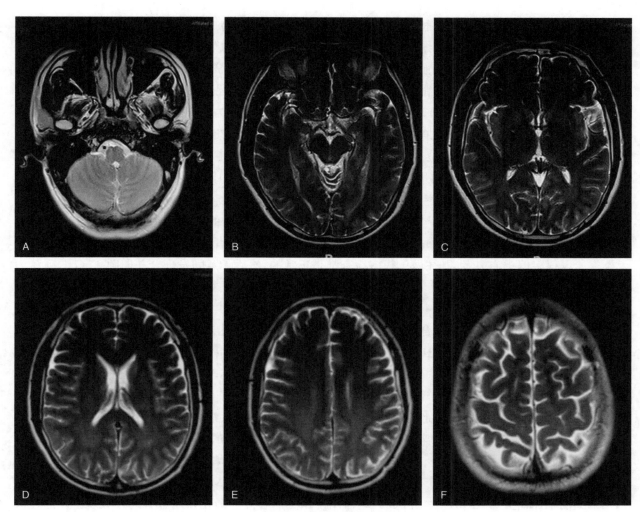

图 44-1　头颅 MRI 检查
轴位 T_2WI 像基底节区、大脑少量脱髓鞘病变。

【最后诊断】偏头痛合并卵圆孔未闭。

讨　论

偏头痛是一种引起原发性头痛的常见疾病,是一种严重影响人类健康的中、重度搏动样头痛,常发生于偏侧,可伴随恶心、呕吐、光敏、声敏感等症状[1]。2013 年世界卫生组织调查结果显示,人类最常见疾病中,偏头痛已位列第三位[2]。偏头痛影响着世界 15%~18% 的人口,女性是男性的 3 倍[3],其中每年有 3% 的发作性偏头痛患者转为慢性偏头痛[4]。研究显示,偏头痛患者发生亚临床脑白质病变[5-6]、认知功能障碍[7-8]、焦虑抑郁[9-10]、短暂性脑缺血发作和缺血性卒中[11,12]的风险显著高于无偏头痛患者。

偏头痛发病机制复杂,迄今仍不十分清楚,加之我国患者就诊率低,预防性治疗不规范,过度使用急性镇痛药物等诊疗现状,超过半数以上的偏头痛患者对治疗效果不满意,故对于偏头痛发病机制的研究意义重大。血管学说曾一度占主导地位,该学说认为血管的异常舒缩是导致偏头痛发生的主要原因[13]。随着 MRI、脑灌注成像、双源 CT 等影像学技术用于偏头痛的研究,血管舒缩引起偏头痛发作的传统观念受到质疑。Amin 等[14]研究认为偏头痛是一种仅表现为发作期颅内动脉轻度扩张的头痛,未来偏头痛的研究应着重探讨中枢和外周疼痛通路。加之抗癫痫药物托吡酯、丙戊酸盐等一系列非血管药物的有效运用，血管学说不再能全面解释偏头痛的发病机制，偏头痛已不再是简单的"血管性头痛"。

卵圆孔在胎儿时期是房间隔血液循环的重要开放性通道，来自脐静脉的动脉血经过下腔静脉进入右心房，直接通过卵圆孔进入体循环，当胎儿出生后随着第一声啼哭，肺循环的建立，导致肺循环阻力和右心房压力受到抑制，同时，肺循环后回血量增加导致左心房压力升高，共同促进卵圆孔闭合，在3岁以内卵圆孔会发生在解剖学上的闭合，原发隔和继发隔会发生粘连融合，如果在3岁以后卵圆孔没有闭合，会在卵圆窝上方正中的位置形成一个裂缝状或窄细状的通道，称为卵圆孔未闭（patent foramen ovale，PFO）[15]，当然也有其他的形态比较复杂、解剖学比较复杂的卵圆孔未闭，比如说多出口的，长隧道形的。PFO在成年人中的发生率为15%~35%，而在隐源性脑卒中和先兆型偏头痛患者中可高达60%~70%[16]。2019年Kumar等[17]报道的偏头痛患者卵圆孔未闭的发生率为40%~60%。由此可见偏头痛和PFO是密切相关的，偏头痛患者中PFO患病率和PFO患者中偏头痛患病率均显著高于普通人群。所以很多偏头痛患者，既往做了很多检查都是正常的，然后无意间发现合并卵圆孔未闭，就认为偏头痛的病因找到了，认为行封堵手术后头痛能够得到治愈，真的是这样吗？研究者开始从这方面进行研究探讨。

目前已有很多学者对偏头痛合并PFO患者选择性地进行卵圆孔未闭封堵治疗的研究，部分研究显示，对严重偏头痛合并中到大量RLS的PFO患者进行卵圆孔封堵治疗后，部分患者术后24~48小时出现急性偏头痛症状，中长期随访中，大部分患者偏头痛临床症状总体改善[18-20]。一项针对2016年之前发表的21项病例对照研究的系统回顾分析显示，经封堵术治疗后有14%~85%的患者头痛症状得到了明显改善，其中25%~85%为先兆性偏头痛，14%~50%为无先兆偏头痛患者，先兆性偏头痛和无先兆偏头痛患者的头痛改善率分别为4%~58%和20%~68%，而6%~43%的患者头痛症状没有变化，38%的患者头痛较前加重[21]。迄今为止，全球共计完成4项卵圆孔未闭封堵术治疗偏头痛的随机对照临床试验，分别为：PFO封堵器治疗卵圆未闭所致难治性偏头痛临床试验（MIST）[22]，经皮卵圆孔封堵术治疗先兆偏头痛临床研究（PRIMA）[23]，PFO封堵器用于偏头痛合并卵圆孔未闭患者的疗效观察及通过医疗管理降低偏头痛发生率的前瞻性研究（PREMIUM）[24]及卵圆孔未闭封堵术治疗脑卒中合并偏头痛的研究（CLOSE-MIG）[25]。这4项临床研究均未达到预先设定的主要研究终点，结合前面的研究结果不难看出，观察性研究多为单中心、小样本的非随机试验，难以去除PFO封堵术引起的安慰剂效应及术后口服抗血小板药物对偏头痛症状的影响，其证据等级低于随机对照临床试验，鉴于目前尚无高质量证据支持PFO封堵术治疗偏头痛有确切的疗效，药物治疗仍是偏头痛合并卵圆孔未闭的首选治疗方法。

卵圆孔未闭致偏头痛的发病机制至今尚未阐明，目前具有共识的理论假说主要有3种：①卵圆孔未闭相关右向左分流引起短暂性低氧血症导致偏头痛发作[26]；②血管活性物质（5-HT等）穿过未闭合的卵圆孔，避开肺的代谢直接进入动脉系统，诱发偏头痛发作[27]；③反常性栓塞（PE）可能是卵圆孔未闭相关偏头痛的致病机制，尤其是先兆偏头痛，来自静脉系统的微栓子穿过未闭合的卵圆孔，引起脑缺血、脑皮质易激惹，导致皮质扩散性抑制（CSD）和偏头痛发作[28]。微栓子形成是PE的病理生理学核心，抗栓药物（抗血小板和抗凝药物）与介入封堵术治疗原理均为抑制微栓子形成，我们推测抗栓药物有助于抑制发病过程。有研究发现，抗凝药物可能对偏头痛具有预防作用[29]。这提示抗栓药物可能对偏头痛合并PFO具有独立疗效。Sommer等回顾性分析了噻吩并吡啶类药物（以二磷酸腺苷受体为靶点的一类抗血小板药物）在136例偏头痛合并PFO患者中的应用，提出噻吩并吡啶类药物（氯吡格雷、普拉格雷）可减轻偏头痛合并PFO患者的临床症状，为该类药物改善PFO相关性偏头痛症状提供了证据支持[30]。抗血小板药物对偏头痛合并PFO疗效相关研究较少，仍需要更多临床试验加以说明。

目前药物仍是偏头痛合并卵圆孔未闭的首选治疗方案。2021年欧洲PFO管理的多学科立场声明[31]建议将PFO封堵术作为难治性先兆性偏头痛患者的同情性治疗，而非常规治疗手段。对于此类患者,在临床诊治中应注意严格遵循专家建议及手术适应证,避免过度检查和过度治疗。抗血小板药物与介入封堵术治疗原理均为抑制微栓子形成,对于某些中、小分流的偏头痛患者,能否予以单纯抗血小板治疗达到长期预防的作用仍需大量的临床研究加以验证。

小 结

1. 偏头痛与 PFO 具有相关性,尤其先兆偏头痛与 PFO 高度共患。

2. 目前指南不推荐行 PFO 封堵治疗偏头痛合并卵圆孔未闭,需综合考虑偏头痛的类型、药物治疗反应、RLS 分流量大小、是否容易形成血栓等多种因素,需要谨慎、合理选择封堵手术。

3. 药物治疗仍是偏头痛合并卵圆孔未闭的首选治疗方案。

（吴 瑞 姚本海）

参考文献

[1] 偏头痛诊断与防治专家共识组, 李焰生. 偏头痛诊断与防治专家共识 [J]. 中华内科杂志, 2006, 45 (8): 694-696.

[2] Global Burden of Disease Study 2013 Collaborators. Global, regional, and national incidence, prevalence, and years lived with disability for 301 acute and chronic diseases and injuries in 188 countries, 1990-2013: a systematic analysis for the Global Burden of Disease Study 2013 [J]. Lancet, 2015. 386 (9995): 743-780.

[3] MARMURA M J, SILBERSTEIN S D, SCHWEDT T J. The acute treatment of migraine in adults: The American Headache Society evidence assessment of migraine pharmacotherapies [J]. Headache, 2015, 55 (1): 3-20.

[4] MAY A, SCHULTE L H. Chronic migraine: risk factors mechanisms and treatment [J]. Nat Rev Neurol, 2016, 12 (8): 455-464.

[5] FERESHTEH F, ABBAS R F, NIUSHA S S, et al. Relation-ship between patient's rights charter and patients satisfaction in gynecological hospitals [J]. BMC Health Serv Res, 2016, 16 (1): 476.

[6] LEE M J, PARK B Y, CHO S, et al. Cerebrovascular reactivity as a determinant of deep white matter hyperintensities in migraine [J]. Neurology, 2019, 92 (4): 342-350.

[7] DAGHLAS I, RIST P M, CHASMAN D I. Effect of genetic liability to migraine on cognition and brain volume: a mendelian randomization study [J]. Cephalalgia, 2020, 40 (9): 998-1002.

[8] RAQUEL G G, ISABEL P M. Cognition and cognitive impairment in migraine [J]. Curr Pain Headache Rep, 2019, 23 (11): 84.

[9] DEMLR O F, BOZKURT O. Effects of perceived social support depression and anxiety levels on migraine [J]. Noro Psikiyatr Ars, 2020, 57 (3): 210-215.

[10] PEARL T A, DUMKRIEGER G, CHONG C D, et al. Impact of depression and anxiety symptoms on patient-reported outcomes in patients with migraine: results from the American Registry for Migraine Research (ARMR)[J]. Headache, 2020, 60 (9): 1910-1919.

[11] WEST B H, NOUREDDIN N, MAMZHI Y, et al. Frequency of patent foramen ovale and migraine in patients with cryptogenic stroke [J]. Stroke, 2018, 49 (5): 1123-1128.

[12] OTLIVANEHIK O, LIBERMAN A L. Migraine as a stroke mimic and as a stroke chameleon [J]. Curr Pain Headache Rep, 2019, 23 (9): 63.

[13] 杨立民, 吕丹. 偏头痛病机与治疗体会 [J]. 中华实用中西医杂志, 2005, 18 (5): 743-743.

[14] AMIN F M, ASGHRA M S, HOUGAARD A, et al. Magnetic resonance angiography of intracranial and extracranial arteries in patients with spontaneous migraine without aura: a cross-sectional study [J]. Lancet Neurol, 2013, 12 (5): 454-461.

[15] TESHOME M K, NAJIB K, NWAGBARA C C, et al. Patent foramen ovale: a comprehensive review [J]. Curr Probl Cardiol, 2020, 45 (2): 100392.

[16] SINGH H S, KATCHI F, NAIDU S S. PFO closure for cryptogenic stroke: a review and clinical treatment algorithm [J]. Cardiol Rev, 2017, 25 (4): 147-157.

[17] KUMAR P, KIJIMA Y, WEST B H, et al. The connection between patent foramen ovale and migraine [J]. Neuroimaging Clin N Am, 2019, 29 (2): 261-270.

[18] TRABATTONI D, FABBIOCCHI F, MONTORSI P, et al. Sustained long-term benefit of patent foramen ovale closure on migraine [J]. Catheter Cardiovasc Interv, 2011, 77 (4): 570-574.

[19] GIANLUCA R, FABIO D, PAOLO C, et al. Improving migraine by means of primary transcatheter patent foramen ovale closure: long-time follow-up [J]. Am J Cardiovasc Dis, 2012, 2 (2): 89-95.

[20] NAGPAL S V, LERAKIS S, FLUECKIGER P B, et al. Long-term outcomes after percutaneous patent foramen ovale closure [J]. Am J Med Sci, 2013, 346 (3): 181-186.

[21] LIU K M, WANG B Z, HAO Y S, et al. The correlation between migraine and patent foramen ovale [J]. Front Neurol, 2020, 11: 543485.

[22] DOWSON A, MULLEN M J, PEATFIELD R, et al. Migraine intervention with STARFlex technology (MIST) trial: a prospective, multicenter, double-blind, sham-controlled trial to evaluate the effectiveness of patent foramen ovale closure with STARFlex septal repair implant to resolve refractory migraine headache [J]. Circulation, 2008, 117 (11): 1397-1404.

[23] MATTLE H P, EVERS S, HILDICK SMITH D, et al. Percutaneous closure of patent foramen ovale in migraine with aura, a randomized controlled trial [J]. Eur Heart J, 2016, 37 (26): 2029-2036.

[24] TOBIS J M, CHARLE S A, SILBERSTEIN S D, et al. Percutaneous closure of patent foramen ovale in patients with migraine: the PREMIUM Trial [J]. J Am Coll Cardiol, 2017, 70 (22): 2766-2774.

[25] MAS J L, GUILLON B, CHARLES-NELSON A, et al. Patent foramen ovale closure in stroke patients with migraine in the CLOSE trial. The CLOSE-MIG study [J]. Eur J Neurol, 2021, 28 (8): 2700-2707.

[26] SAKNAN B P, THAS P, ANAN S. Nocipeptin/orphanin FQ modulates cortical activity and trigeminal nociception [J]. Headache, 2011, 51 (8): 1245-1253.

[27] KUMAR P, KIJIMA Y, WEST B H, et al. The connection between patent foramen ovale and migraine [J]. Neuroimaging Clin N Am, 2019, 29 (2): 261-270.

[28] SBARMA A, GHEEWALA N, SILVER P. Role of patent foramen ovale in migraine etiology and treatment: a review Echocardiography [J]. Echocardiography, 2011, 28 (8): 913-917.

[29] BENJAMIN N, VALENTINA B, RAN W, et al. Potential antimigraine effects of warfarin: an exploration of biological mechanism with survey of patients [J]. TH Open, 2019, 3 (2): e180-e189.

[30] SOMMER RJ, NAZIF T, PRIVITERA L, et al. Retrospective review of thienopyridine therapy in migraineurs with patent foramen ovale [J]. Neurology, 2018, 91 (22): 1002-1009.

[31] PRISTIPINO C, GERMONPRÉ P, TONI D, et al. European position paper on the management of patients with patent foramen ovale. Part II-decompression sickness, migraine, arterial deoxygenation syndromes and select high-risk clinical conditions [J]. Eur Heart J, 2021, 42 (16): 1545-1553.

案例 45

咳嗽性晕厥

病例资料

患者,男,44 岁。因"反复晕厥 1 周"于 2019 年 1 月 2 日入院。

【现病史】患者 1 周前因受凉轻微咳嗽后出现短暂性晕厥,呼之不应,无肢体抽搐及口吐白沫,无大小便失禁,持续 1~2 分钟后自行苏醒,醒后如常,无精神行为异常,无全身酸痛、呼吸困难、舌咬伤,未予重视,上述症状发作 5~10 次 /d,均因咳嗽诱发,每次持续时间及性质均相同,为求进一步诊断与治疗,遂至我院就诊。门诊以"晕厥原因:血管抑制性晕厥?"收入院。患者自发病以来,精神、饮食可,睡眠欠佳,大小便正常,体重未见明显变化。

【既往史】否认糖尿病、高血压、肿瘤等病史;否认伤寒、结核、肝炎等传染病史;否认药物、食物过敏史;否认毒物及放射性物质接触史;否认手术、外伤史;否认输血史。

【个人史】吸烟史 15 年,20 支 /d,无饮酒史。

【家族史】家庭其他成员均健康,否认遗传病史,无类似病史。

【体格检查】体温 36.6℃,脉搏 70 次 /min,呼吸 18 次 /min,血压 129/80mmHg,体型偏胖,体重指数(body mass index,BMI)27.50kg/m^2,扁桃体 I 度肿大,咽充血,胸廓对称无畸形,肋间隙无明显增宽,呼吸节律正常,双侧呼吸音清,未闻及干湿啰音,心腹部查体无特殊。神志清楚,对答切题,言语清晰,高级神经功能无异常,脑膜刺激征阴性;脑神经检查无异常;无肌萎缩,四肢肌力及肌张力正常,腱反射对称引出,双侧肢体感觉对称存在,生理反射存在,双侧病理征阴性。

【辅助检查】胸部 CT 显示:双肺纤维化灶,肝右叶钙化灶(图 45-1);头部 CT:未见明显异常密度影,可见左侧上颌窦及蝶窦黏膜增厚或积液(图 45-1)。

【入院诊断】咳嗽性晕厥。

【诊疗经过】

1. 定位、定性诊断分析　意识丧失,定位:大脑皮质、脑干网状激活系统。定性:晕厥。结合病史及辅助检查诊断:反射性晕厥合并血管抑制性晕厥。

2. 鉴别诊断　①癫痫:该患者反复出现意识障碍,呈发作性,发作时间短,需要与之鉴别,但患者既往无脑部疾病、脑外伤等病史,发作时不伴有肢体强直抽搐,无牙关紧闭、双目凝视等表现,意识丧失前有咳嗽诱因,且入院查头颅 MRI 未见结构性损害,发作时脑电图未见棘波、尖波等发作性波形,故除外;②心源性晕厥:该患者病程中有晕厥表现,入院查心电图提示心率快,需考虑该病,但患者既往无心脏疾病病史,意识丧失前无心悸、胸闷等表现,且入院后查心脏彩超未见明显的瓣膜疾病、心肌疾病等临床依据,故除外。

3. 初始诊疗　入院后行头部 MRI 和 MRA 检查:未见头部和颅内动脉明显异常。心电图显示:窦性心动过速。根据患者主诉、临床症状与体征以及各项检查结果,临床诊断:咳嗽性晕厥、上呼吸道感染。予以蓝芩口服液 20ml/ 次,每日 3 次,口服对症止咳;阿昔洛韦 0.25g/ 次,每日 3 次,静脉滴注抗病毒治疗,但患者咳嗽症状缓解不明显,住院期间频发咳嗽后晕厥,多在连续咳嗽时诱发,3~4 次 /d,直立位和卧位均发作。

4. 进一步诊疗　因晕厥症状好转不明显,于 2019 年 1 月 7 日请呼吸科会诊,会诊时查体双肺闻及干湿啰音,长程视频脑电图:正常。结合临床表现,诊断:肺部感染,咳嗽晕厥综合征。建议停用阿昔洛韦,更换为头孢美唑 2g/ 次,每日 2 次,静脉滴注;氨茶碱片 0.10g/ 次,每日 3 次,口服;氨酚双氢可待因 10mg/ 次,每日 2 次,口服对症治疗,并完善痰培养 + 药敏试验。3 天后患者仍明显咳嗽,且咳嗽后晕

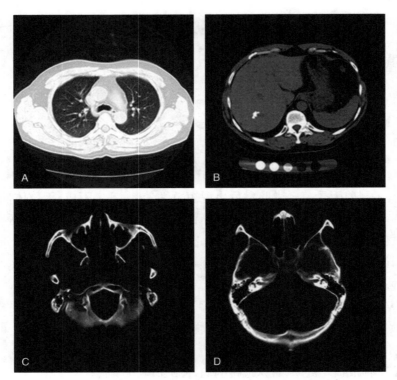

图 45-1 患者胸部、头部 CT 检查(2019 年 1 月 2 日)

胸部 CT：A. 所见肺窗显示双肺多发条索状、斑片状高密度影；B. 纵隔窗显示肝右叶
点状高密度影。头部 CT：C. 骨窗所见左侧上颌窦密度增高；D. 左侧蝶窦密度增高。

厥发作 5~10 次 /d,故改用头孢哌酮他唑巴坦钠 2.25g/ 次,每日 3 次,静脉滴注加强抗感染;同时加用乙酰半胱氨酸雾化吸入 0.30g/ 次,每日 2 次,雾化吸入;鉴于治疗效果仍欠佳,进一步完善心脏相关检查。2019 年 1 月 10 日心脏彩超检查静息态三尖瓣轻度反流,左心室舒张功能降低。动态心电图显示窦性心律,监测过程中(23 小时 44 分)心率 ≥100 次 /min,占总心搏数的 95.4%;偶发室性早搏;偶发房性期前收缩,短阵性房性心动过速 1 阵。痰细菌培养阴性,痰涂片抗酸染色未发现抗酸杆菌。患者常规心电图及动态心电图均提示心率增快。甲状腺功能检查除外甲状腺功能亢进。因此,不除外存在循环血容量不足导致晕厥可能,故予生理盐水 1 500ml/d,静脉滴注补液治疗,再加用加巴喷丁 0.20g/ 次,每日 3 次,口服;治疗 3 天后患者仍诉明显咳嗽,反复咳嗽后晕厥,次数较前明显增多(10~20 次 /d),故停用加巴喷丁。2019 年 1 月 14 日完善直立倾斜试验显示为阳性,血管抑制型;遂请心内科、耳鼻喉咽头颈外科会诊,耳鼻喉咽头颈外科会诊后建议完善电子鼻咽喉镜及睡眠监测,心内科会诊考虑血管神经抑制性晕厥,建议加用美托洛尔口服 6.25mg/d。复查胸部 CT 较前无明显变化,血常规未见白细胞计数升高,故停用抗生素、氨茶碱、氨酚双氢可待因等,应用美托洛尔 2 天后患者仍反复咳嗽后晕厥,4~5 次 /d。鉴于患者疗效差,停用上述所有药物,予以盐酸米多君 2.50mg/ 次,每日 3 次,口服;谷维素 10mg/ 次,每日 3 次,口服治疗;治疗第 2 天患者仍有咳嗽,每日数十次,但未再次出现咳嗽后晕厥。应用盐酸米多君期间血压略有升高,波动在 120/80mmHg,但均未达高血压诊断标准。2019 年 1 月 26 日患者自觉症状好转后于耳鼻喉咽头颈外科行多导睡眠图(polysomnography,PSG)监测显示:睡眠呼吸暂停低通气指数为 55.9,属于重度睡眠呼吸暂停综合征,睡眠呼吸暂停时间以阻塞性为主;睡眠效率为 7.50%;最低指脉氧血氧饱和度 58%,属于重度低氧血症。鼻咽喉镜检查可见鼻咽标志清晰,未见新生物,咽腔狭窄,作打鼾动作时口咽平面明显狭窄,软腭肥厚,咽后壁及舌根淋巴滤泡增生;双侧声带慢性充血、肿胀,声带活动好,声门闭合可,提示鼾症、慢性咽喉炎。本拟请耳鼻喉咽头颈外科再次会诊,以进一步诊治,但患者自觉晕厥症状好转,要求暂缓治疗慢性咽喉炎及睡眠呼吸暂停综合征,2019 年 1 月 28 日主动要求出院。患者接受盐酸米多君治疗第 2 天后未再发作咳嗽性晕厥,至出院时均未发作。

【预后】患者出院时仍有咳嗽,无明显咳痰,但未再发晕厥。

【随访】出院后 1 个月进行电话随访,家属诉其继续服用盐酸米多君约 2 周,其间未发作,后自行停药再次出现晕厥,但频率较前明显减少,约数日 1 次,嘱我科门诊随诊,但患者一直未复诊,目前失访。

【最后诊断】咳嗽性晕厥。

讨　论

晕厥是一种突然发生的短暂性全脑缺血引起的短暂性意识丧失,平卧片刻即可自行恢复的常见临床症状,其特征为迅速起病、持续时间短、可自行完全恢复。导致晕厥的病因很多,机制复杂,涉及多个学科,根据 2018 年版《欧洲心脏病学会(ESC)晕厥诊断与管理指南》,晕厥可分为反射性晕厥、直立性低血压性晕厥、心源性晕厥等几大类[1]。其中咳嗽性晕厥(cough syncope)是反射性晕厥中的一种,指咳嗽时或咳嗽后发生的意识丧失,临床并不多见,其在直立位和仰卧位均可以出现,发生迅速且不可预测,可能会造成严重的创伤性后果,因此需要引起临床医师的重视。咳嗽或咳嗽后发作的意识丧失最早于1876 年由 Charcot[2] 报告,1953 年,Kerr 和 Derbes[3] 首次使用"咳嗽性晕厥"来表述此类患者并沿用至今。咳嗽性晕厥的发病机制至今尚未阐明,可能与中年男性、严重吸烟、超重、阻塞性睡眠呼吸暂停综合征及合并阻塞性肺病相关[4],另外,中枢神经系统疾病(肿瘤、小脑扁桃体下疝、脑积水、颈动脉和椎动脉狭窄或闭塞等)、心血管病(超敏颈动脉窦综合征、房室传导阻滞、病态窦房结综合征、肺动脉高压等)、哮喘、肺部肿瘤、胃食管反流等疾病均可见合并咳嗽性晕厥表现[5-7]。

本文患者长期大量吸烟,BMI 高,合并睡眠呼吸暂停综合征,上述均为引起咳嗽性晕厥的常见因素。针对咳嗽性晕厥,目前尚无统一治疗方法,由于咳嗽是导致咳嗽性晕厥的直接原因,因此治疗的重点是消除咳嗽。在对患者的临床评估中,第一步是将意识丧失与咳嗽联系起来,然后确定咳嗽的病因,排除病因后一般均可获得缓解[1]。该例患者主要表现为反复咳嗽,查体扁桃体 I 度肿大,咽部充血,首先考虑咳嗽的原因为呼吸系统疾病所致,但予以对症止咳、抗感染等治疗后咳嗽并未完全缓解,晕厥症状未得以改善。查阅文献,Algahtani 和 Shirah[8] 使用加巴喷丁治疗常规镇咳药物治疗效果不佳的咳嗽性晕厥,其机制为加巴喷丁作用于主要表达在肺部的电压依赖性钙离子通道的 γ- 氨基丁酸 B 型受体($GABA_B R$)和 $\alpha2\delta$ 亚单位,$GABA_B R$、$\alpha2\delta$ 亚单位在肺部参与预防支气管痉挛、气道微血管渗漏和咳嗽,低剂量(200mg)加巴喷丁与 $\alpha2\delta$ 相结合,抑制神经递质的释放,控制咳嗽,达到治疗咳嗽性晕厥之目的。但遗憾的是,加巴喷丁亦未能控制该例患者咳嗽,因此,我们认为呼吸系统疾病并非导致晕厥的主要原因,结合患者常规心电图、动态心电图均提示窦性心动过速,但心脏彩超未见明显器质性病变,提示可能存在循环血容量不足,进一步行直立倾斜试验阳性,提示该例患者可能是在循环血容量不足基础上继发脑灌注不足从而引发晕厥,治疗的重点主要是补充血容量,提高脑灌注。通过补液、美托洛尔治疗后效果仍不佳,最后改用盐酸米多君口服治疗,患者未再次出现晕厥,治疗有效。盐酸米多君是选择性作用于肾上腺素 α_1 受体激动剂,主要用于体位性低血压、难治性低血压的添加治疗、肝肾综合征和透析后低血压[9-12];在晕厥方面主要治疗迷走神经性晕厥(VVS),其作用机制是增加外周血管阻力与减少静脉血容量,改善由体位改变引起的血流动力学改变,降低迷走神经性晕厥的易感性,减少晕厥触发[13,14],而用于治疗咳嗽性晕厥目前尚无文献报道。咳嗽会对全身循环产生影响,咳嗽引发血流动力学的改变,胸腔内和腹腔内压力增加导致心输出量减少,脑灌注不足,加之本身存在血容量不足的基础,从而导致晕厥发生。同时,咳嗽也可导致迷走神经反应,进一步导致低血压,引起脑灌注不足[15]。Mereu 等[16] 使用动态心电图、直立倾斜试验验证了咳嗽性晕厥是由低血压引起的脑灌注不足,而非心动过缓所致全脑缺血,本研究的辅助检查也证实上述观点。

　　该例患者是应用盐酸米多君 1 周后进行睡眠呼吸监测,PSG 显示睡眠呼吸暂停低通气指数为55.9,属于重度睡眠呼吸暂停综合征;最低指脉氧血氧饱和度为 58%,属重度低氧血症。鼻咽喉镜检查提示鼾症、慢性咽喉炎。建议患者进一步治疗,但患者因自觉症状好转,拒绝进一步诊治并出院,故未进行治疗,因此无法验证是否改善患者的睡眠呼吸暂停症状,即使不应用盐酸米多君也可能改善晕厥症状,但根据阻塞型睡眠呼吸暂停综合征是咳嗽性晕厥危险因素之一的相关报道,提示阻塞性睡眠呼吸暂停综合征可能参与了疾病的发生与发展。

小　结

1. 治疗咳嗽性晕厥的关键是积极寻找引起咳嗽的原因并治疗原发病。
2. 在常规镇咳药物无效的情况下还要考虑是否存在引起晕厥的其他因素。

(梁涛　胡晓　张骏)

参考文献

[1] BRIGNOLE M, MOYA A, DE LANGE, et al. ESC scientific document group. 2018 ESC guidelines for the diagnosis and management of syncope [J]. Eur Heart J, 2018, 39: 1883-1948.

[2] CHARCOT J M. Statement to the societe de biologie [J]. Gaz Med de Paris, 1876: 588-589.

[3] KERR A J R, DERBES V J. The syndrome of cough syncope [J]. Ann Intern Med, 1953, 39: 1240-1253.

[4] WALDMANN V, COMBES N, NARAYANAN K, et al. Cough syncope [J]. Am J Med, 2017, 130: E295-296.

[5] BOWMAN J N, TREECE J M, BHATTAD P B, et al. Giant left atrial myxoma masquerading as cough-syncope syndrome [J]. J Investig Med High Impact Case Rep, 2017, 5: 1-5.

[6] FARINA A, BASSANELLI G, BIANCHI A, et al. Malignant cough syncope from idiopathic vagal inflammation [J]. Eur J Case Rep Intern Med, 2018, 5: 000842.

[7] BOTS E M, VAN WYK A C, JANSON J T, et al. Syncope due to tracheal adenoid cystic carcinoma [J]. Respirol Case Rep, 2019, 7: E00452.

[8] ALGAHTANI H, SHIRAH B. Cough syncope induced by post nasal drip successfully managed by gabapentin [J]. Respirol Case Rep, 2017, 22: 47-50.

[9] JOSEPH A, WANONO R, FLAMANT M, et al. Orthostatic hypotension: a review [J]. Nephrol Ther, 2017, 1: S55-67.

[10] ANSTEY M H, WIBROW B, THEVATHASAN T, et al. Midodrine as adjunctive support for treatment of refractory hypotension in the intensive care unit: a multicenter, randomized, placebo controlled trial (the MIDAS trial)[J]. BMC Anesthesiology, 2017, 17: 47.

[11] NANDA A, REDDY R, SAFRAZ H, et al. Pharmacological therapies for hepatorenal syndrome: a systematic review and Meta-analysis [J]. J Clin Gastroenterol, 2018, 52: 360-367.

[12] RAINA R, LAM S, RAHEJA H, et al. Pediatric intradialytic hypotension: recommendations from the pediatric continuous renal replacement therapy (PCRRT) workgroup [J]. Pediatric nephrology, 2019, 34: 925-941.

[13] MÜLLER M J, PAUL T. Syncope in children and adolescents [J]. Herzschrittmachertherapie and Elektrophysiologie, 2018, 29: 204-207.

[14] MILLER R J, CHEW D S, RAJ S R. Neglected cause of recurrent syncope: a case report of neurogenic orthostatic hypotension [J]. Eur Heart J Case Rep, 2019, 3: ytz031.

[15] DICKINSON O, AKDEMIR B, PUPPALA V K, et al. Blunted Chronotropic response to hypotension in cough syncope [J]. JACC Clin Electrophysiol, 2016, 2: 818-824.

[16] MEREU R, TARABORRELLI P, SAU A, et al. Diagnostic role of head-up tilt test in patients with cough syncope [J]. Europace, 2016, 18: 1273-1279.

案例 46
神经皮肤黑变病

病例资料

患者,男性,15岁,因"反复头晕2个多月,加重伴四肢抽搐、意识障碍4小时"于2021年7月5日入院。

【现病史】2个多月前无明显诱因出现头晕,伴左侧肢体麻木、力弱及面色苍白,症状持续约30分钟后自行缓解,后上述症状反复发作3次,就诊于"重庆某医院",予以"丙戊酸钠缓释片500mg/次,每日1次,口服"治疗,其他具体诊疗经过不详,症状未再发作;本次入院前4小时再次出现头晕、恶心,伴面色苍白、呕吐(为胃内容物),较前加重伴四肢抽搐、意识障碍、双眼及牙关紧闭、口吐白沫、大喊大叫,持续约20分钟未见好转,遂入我院就诊。

【既往史】否认出生难产、缺血缺氧病史,否认脑炎、脑外伤、热性惊厥病史,余无特殊。

【个人史】否认烟酒嗜好。

【家族史】父母非近亲结婚,家族中否认类似病史。

【体格检查】生命体征平稳,药物镇静状态,后颈部、左大腿、左腰部、双上臂可见散在黑色斑块,大小不一,颜色不均,高出皮面,表面有黑而粗的毛发生长,边界清楚(图46-1),无压痛。查体不配合。双肺呼吸音粗,可闻及湿啰音。

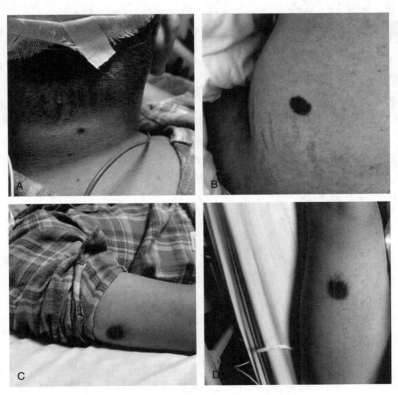

图46-1 体格检查可见皮肤黑色斑块

A. 后颈部可见直径为0.5cm的黑色素痣,上覆毛发; B. 左腰部可见直径为3cm的黑色素痣;
C. 右上臂可见直径为2cm的黑色素痣,上覆毛发; D. 左大腿可见直径约为3cm的黑色素痣,上覆毛发。

【辅助检查】急诊行头颅 CT、胸部 CT、心电图均未见异常。头颅 MRI：考虑脑积水及脑膜炎征象，双侧大脑白质少量缺血、变性病灶（图 46-2）。海马 MRI 平扫 + 增强：双侧海马未见异常。长程视频脑电图监测（24 小时）：监测过程中全脑各区以 10~11Hz 中波幅的 α 波为主调，间歇期左侧半球以中央顶区为主见少量尖波样放电，发作期频繁记录到左侧中央顶区起始尖波、棘波样放电，逐渐波及全脑区，每次持续约数十秒不等。腰椎穿刺：颅内压 320mmH$_2$O，脑脊液外观无色透明，脑脊液常规、生化、抗酸染色、墨汁染色未见异常。自身免疫性脑炎相关抗体（脑脊液 + 血清）14 项阴性。甲状腺功能八项：第三代促甲状腺素 0.066μIU/ml。抗核抗体谱：抗 RO-52 抗体 +++（正常参考：阴性）。

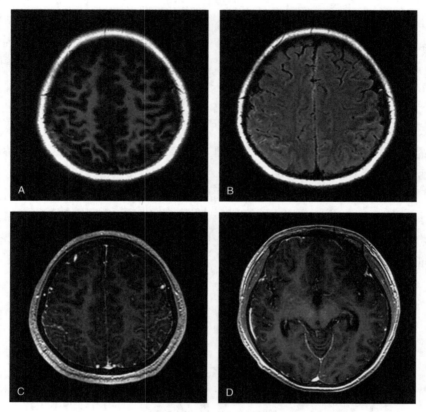

图 46-2 头颅 MRI 检查

A. 颅脑 MRI 检查 T$_1$W 序列示双大脑半球部分脑回表面见条形等、稍高信号；B. FLAIR 序列见条形高信号；C~D. 增强扫描见线状强化信号；A~D. 均可见病变部位脑沟变浅、消失。

【入院诊断】①自身免疫性脑炎？②病毒性脑炎？

【诊疗经过】

1. 定位、定性诊断分析 头晕，定位：前庭、小脑及其联络纤维；左侧肢体麻木、无力，定位：右侧皮质脊髓束；四肢抽搐，定位：双侧大脑皮质。定性：中枢神经系统免疫性疾病、中枢神经系统感染性疾病。

2. 鉴别诊断 ①脑血管疾病：有反复发作性头晕、左侧肢体麻木及无力表现，但患者既往无风湿性心脏病、心房颤动等病史，头颅 CT 或 MRI 未提示梗死灶；②中枢神经系统肿瘤：病程短，但病情进展快，有头晕、癫痫、肢体麻木、无力、呕吐等表现，头颅 MRI 提示脑积水明显，但该患者年龄偏小，头颅 MRI 未提示占位性病变；③线粒体脑肌病：有反复发作性肢体无力、麻木、癫痫，但患者家族无类似病史，头颅 MRI 未提示相应病灶。

3. 初始诊疗 予阿昔洛韦注射液抗病毒、丙戊酸钠缓释片控制癫痫，住院期间仍有反复癫痫发作，加用左乙拉西坦片、咪达唑仑注射液等药物控制癫痫,同时加用甲泼尼龙 1 000mg 抗炎,逐渐减量并联合血浆置换清除炎性介质,共行 4 次血浆置换,病情稳定后出院,出院用药泼尼松、左乙拉西坦片、丙戊酸钠缓释片。出院时生活自理,但反应迟钝、计算力及记忆力减退。

4. 进一步诊疗　2021 年 9 月 2 日因"肢体抽搐、意识丧失 2 个多小时"急诊入院,2 个多小时前出现意识丧失、肢体抽搐,性质同前,持续约 10 分钟后缓解,但反复发作,共发作 5 次,伴呕吐、头晕,2 次发作之间意识未恢复,就诊途中以上症状再发。体格检查:镇静中,查体不能配合,双侧瞳孔等大等圆、直径约 3.0mm、对光反射迟钝,四肢肌张力正常,余无法查及。辅助检查:血常规示白细胞总数 10.89×10⁹/L;中性粒细胞百分比 90%;淋巴细胞绝对值 0.54×10⁹/L;肾功能:尿素 8.0mmol/L;尿酸 712μmol/L;肝功能、电解质、D- 二聚体、血糖、C 反应蛋白、心肌酶未见明显异常。头颅 CT(2021 年 9 月 2 日)示:脑积水。双侧大脑白质少量缺血、变性病灶。双侧上颌窦及左侧筛窦炎。头颅 CT(2021 年 9 月 17 日)示脑积水。双侧大脑白质少量缺血、变性病灶。与 2021 年 9 月 2 日 CT 对比未见明显变化(图 46-3)。双侧上颌窦炎。长程视频脑电图监测(24 小时):双侧大脑半球见大量 4~7Hz 中等波幅的 θ 波及 δ 波活动。头颅 MRI:考虑脑积水及脑膜炎征象,双侧大脑白质少量缺血、变性病灶,考虑大脑皮质、左侧海马及丘脑变性、萎缩,与 2021 年 8 月 27 日脑实质病灶稍增多(图 46-4)。双上肢诱发电位:①提示中枢性损害 ②双上肢多发性周围神经损害(感觉纤维为主)。第一次腰椎穿刺(2021 年 9 月 10 日):颅内压 310mmH₂O,脑脊液外观无色透明,脑脊液常规、生化、抗酸染色、墨汁染色、细菌涂片为阴性。第二次腰椎穿刺(2021 年 9 月 17 日):颅内压 275mmH₂O,脑脊液外观无色透明,脑脊液常规、生化、抗酸染色、墨汁染色均为阴性。第三次腰椎穿刺(2021 年 9 月 21 日):颅内压 400mmH₂O,脑脊液外观无色透明,脑脊液常规、生化、抗酸染色、墨汁染色均为阴性。诊断:①自身免疫性脑炎;②继发性癫痫癫痫持续状态。治疗:再次予甲泼尼龙 1 000mg 抗炎、甘露醇注射液及甘油果糖氯化钠注射液脱水降颅内压、左乙拉西坦片及丙戊酸钠缓释片控制癫痫,同时加用环磷酰胺免疫调节治疗,住院期间频繁癫痫发作,后联合血浆置换清除炎性介质,共行 3 次血浆置换,病情稳定后出院。出院用药泼尼松、左乙拉西坦片、丙戊酸钠缓释片、加巴喷丁胶囊。出院时生活自理,但反应稍迟钝、计算力及记忆力稍减退。

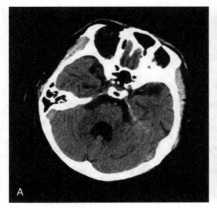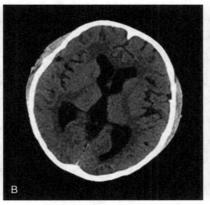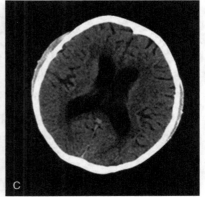

图 46-3　头颅 CT 检查
A. 头颅 CT 可见第四脑室系统扩大;B~C. 可见侧脑室系统扩大。

2021 年 10 月 2 日再因"肢体抽搐、意识丧失 3 小时"急入我院。3 小时前出现意识丧失、肢体抽搐,性质同前,持续约 10 分钟后缓解,但反复发作,共发作 5 次,伴呕吐、头晕、头痛,2 次发作之间意识未恢复,就诊途中以上症状再发。体格检查:反应稍迟钝,计算力、记忆力稍下降,余查体无特殊。辅助检查:心电图示正常心电图。头颅 CT:脑室系统扩张,疑脑积水,双侧大脑白质少量缺血、变性灶,考虑大脑皮质、左侧海马及丘脑变性、萎缩。胸部 CT:双肺下叶少许肺炎,少量心包积液,双侧少量胸腔积液。

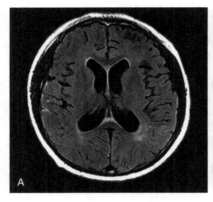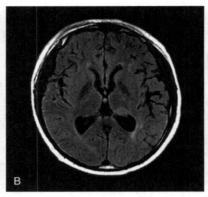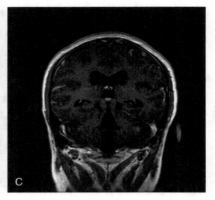

图 46-4　头颅 MRI 检查

A. 颅脑 MRI 检查轴位 FLAIR 序列示胼胝体高信号；B. 颅脑 MRI 检查轴位 FLAIR 序列示丘脑、侧脑室后角旁高信号；
C. 冠状位增强扫描部分脑膜增厚、强化。

第一次腰椎穿刺（2021 年 10 月 5 日）：颅内压 200mmH$_2$O，脑脊液外观无色透明，脑脊液常规、生化均为阴性。第二次腰椎穿刺（2021 年 10 月 13 日）：颅内压 225mmH$_2$O，脑脊液外观无色透明，脑脊液常规、生化均为阴性，送检脑脊液细胞学检查找到黑色素细胞（彩图 46-5）。长程视频脑电图监测（24 小时）：左侧半球顶 - 枕 - 颞区见持续性 δ 波活动，在清醒期及睡眠期，左侧顶 - 枕 - 颞区见大量 3~4Hz 中至高波幅的棘慢波放电。治疗上予以甘露醇注射液脱水降颅内压，左乙拉西坦片、丙戊酸钠缓释片、加巴喷丁胶囊控制癫痫，泼尼松抗炎。针对脑积水，于 2021 年 11 月 16 日行脑室腹腔分流术，术中见脑膜呈淡黑色。

【预后】患者疗效差，仍频繁癫痫发作。

【随访】定期随访患者，癫痫症状仍反复发作，高级认知功能（记忆力、计算力、判断力）较前均有不同程度下降，于 2023 年 9 月死亡。

【最后诊断】神经皮肤黑变病。

◁ 讨　论 ▷ ....•

神经皮肤黑变病（neurocutaneous melanosis，NCM）是一种罕见的斑痣性错构瘤病，特点是先天性巨大或多发皮肤黑色素痣伴中枢神经系统黑色素细胞增生，其中脑膜病变容易恶变。其发病机制尚未明确，普遍认为胚胎发育早期神经嵴由外胚层的神经板发育而来，逐渐发育成为脑、脊髓等，余留下的外胚层表面部分衍化为皮肤，由于胚胎发育早期细胞增殖、衍化较为活跃，在遗传因素的影响下衍化为黑色素细胞的外胚层细胞异常增殖，导致出生后中枢神经系统和皮肤受累[1]。Bauer 提出 80% 的儿童神经皮肤黑变病与神经母细胞瘤 RAS 病毒致癌基因同系物（neuroblastoma RAS viral oncogene homolog，NRAS）基因突变有关[2]，而成人的神经皮肤黑变病由鸟嘌呤核苷酸结合蛋白 q 多肽（guanine nucleotide binding protein q polypeptide，GNAQ）和 G 蛋白亚基 α11（G protein subunit alpha 11 gene，GNA11）基因突变所致[3]。

神经皮肤黑变病一般无家族遗传史，发病率无种族、性别差异。患者通常在出生时即有皮肤黑色素痣，大多位于背部中轴，伴有卫星灶，大多上覆毛发，亦称为"兽皮痣"。神经系统症状是由脑膜黑色素细胞增生所致，分为局灶性 / 弥漫性黑色素细胞瘤或恶性黑色素瘤，故神经系统症状出现的时间呈两个高峰：<2 岁（多数）或 20~30 岁[4]。不同的病变部位所致的临床表现也有所不同。幼儿时期多表现为进行性加重的脑积水、高颅内压，查体可见精神发育迟滞、囟门饱满；部分可表现为癫痫发作、脑膜刺激征阳性。成年人多表现为头痛、局灶性运动或感觉障碍、脑神经麻痹（第Ⅵ、第Ⅶ对脑神经多见）；随着病情进展，可出现运动失调、步态不稳，脊髓受压导致截瘫，黑色素瘤影响脑脊液回流导致梗阻性脑积水。

另外,NCM 可并发其他中枢神经系统疾病,约 10% 患者合并第四脑室孔闭塞综合征(Dandy-Walker syndrome),预后极差[5]。

通过常规的化验、检查通常无法识别 NCM,由于黑色素为顺磁性物质,MRI 对黑色素较为敏感,表现为短 T_1、短 T_2 信号。皮肤病理活检表现为真皮层色素痣,脑膜病理活检细胞呈多形性、显著的纺锤形、圆形、卵圆形、多角形,可以看到不同程度的有丝分裂,由于不具有良好的特征性,被称之为黑变病细胞[6],以提示特殊的细胞类型,NCM 黑变病细胞形成显著的血管周围浸润,充满血管周隙(perivascular space,又称为 Virchow-Robin space)。

NCM 诊断标准为[7]:①皮肤可见巨大先天黑色素痣(成人:直径≥20cm;新生儿 / 婴幼儿:头部直径≥9cm,或躯干直径≥6cm),或者多发性黑色素痣(≥3 个)伴有软脑膜黑色素沉积或者黑色素瘤;②如脑膜病损是良性,则没有皮肤黑色素瘤的证据亦可诊断;③如皮肤病损是良性,则没有脑膜黑色素细胞瘤的证据亦可诊断。需与太田痣、海马硬化、脑膜黑色素细胞瘤及颅内继发性黑色素瘤等疾病鉴别。

目前尚无特效的治疗方法用于治疗 NCM,对于皮肤病变,可采用激光或者局部手术;对于局灶性脑膜黑色素瘤患者,可以行局部切除术;对于梗阻性脑积水患者,可行脑室 - 腹腔分流术;对于合并局灶性癫痫患者,可以手术切除致痫灶。有学者提出可以使用甲苯磺酸索拉非尼片、替莫唑胺胶囊进行治疗,但疗效不确切。T. Rouille 提出皮内使用有丝分裂原激活蛋白激酶 / 丝氨酸 / 苏氨酸蛋白激酶 B 抑制剂可以作为 NRAS 基因突变所致的先天性黑色素细胞痣辅助治疗,但仍处于研究阶段[8]。G. W. J. Makin 曾采取放疗、化疗联合治疗脑膜黑色素瘤,全部患者在 8 个月内死亡[9]。

本例患者 2021 年 7 月首次发病,以癫痫持续状态起病,合并高级认知功能改变、神经功能缺损表现,腰椎穿刺回示颅内压明显升高,头颅 MRI 示脑积水及脑膜炎,我科室考虑"自身免疫性脑炎"可能,经激素冲击、免疫抑制剂、抗癫痫等治疗症状改善不明显,予以血浆置换后症状曾得到缓解,但病情反复。由于 NCM 发病率较低,多在婴幼儿时期发病,将皮肤上的黑色素斑误认为是胎记或者普通色素痣,该患者临床表现不典型、检查结果缺乏特异性、颅内病变局限、病程起初诊断困难。因患者治疗效果差,故外送脑脊液细胞学检查并找到黑变病细胞,最终确诊。目前国内外尚无相关文献报告血浆置换可用于治疗 NCM,但本例患者经血浆置换治疗后症状曾得到控制,分析其原因可能为:①可以通过血浆置换清除外周血液中皮肤黑色素细胞,进而较少其通过各种途径向中枢神经系统转移(如通过 NRAS、MAPK 等基因突变)[10];②可以通过血浆置换清除皮肤黑色素细胞的生成场所及转运体,如合成酶、驱动蛋白、肌球蛋白等,从而减少黑色素细胞的生成[11];③可以通过血浆置换清除一些特殊病原菌,改变细胞环境,延缓病情进展[12]。

随访期间患者仍有反复癫痫发作,并于明确诊断 2 年内死亡,若能早期识别,可为患者拟定个体化治疗方案,或许能改善预后,延长生存时间,故 NCM 的早期诊断及治疗显得尤为重要。因 NCM 相关报道少,大多数临床医生对该病的影像学、临床表现、治疗措施等方面缺乏经验,本例报道旨在加深临床医师对 NCM 的印象,以期对该病早发现、早诊断、早治疗。

小 结

1. NCM 临床罕见,目前无有效的治疗方法,预后极差,转变为恶性黑色素瘤的概率为 6%~60%。
2. 临床上如遇皮肤病变合并难治性癫痫,需完善脑脊液细胞学检查。
3. 血浆置换可改善 NCM 临床症状,具体机制有待进一步探讨。

(雷以会 冯占辉 徐祖才)

参考文献

［1］　DANIAL-MAMLOUK C, MAMLOUK M D, HANDWERKER J, et al. Case 220: Neurocutaneous Melanosis [J]. Radiology, 2015, 276 (2): 609-613.

［2］　JURGEN B. Congenital melanocytic nevi frequently harbor NRAS mutations but no BRAF mutations [J]. J Invest Dermatol, 2007, 127 (1): 179-182.

［3］　GESSI M, HAMMES J, LAURIOLA L, et al. GNA11 and N-RAS mutations: alternatives for MAPK pathway activating GNAQ mutations in primary melanocytic tumours of the central nervous system [J]. Neuropathol Appl Neurobiol, 2013, 39 (4): 417-425.

［4］　YUNG, KA W. Pathology and genetics of tumours of the nervous system [J]. Neuro-Oncology, 2002, 4 (1): 51-52.

［5］　FERNANDES D, FERRISSE T M, NAVARRO C M, et al. Pigmented lesions on the mucosa: a wid range of diagnoses [J]. Oral Surg Oral Med Oral Pathol Oral Radiol, 2015, 119 (4): 374-378.

［6］　QI M, REN H T, QU T, et al. Spectrum of Clinical, Neuroimaging, and Cerebrospinal Fluid Features of Adult Neurocutaneous Melanocytosis [J]. Eur Neurol, 2018, 80 (1-2): 1-6.

［7］　ALESSANDRO L, BLAQUIER J B, BARTOLI J, et al. Diagnostic and therapeutic approach for neurocutaneous melanosis in a young adult [J]. Neurologia (Engl Ed), 2019, 34 (5): 336-338.

［8］　ROUILLE T, ARACTINGI S, KADLUB N, et al. Local Inhibition of MEK/Akt Prevents Cellular Growth in Human Congenital Melanocytic Nevi [J]. J Invest Dermatol, 2019, 139 (9): 2004-2015.

［9］　MAKIN G, EDEN O B, LASHFORD L S, et al. Leptomeningeal melanoma in childhood [J]. Cancer, 1999, 86 (5): 878-886.

［10］　RUGGIERI M, POLIZZI A, CATANZARO S, et al. Neurocutaneous melanocytosis (melanosis)[J]. Childs Nerv Syst, 2020, 36 (10): 2571-2596.

［11］　BASTIAN B C. The molecular pathology of melanoma: an integrated taxonomy of melanocytic neoplasia [J]. Annu Rev Pathol, 2014, 9: 239-271.

［12］　SALGADO C M, BASU D, NIKIFOROVA M, et al. Amplification of mutated NRAS leading to congenital melanoma in neurocutaneous melanocytosis [J]. Melanoma Res, 2015, 25 (5): 453-460.

案例 47
Sturge-Weber 综合征

病例资料

患者,男,41 岁。因"反复发作性意识障碍伴肢体抽搐 4 年"于 2021 年 9 月 26 日入院。

【现病史】4 年前无明显诱因突发意识丧失,四肢强直,继而抽搐,双眼凝视(方向不详),牙关紧闭,无大小便失禁,持续约 1 分钟左右后症状缓解,抽搐停止后意识转清,醒后不能回忆发作过程,反复发作多次,无头痛,无肢体无力,无发热,无精神行为异常,无大小便失禁。

【既往史】出生时右额、右侧眼眶、左侧下颌等处有大片红斑,双侧嘴唇青紫肿大。随着年龄增加,红斑逐渐扩大。10 余年前因工地施工外伤致右眼失明。否认高血压、糖尿病、肿瘤等病史;否认伤寒、结核、肝炎等传染病史;否认药物、食物过敏史;否认免疫性疾病病史;否认输血史。

【个人史】否认毒物及放射性物质接触史,无特殊嗜好。

【家族史】堂伯父颜面部有类似大片红斑(未予规范诊治)。否认其他遗传病史。

【体格检查】体温 36.6℃,脉搏 82 次/min,呼吸 22 次/min,血压 110/80mmHg,神志清楚,颜面、口唇见形状不规则的红斑,高出皮肤,呈粉红色,主要分布于右侧三叉神经分布区,波及左侧及口腔。口唇肿大,右眼结膜充血(图 47-1)。双肺呼吸音清,未闻及明显干湿啰音及胸膜摩擦音;心率 82 次/min,心律齐,各瓣膜听诊区未闻及心脏杂音及心包摩擦音;腹软,全腹未及压痛、反跳痛及肌紧张;双下肢无水肿。对答切题,言语流利,高级认知功能(计算力、记忆力、定向力、判断力)检查正常,脑膜刺激征阴性,左瞳孔直径 3.0mm、对光反射灵敏;右瞳孔直径 2.5mm、对光反射消失,右眼视力下降(数指不能),四肢肌力 5 级,生理反射存在,病理征未引出。

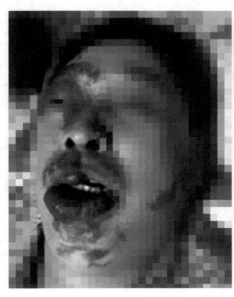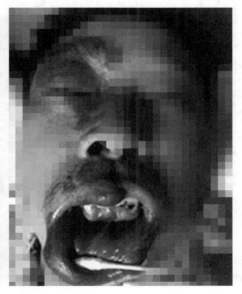

图 47-1　颜面部、口周血管痣分布。

【辅助检查】脑电图:双侧后头部见短~中程 9~11Hz 波幅 20~50μV 的 α 节律,波形规则;双侧额颞区见少量 4~7Hz 慢波活动;各导联见少量低波幅 15~30Hz 快波活动;右侧后头部可见癫痫样放电。

头颅 CT 提示：右侧顶枕叶病变并钙化，血管畸形？肿瘤性病变？单纯性钙化？（图 47-2）。头颅 MRI 提示：右侧顶枕叶短 T_1 信号结节，考虑 Sturge-Weber 综合征，PWI 提示右顶枕叶脑血容量减低，SWI 提示右侧深髓静脉明显增多，符合 Sturge-Weber 综合征表现（图 47-3）。

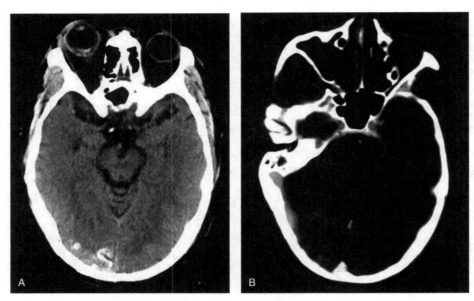

图 47-2　患者头颅 CT 检查
A. 右侧顶枕叶多发钙化灶；B. 右侧顶枕部见多发增粗脑血管影。

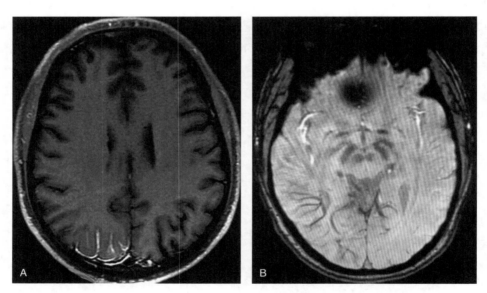

图 47-3　患者头颅 MRI 检查
A. 右侧顶枕部脑叶脑回状强化；B. SWI 提示右侧深髓静脉明显增多。

【入院诊断】①继发性癫痫；② Sturge-Weber 综合征。

【诊疗经过】

1. 定位、定性诊断分析　患者出现反复发作性意识障碍伴肢体抽搐 4 年，查体：颜面、口唇见形状不规则的红斑，高出皮肤，呈粉红色；右瞳孔直径 2.5mm、对光反射消失，右眼视力下降（数指不能）。中年男性患者，肢体抽搐，意识障碍，定位：皮质？边缘系统？。颜面、口唇见形状不规则的红斑定位颜面部，定性：先天发育异常？结合患者病史资料及相关辅助检查综合诊断：①继发性癫痫；② Sturge-

Weber 综合征。

2. **鉴别诊断**　结节硬化症：患者出现反复意识障碍伴肢体抽搐，头颅影像学检查提示右侧顶枕叶钙化灶，但是体格检查可见颜面部血管瘤，且患者无皮脂腺瘤、智力低下等表现，不支持该诊断。

3. **治疗**　予奥卡西平 0.3g/ 次，每日 2 次，口服抗癫痫发作；抗感染、对症支持等治疗后住院期间未再出现癫痫发作，院外继续予奥卡西平治疗。

【预后】患者院外规律服用奥卡西平，未再出现癫痫发作。2022 年 8 月 10 日因受凉并停服奥卡西平后再次出现癫痫发作并就诊，继续予奥卡西平 0.3g/ 次，每日 2 次，口服抗癫痫发作，抗感染等治疗后未再出现发作后出院。

【随访】经电话随访，患者院外规律服用奥卡西平抗癫痫治疗未再出现癫痫发作、服药后未出现皮疹，门诊每隔 1 个月复查血常规、肝肾功能、电解质无异常。

【最后诊断】Sturge-Weber 综合征。

讨　论

Sturge-Weber 综合征（Sturge-Weber syndrome）是一种非常罕见的先天性神经系统疾病。其临床表现主要有：颜面部葡萄酒色血管瘤、癫痫发作、智能减退、偏瘫及青光眼等等。Sturge-Weber 综合征最早在 1860 年由 Schirmer 对 1 例合并有面部血管瘤与青光眼患者进行描述，随后 Sturge 于 1879 年报道 1 例癫痫患者时对该病进行了临床描述，1922 年由 Weber 报道该病的影像学特点，故称为 Sturge-Weber 综合征。Sturge-Weber 综合征分为 3 型：Ⅰ型为颜面部及软脑膜均有血管瘤表现，典型的还常伴有青光眼；Ⅱ型仅有颜面部有血管瘤，没有明显的颅内症状；Ⅲ型仅有脑膜血管瘤，缺乏颜面部的表现[1,2]。该病属于先天性胚胎发育性异常疾病，在发育过程中出现异常情况则可能引起该病。具体机制病因尚不清楚，可能是由于 GNA11 基因突变，GNAQ 的体细胞激活突变，鸟嘌呤核苷酸结合蛋白 GNAQ 表达异常，增强下游信号转导，促进血管内皮细胞增殖的同时抑制凋亡，而其严重程度取决于突变发生的发育时间点[3-5]。

Sturge-Weber 综合征的病理改变常表现为颅内血管畸形、一侧面部、软脑膜和脉络丛的血管瘤、三叉神经分布区血管瘤。软脑膜变厚，钙质沉积于血管壁、血管周围组织或神经元内，伴有相应部位的脑组织萎缩。Sturge-Weber 综合征的临床表现，典型的临床症状包括皮肤系统、神经系统及眼部病变[6,7]。其中皮肤典型的表现为葡萄酒色斑，也称之为焰色痣，出生时即有，压之不褪色，常沿三叉神经第一支分布，也可累及第二、第三支。其中第一支分布区域危险性较高，而第二、三分支受累区域危险性较低，典型皮肤改变见于 90% 的 Sturge-Weber 综合征患者，无面部血管瘤的患者罕见[8]，据文献报道[9]，约 10% 的 Sturge-Weber 综合征患者皮肤无异常表现而仅颅内软脑膜血管瘤。神经系统表现以癫痫最为常见，发生率达 60%~90%[10,11]。推测癫痫的发生可能与脑部血管发育异常有关，其中软脑膜血管畸形累及到大脑皮质，导致此区域的血流量及静脉回流减少，引起局部组织的缺氧、神经代谢低下是其诱发癫痫的可能原因。此外 Sturge-Weber 综合征患者还可能合并偏头痛、偏瘫、脊髓空洞症、手足畸形等临床表现[12-14]。除了典型的临床表现，Sturge-Weber 综合征在影像上也有特征性的表现，在颅脑 X 线平片上常表现为顶枕区双侧脑回钙化，颅骨不对称，病变侧颅腔变小及颅骨板增厚[15]，头颅 CT 上可见颅内沿脑回走形的线状或盘绕脑回的钙化影[16]，并且颅内钙化会随时间延长进展性增多[17]。头颅 MRI 则可见脑叶脑回状强化、软脑膜改变（增厚或强化）、颅内异常血管影、脑萎缩、颅腔不对称、颅骨局部增厚等表现[18]。研究表明，对软脑膜血管畸形的诊断增强 FIAIR 成像[20]和高分辨率 BOLD 磁共振静脉造影术[18]更为敏感。Maria 等[19]认为颅内软脑膜血管瘤是诊断的必要条件，Sturge-Weber 综合征的影像学表现目前还没有统一的诊断标准，比较认可为面部、脉络膜及软脑膜 3 个部位中同时存在累及 2 个部位的血管畸形。

Sturge-Weber 尚无特殊病因治疗方法，主要以对症治疗为主。而其发病仍以散发为主，国内尚缺乏大规模流行病学报道。由于对该病的发病率低，缺乏了解，易造成临床上的漏诊、误诊。希望本病例的报道，能给各位临床医生提供经验和帮助。

小　结

1. 成人出现癫痫需积极寻找可能的原因，不能除外先天性疾病。

2. 对于 Sturge-Weber 综合征，极少部分患者在成人发病，需结合典型临床表现及影像学表现进行诊断。

（杨小艳　余昌胤　姚本海）

参考文献

［1］ 陈曦, 李进让, 孙建军. Sturge-Weber 综合征 (附 1 例报告)[J]. 临床耳鼻咽喉头颈外科杂志, 2010, 24 (22): 1027-1029.

［2］ SUDARSANAM, ARDERN-HOLMES S L. Sturge-Weber syndrome: from the past to the present [J]. Eur J Paediatr Neurol, 2014, 18 (3): 257-266.

［3］ SHIRELY M D, TANG H, GALLIONE C J, et al. Sturge-Weber syndrome and port-wine stains caused by somatic mutation in GNAQ [J]. N Engl J Med, 2013, 368 (21): 1971-1979.

［4］ POLUBOTHU S, Al-OLABI L, CARMEN D BOENTE M, et al. GNA11 Mutation as a Cause of Sturge-Weber Syndrome: Expansion of the Phenotypic Spectrum of G (α/11) Mosaicism and the Associated Clinical Diagnoses [J]. J Invest Dermatol, 2020, 140 (5): 1110-1113.

［5］ DUTKIEWICZ A S, EZZEDINE K, MAZEREEUW-HAUTIER J, et al. A prospective study of risk for Sturge-Weber syndrome in children with upper facial port-wine stain [J]. J Am Acad Dermatol, 2015, 72 (3): 473-480.

［6］ 彭芳, 周东. Sturge-Weber 综合征 [J]. 华西医学, 2009, 24 (2): 261-263.

［7］ 张亚男, 周沐科, 郭建, 等. 无面部葡萄酒痣的 Sturge-Weber 综合征Ⅲ型一例 [J]. 中华神经科杂志, 2009, 42 (6): 431-432.

［8］ 张亚男, 赖晓晖, 何俐. 无面部血管瘤的 Sturge-Weber 综合征一例 [J]. 华西医学, 2011, 26 (5): 671-673.

［9］ WOODARD J C, GASKIN J M, POULOS P W, et al. Caprine arthritis-encephalitis: clinicopathologic study [J]. Am J Vet Res, 1982, 43 (12): 2085-2096.

［10］ PASCUAL-CASTROVIEJO I, PASCUAL-PASCUAL S I, VELAZQUE-FRAGUR R, et al. Sturge-Weber syndrome: study of 55 patients [J]. Can J Neurol Sci, 2008, 35 (3): 301-307.

［11］ BAE I S, YI H J, LEE Y J. Multifocal arteriovenous malformations and facial nevus without leptomeningeal angioma: a variant form of Sturge-Weber syndrome？A case report and review of the literatures [J]. Childs Nerv Syst, 2013, 29 (2): 311-315.

［12］ ARKUSH L, PRABHAKAR P, SCOTT R C, et al. Headache in children with Sturge-Weber syndrome-Prevalence, associations and impact [J]. Eur J Paediatr Neurol, 2020, 27: 43-48.

［13］ VILLAMAYOR-BLANCO B, ARIAS M, SESAR-GNACIO A, et al. Headache and fainting as initial symptoms of syringomyelia associated to Arnold-Chiari and facial angiomatous nevus][J]. Rev Neurol, 2004, 38 (11): 1035-1037.

［14］ POWELL S, FOSI T, SLONEEM J, et al. Neurological presentations and cognitive outcome in Sturge-Weber syndrome [J]. Eur J Paediatr Neurol, 2021, 34: 21-32.

［15］ 李果珍, 徐家兴. 影象诊断学发展的正确道路 [J]. 中华放射学杂志, 1989, 23 (1): 1.

［16］ RAVAL D M, RATHOD V M, PATEL A B, et al. Sturge-Weber Syndrome: A Rare Case Report [J]. Cureus, 2022, 14 (9): e28786.

［17］ SLASKY S E, SHINNAR S, BELLO J A. Sturge-Weber syndrome: deep venous occlusion and the radiologic spectrum [J]. Pediatr Neurol, 2006, 35 (5): 343-347.

［18］ 李焰梅, 刘畅, 丛天昕, 等. Sturge-Weber 综合征 24 例的临床表现和影像学分析 [J]. 四川大学学报 (医学版), 2020, 51 (4): 562-566.

［19］ THOMAS-SCHL K A, VASLOW D F, MARIA B L. Sturge-Weber syndrome: a review [J]. Pediatric neurology, 2004, 30 (5): 303-310.

［20］ GRIFFITHS P D, COLEY S C, ROMANOWSKI C A, et al. Contrast-enhanced fluid-attenuated inversion recovery imaging for leptomeningeal disease in children [J]. AJNR Am J Neuroradiol, 2003, 24 (4): 719-723.

中英文名词索引

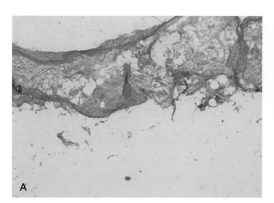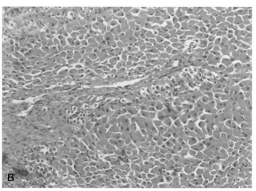

图 1-1　患者左侧卵巢畸胎瘤 + 右侧卵巢黄体囊肿病理检查（HE 染色）

A. 左附件成熟型畸胎瘤（×40）；B. 右侧卵巢黄体囊肿（×100）。

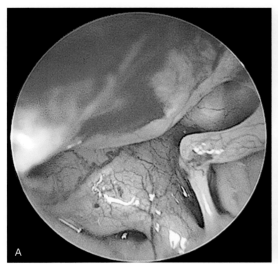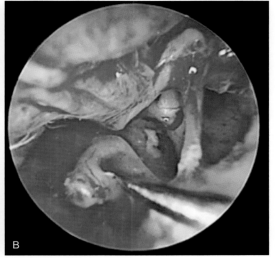

图 14-4　患者耳内镜下手术术中表现

A. 术中见镫骨周围脑脊液渗出；B. 取下镫骨后出现脑脊液"井喷"现象。

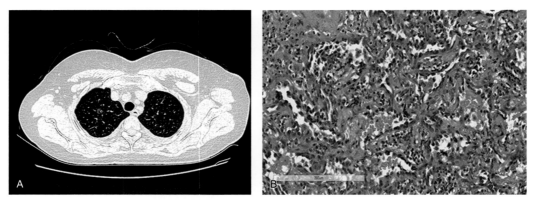

图 23-3   患者胸部 CT+ 病理结果（HE 染色）
A. 右肺上叶尖段件磨玻璃结节；B. 右肺上叶尖段微小浸润腺癌（×200）。

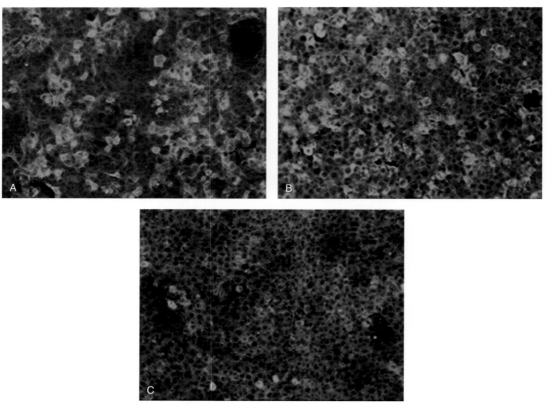

图 24-2   患者血清和脑脊液抗 GFAP 抗体检测（2020 年 12 月 14 日）
转染细胞法检测：A. 血清抗 GFAP 抗体 IgG 1∶32；B. 脑脊液抗 GFAP 抗体 IgG 1∶3.2；C. 阴性对照。

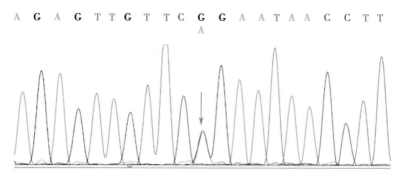

AGAGTTGTTCGGAATAACCTT

图 30-1　先证者基因测序结果

患者 *VCP* 基因测序显示 c.266G>A 错义突变。

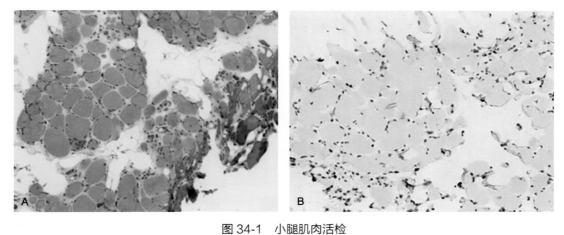

图 34-1　小腿肌肉活检

A. HE 染色（×400 倍）；B. 抗 dystrophin 抗体免疫组织化学染色（×400 倍）；肌肉组织可见肌纤维大部分萎缩，细胞数量减少，肌纤维结构不清，纤维组织及脂肪组织增生。

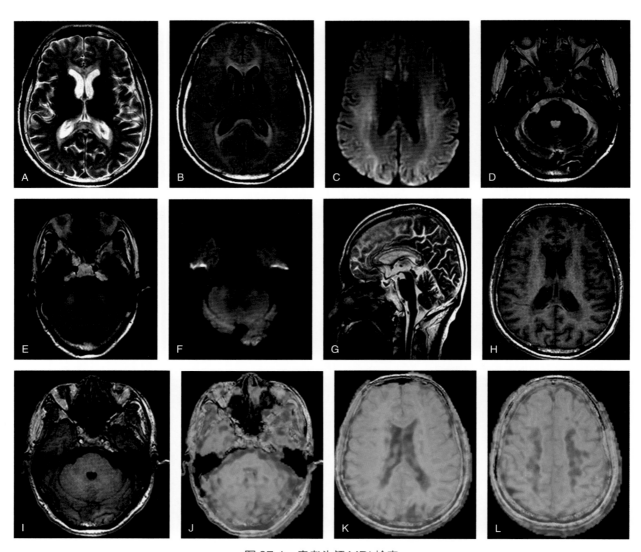

图 37-1　患者头颅 MRI 检查

A~F. 双侧额顶叶白质、双侧小脑中脚以及胼胝体的膝部、体部和压部在轴位 T_2WI、FLAIR 和 DWI 上呈高信号；G. 矢状位 T_2WI 呈高信号；H~I. 上述病变在 T_1WI 上呈低信号；J~L. ASL 显示双侧大脑白质、左侧枕叶脑血流量减低。

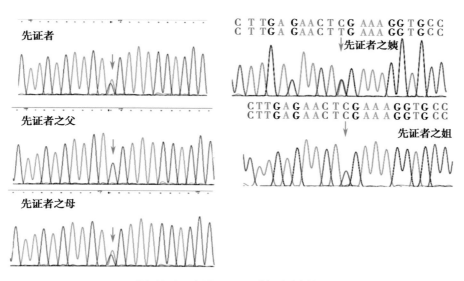

图 42-4　家系 *UBE3A* 基因测序结果

红色结构箭头指示突变位点；先证者 *UBE3A* 基因发生 c.299C＞T（编码区第 299 号核苷酸由 C 变为 T）的杂合核苷酸变异，该变异导致第 100 号氨基酸由 Ser 变为 Leu（p. Ser100Leu），为错义变异；先证者母亲、阿姨均携带该杂合突变，先证者父亲未检测到突变。

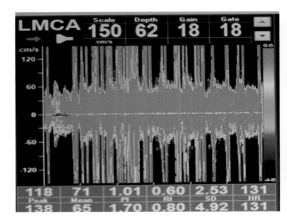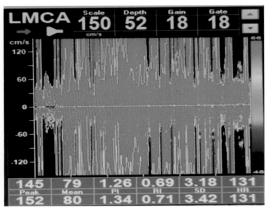

图 44-2　经颅多普勒超声（TCD）发泡实验

Valsava 动作后可见"雨帘状"微泡信号出现。

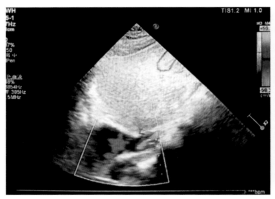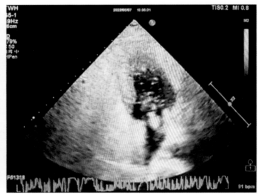

图 44-3　右心声学造影

右心声学造影提示右向左大量分流。

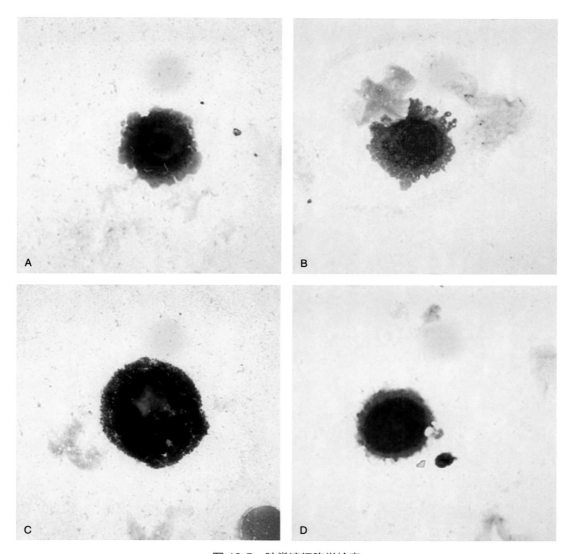

图 46-5　脑脊液细胞学检查

A~D. 镜下可见少量有核细胞, 以淋巴及单核细胞为主, 可见多个异形细胞, 部分脑膜可见瘤状突起, 胞质强嗜碱性, 胞质内可见大量黑色颗粒。